DIABETES TYP 2

DIABETES TYP 2

Wie Sie gezielt gegensteuern

Dr. Ellen Jahn

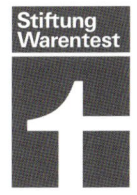

EIN WORT ZUVOR

Der Arbeitstitel dieses Buches lautete: Dolce Vita mit Diabetes! Warum, werden Sie sofort verstehen, wenn Sie die nächsten Seiten aufschlagen. Denn es geht in diesem Buch nicht um Verzicht, sondern um ein Leben voller Genuss und Aktivität.

Von Verboten haben Sie als Mensch mit Diabetes sicher längst genug. Es hat ja auch nicht viel gebracht, oder? Oft sogar schnurstracks ins Stimmungstief geführt. Und nicht zuletzt ein zentnerschweres schlechtes Gewissen beschert. Als Apothekerin und Medizinjournalistin weiß ich dies allzu gut. Ebenso wie die namhaften Experten, deren persönliche Meinungen und Erkenntnisse zu den verschiedenen Themen Sie hier in den jeweiligen Interviews lesen können.

Gehen Sie mit uns neue Wege, lassen Sie sich verführen und in Bewegung bringen. Mit neuer Energie und Lust. Schritt für Schritt. So wie Sie dieses Buch keineswegs von A bis Z durcharbeiten müssen. Allein der Serviceteil enthält zahlreiche Anregungen und Tipps. Und das kleine medizinische Lexikon ganz am Ende des Buches kann vielleicht schon manche Ihrer Fragen klären. Picken Sie sich einfach interessante Häppchen heraus. Dann finden Sie wie von allein Ihren eigenen Weg zum Dolce Vita mit Diabetes, dem süßen Geschmack von persönlicher Freiheit und Selbstbestimmung.

Dr. Ellen Jahn im Januar 2011

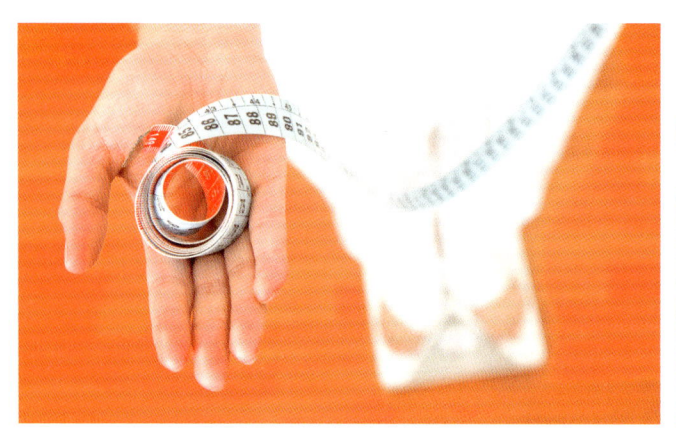
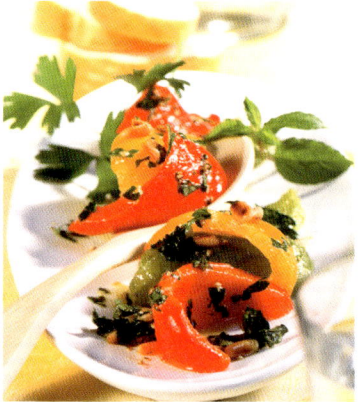

INHALT

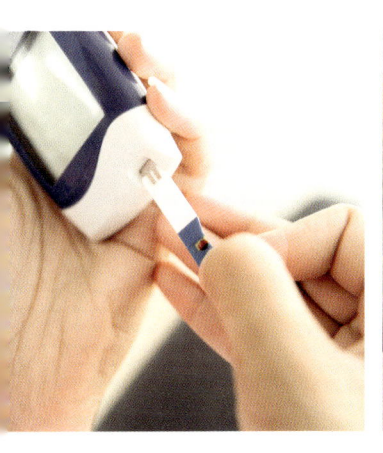
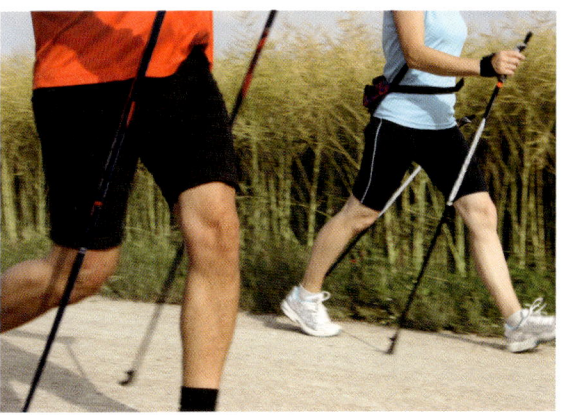

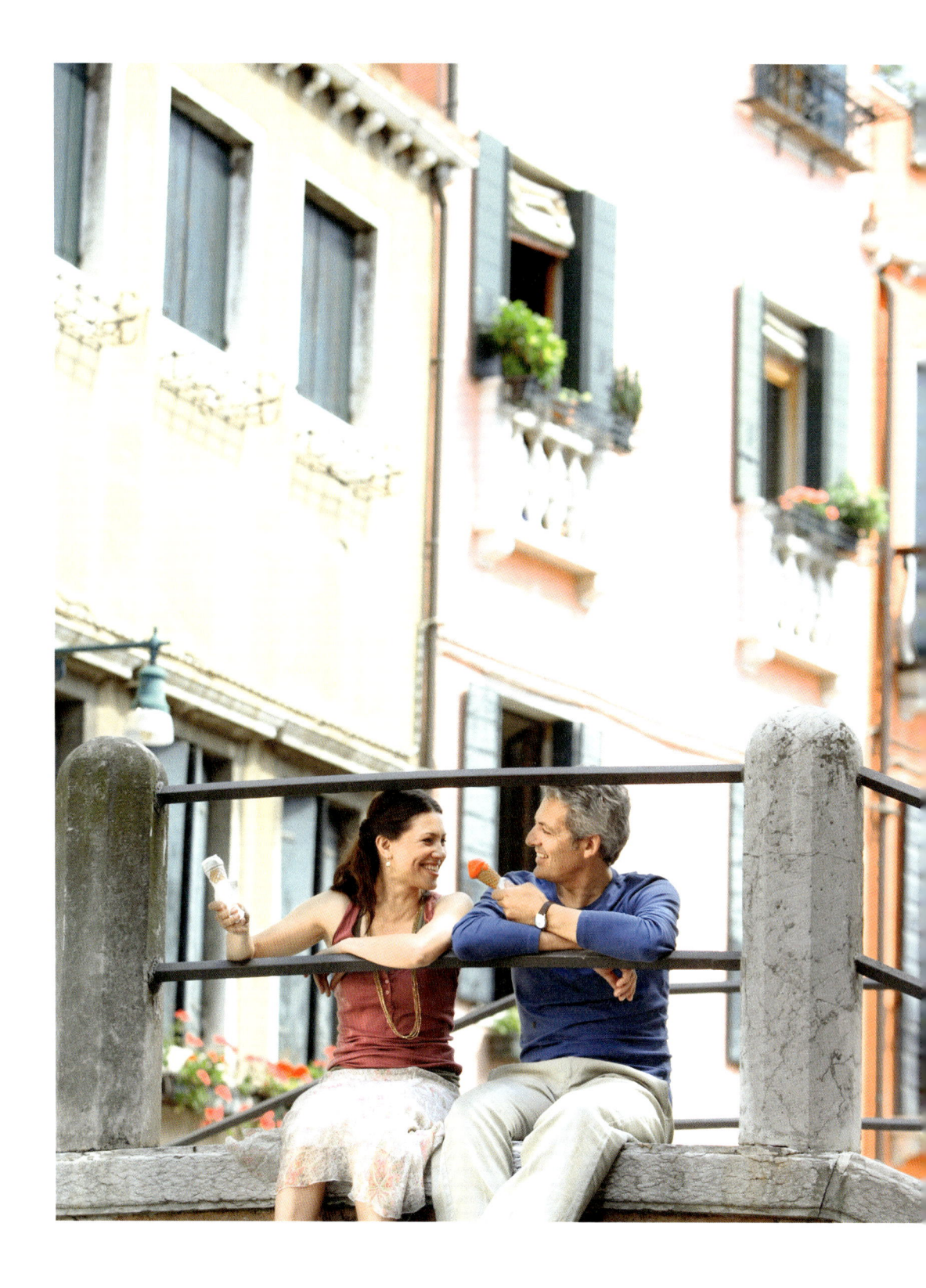

LA DOLCE VITA
MIT DIABETES

La Dolce Vita, das süße Leben. Dieser Filmtitel Fellinis von 1960 ist heute noch der Inbegriff des guten Lebens. Eines guten Lebens, das auch Diabetiker führen können. Denn allen Vorurteilen zum Trotz liegt der Schlüssel nicht im Verzicht, sondern in der Aktivität. Es geht darum, gesünder zu essen und körperlich aktiver zu werden. So wie es uns allen guttun würde. Damit sinkt der Blutzucker und das bringt vieles wieder ins Lot – auch das Lebensgefühl.

EIN LEBEN MIT DIABETES

„Wie soll ich denn mit Diabetes ein süßes Leben führen können?", fragen Sie vielleicht voller Skepsis. Doch, es geht. Und zwar in zweierlei Hinsicht:

Zum einen wissen Sie natürlich, dass mit „Dolce Vita" keine übermäßigen Völlereien gemeint sind. Viel stärker spricht uns doch alle das intensive Lebensgefühl an, das wir mit dem italienischen Filmklassiker verbinden. Der süße Geschmack von persönlicher Freiheit, Selbstbestimmung und Unabhängigkeit. Wenn Sie solche Bilder in sich wachrufen können, und zwar in Farbe, dann lassen Sie auch nicht länger zu, dass der Diabetes Ihnen die Lebensfreude raubt.

Lassen Sie erst einmal alles beiseite, worüber Sie bisher nachgegrübelt haben: Das ganze Gruselkabinett von Ängsten vor Fußamputationen, Dialyse und Erblindung. Es wird Sie wahrscheinlich nicht treffen, wenn dies heute der erste Tag Ihres aktiven Lebens gegen Diabetes wird. Denn nun kommt der zweite Teil der Botschaft, die entscheidende, gute Nachricht.

Kämpfen Sie für Ihr persönliches Dolce Vita

Typ 2 Diabetes ist in erster Linie eine Störung des Stoffwechsels, die Sie selbst gut in Schach halten können. Wie es gehen kann, hat beispielsweise Hans Lauber, der selbst an Typ 2 Diabetes erkrankt war, vorgemacht. Seinen Weg beschreibt er in einem Interview auf Seite 108.

Wenn Sie verstehen, was mit Ihrem Stoffwechsel schiefläuft, können Sie Ihren Diabetes gut meistern. Vorausgesetzt, Sie

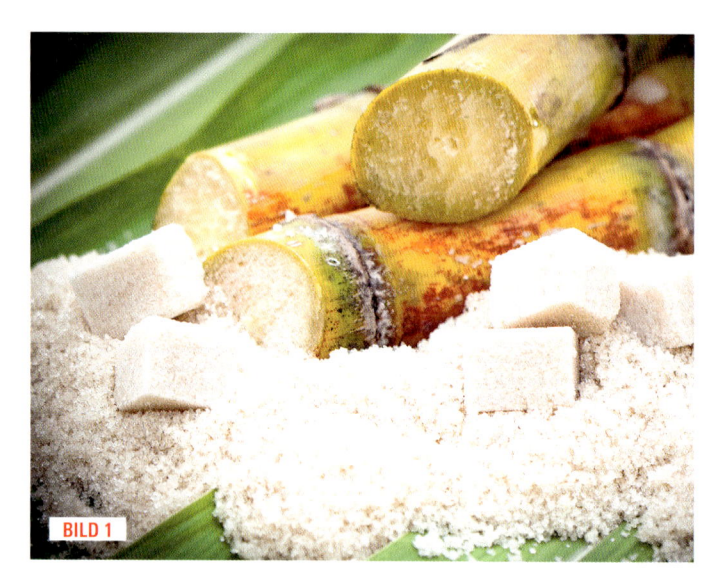

BILD 1

BILD 1: Zuckerrohr kannten schon die Römer, die Araber brachten ihn im Mittelalter bis Spanien.

betrachten Typ 2 Diabetes nicht als Schicksalsschlag, sondern als Alarmsignal. Es ist ein Appell, jetzt einiges in Ihrem Leben zu ändern. Sich zu informieren, Verantwortung für sich selbst zu übernehmen und aktiv zu werden. Dann schaffen Sie eine persönliche Lebenswende und bleiben bis ins hohe Alter fit und aktiv.

Ohne Zucker läuft nichts

Ohne Zucker läuft wirklich nichts. So gesehen geht es in diesem Buch auch wortwörtlich um das süße Leben – das Leben mit dem Zucker. Nicht umsonst sagen Sie vermutlich selbst: „Ich habe Zucker", so wie es die meisten Menschen mit Diabetes ohne Umschweife tun.

In der Tat haben Sie Zucker im Blut, und zwar zu viel davon. Diabetes ist nämlich eine Störung des Zuckerstoffwechsels, deren wichtigstes Merkmal zu hohe Zuckerwerte im Blut sind. Das ist leicht messbar (siehe Kasten).

Ein gewisser Zuckeranteil im Blut ist normal, ja sogar lebensnotwendig. Denn Zucker in Form des Traubenzuckers (Glukose) liefert dem Körper die Energie, die er für die Funktion der Gehirnzellen und vieler anderer Organe braucht. Zucker ist der Brennstoff, ohne den nichts läuft.

Zuckerfabrikant Körper

Wussten Sie, dass unser Körper eigenständig Traubenzucker produzieren kann?

INFO **Zuckertest schafft Klarheit**

Für die schnelle Messung eines aktuellen Wertes genügt schon ein stecknadelkopfgroßer Blutstropfen aus der Fingerkuppe. Ein kleiner Pieks – kaum zu spüren. Diesen Test können Sie einfach in der Apotheke machen lassen, am besten morgens nüchtern oder ein bis zwei Stunden nach einer Hauptmahlzeit. Sehr hohe Werte lassen sich auch im Urin per Teststreifen nachweisen.

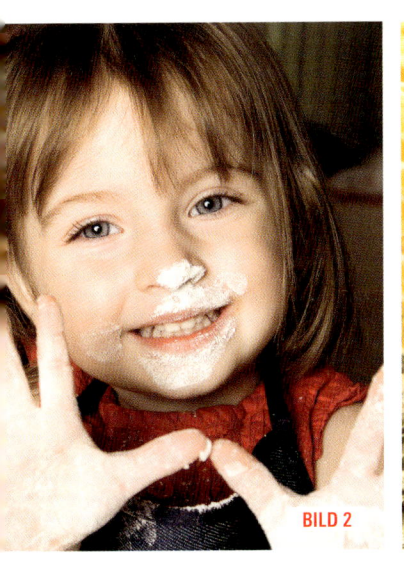
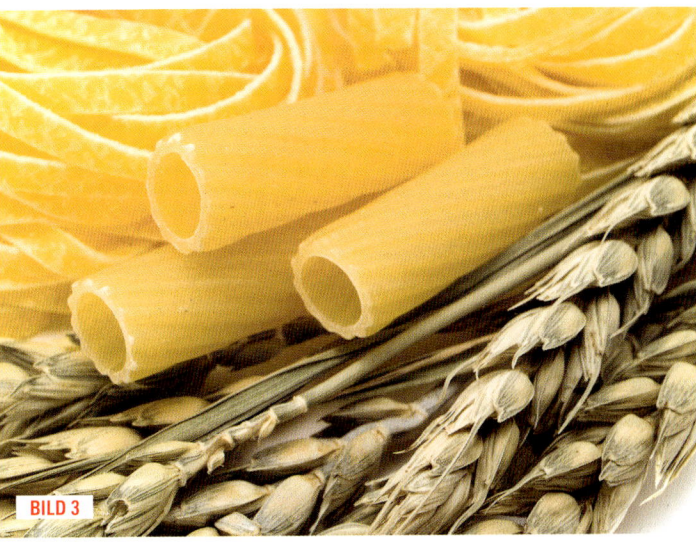

BILD 2

BILD 3

BILD 2 und **BILD 3**: Vom Geschmack her würde man nie vermuten, dass Stärke aus Traubenzucker-teilchen besteht. Stärke steckt in Teigwaren, Brot, Kartoffeln. Sie lässt den Blutzucker steigen.

EIN SCHOKORIEGEL POWERT ALLE

Ein Schokoriegel treibt auch beim Stoff-wechselgesunden den Blutzuckerspiegel in die Höhe. Doch erreicht er längst nicht so hohe Werte wie bei Menschen mit Diabetes. Bei Gesunden wird superschnell genug Insulin ausgeschüttet, sodass deren Blutzuckerkonzentration rasch wie-der ins Lot kommt.

Das kleine Zuckermolekül ist für den Stoff-wechsel von so elementarer Bedeutung, dass der Körper es bei Bedarf selbst in der Leber erzeugt. Damit sorgt die Natur da-für, dass wir weder in Fastenzeiten noch im Schlaf in ein Defizit geraten. Das Sys-tem funktioniert so ähnlich wie ein Not-stromaggregat und sichert im Bedarfsfall die Mindestversorgung mit Energie.

Auf diese Weise sind wir jederzeit vor Unterzuckerung geschützt. Stoffwechsel-gesunde genauso wie Diabetiker, sofern sie kein Insulin spritzen und keine blutzu-ckersenkenden Tabletten einnehmen, die eine Unterzuckerung auslösen können.

Den weitaus größten Teil des Traubenzu-ckers nehmen wir freilich mit der Nahrung zu uns. Deshalb steigt die Zuckerkonzen-tration im Blut etwa eine Stunde nach dem Essen am stärksten an. In diesem Zeitraum gelangt nämlich der größte Teil des Zuckers aus unserer Nahrung in den Blutstrom.

Zucker, das süße Geheimnis in vielen unserer Lebensmittel

Zucker zählt zu unseren wichtigsten Ener-giequellen. Trotzdem ist es nicht so, dass wir zum Überleben ständig naschen müs-sen. Unsere Nahrung enthält reichlich Kohlenhydrate, im Durchschnitt 45 Pro-zent aller Kalorien. Damit fasst man alle Zuckerarten wie Traubenzucker (Glukose) und Fruchtzucker (Fruktose) sowie den Haushaltszucker und die Stärke zusam-men. Haushaltszucker ist ein Zweifachzu-cker aus Trauben- und Fruchtzucker.

Kann denn Stärke Sünde sein?

Sicher nicht. Denn Stärke ist ein Haupt-energielieferant. Aber dummerweise ist

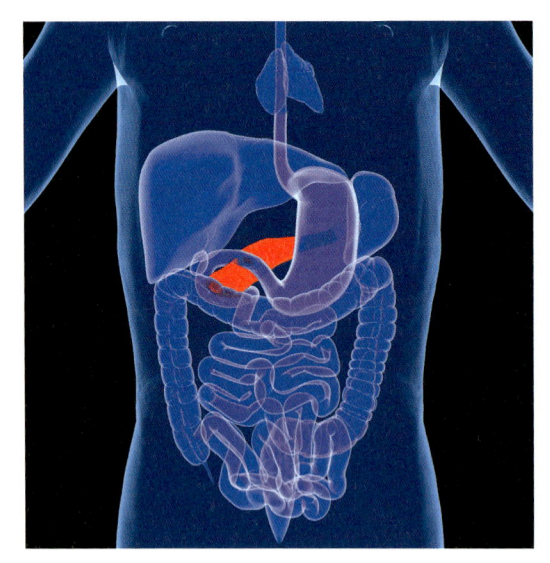

uns beim Verzehr des großen Zuckerliefe-
ranten Stärke noch nicht einmal das Vergnügen eines süßen Geschmacks ver-
gönnt. Wer es nicht glaubt, sollte einmal
einen Löffel Mehl auf der Zunge zergehen
lassen. Geschmacklos und wasserunlös-
lich, oder? Umso erstaunlicher ist es, dass
die Stärke aus zigtausend Traubenzucker-
teilchen zusammengesetzt ist. Damit ist
Stärke ein Superenergieträger, kalorien-
reich und blutzuckersteigernd.

Stärke steckt vor allem in Kartoffeln,
Nudeln, Brot und Teigwaren. Auch Milch
und Obst enthalten viel davon. Stärke
wird bis zum Einfachzucker Glukose zerlegt und schließlich aus dem Darm in den
Blutstrom transportiert.

Zucker wird „verbrannt"

Bevor unser Körper aus dem Zucker der
Nahrung Energie gewinnen kann, muss
dieser erst einmal in die Körperzellen gelangen. Denn dort wird er „verbrannt".
Damit bezeichnet man mehrere Stoff-
wechselschritte, die notwendig sind, um
in der Zelle aus dem Zucker Energie zu
gewinnen. Im Prinzip ist der Zucker das
Holz und die Zelle der Ofen, der beim Verbrennen Wärme abgibt.

Damit dieser Ablauf in Gang kommt, ist
Insulin notwendig, weil es dafür sorgt,
dass die Zelle praktisch ihre Türen für die
Aufnahme des Zuckers öffnet, also das
Holz überhaupt erst einmal in den Ofen
kommt.

Alles dreht sich um Insulin

Das Stoffwechselhormon Insulin wird in
der Bauchspeicheldrüse (Pankreas) produziert. Im Regulationssystem des Zuckerstoffwechsels nimmt es die entscheidende Schlüsselrolle ein. Das bedeutet: Sobald der Blutzucker ansteigt, gibt die
Bauchspeicheldrüse blitzschnell Insulin in
die Blutbahn ab. Dort übernimmt das
Stoffwechselhormon die Verteilung, Verwertung und Speicherung des Zuckers im
Körper. Insulin ist somit der entscheidende Kontrolleur des Zuckers und in minima-
len Mengen immer im Blut vorhanden
(Basalwert).

Zucker im Depot

Häufig ist es so, dass wir mehr Zucker im
Blut haben als wir verbrauchen. Das ist
leider meistens dann der Fall, wenn wir es
uns mal so richtig gut gehen lassen. Auf
dem Sofa mit einer Schachtel leckerer

Die Bauchspeicheldrüse liegt hinter dem Magen. Sie produziert den Pankreassaft. Dass dort auch Insulin produziert wird, war lange unbekannt. Paul Langerhans beschrieb kleine Zellverbände, die wie Inseln verstreut im Pankreasgewebe eingelagert sind.

Kekse oder bei einer Tüte Chips und Bier. Es ist der Lebensstil, mit dem man allzu leicht zur „Couch-Potato" werden kann – der „Kartoffel auf der Couch" – wie es in den USA so bildhaft heißt.

Da der Körper schon in den vergangenen Zeiten der Jäger und Sammler gelernt hat, dass man in guten Zeiten vorsorgen muss, legt er auch heute noch Vorräte an. Das geschieht, indem er zigtausend Glukose-Einheiten zu einem verzweigten Vielfachzucker platzsparend verkettet und in Leber- und Muskelzellen deponiert. Diese Speicherform des Zuckers heißt Glykogen. Sie dient der kurz- bis mittelfristigen Energiespeicherung. Eine weitere Methode zur Verwertung überschüssiger Glukose ist der Umbau von Glukose in Fett. Diese kaloriendichte Depotform aus Glukose ist wohl jedem bekannt. Das Fettgewebe dient der mittel- bis langfristigen Energiespeicherung und ist der bei weitem größte Energiespeicher im Körper.

Blutzuckerregulation ist Feinarbeit

Insgesamt jongliert der Körper mit einer Vielzahl verschiedener Mechanismen, um den Blutzuckerspiegel im Zaum zu halten.

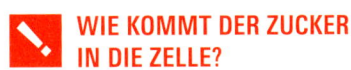

WIE KOMMT DER ZUCKER IN DIE ZELLE?

Dass Insulin den Zucker in die Zellen einschleusen kann, verdankt es speziellen Kontaktstellen, den sogenannten Insulinrezeptoren, die sich außen an den Körperzellen befinden. Den Ablauf kann man sich so vorstellen: Ein Insulinteilchen dockt an einen Rezeptor in der Zellwand an. Daraufhin wird ein Signal ins Innere der Zelle geschickt, das eine Kaskade weiterer Reaktionen in Gang setzt. In der Folge öffnet der Rezeptor eine Tür und die Glukose gelangt ins Zellinnere. Dort wird sie unter Energiegewinnung abgebaut. Auf diese Weise werden die Zellen mit dem Treibstoff Zucker versorgt und gleichzeitig sinkt die Zuckermenge im Blut.

Daran sind neben Insulin noch weitere Stoffwechsel-, Wachstums- und Darmhormone sowie Botenstoffe beteiligt. Ihr feines Zusammenspiel ist noch immer Forschungsthema. Schließlich funktioniert die Steuerung des Blutzuckerspiegels von Stoffwechselgesunden so perfekt, dass weder Fressattacken noch Fastenkuren, weder Faulenzen noch Extremsport das

INFO **Ran an die Depots**

Wenn der Körper Energie braucht, holt er sie aus den Depots. Dabei kommen zuerst die Glykogenspeicher dran, weil hier die Glukose blitzschnell zur Verfügung stehen kann. Erst bei längerer körperlicher Belastung rückt er stärker dem Fett zu Leibe. Dieses Vorgehen ist effektiv, bedeutet aber: Bei kurzer körperlicher Aktivität passiert den Fettpolstern noch nicht viel (siehe Seite 116).

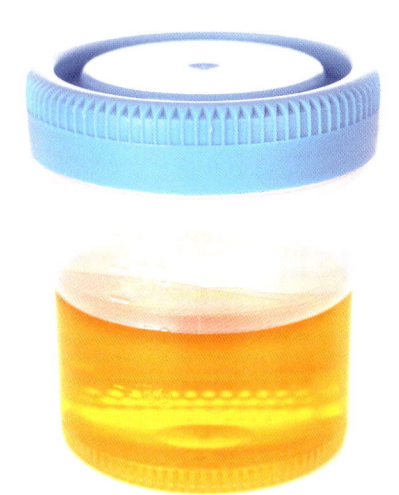

System aus dem Lot bringen können. Wie gut dies klappt, beweist die Tatsache, dass der Körper die Blutzuckerspiegel von Stoffwechselgesunden praktisch nie unter 60 mg/dl (entspricht 3,3 mmol/l) fallen lässt. Auch der Anstieg nach dem Essen ist moderat und liegt in der Regel nicht über 140 mg/dl (7,7 mmol/l).

Was läuft bei Typ 2 Diabetes schief?

Bei Typ 2 Diabetes gerät dieses feine Regulationssystem für die Blutzuckerkontrolle leider allzu leicht aus dem Tritt. Dann jagt ein kohlenhydratreiches Essen den Blutzucker durchaus mal mal weit über 200 mg/dl (11,1 mmol/l). Danach sinkt er ohne die Einnahme von blutzuckersenkenden Tabletten oder die Gabe von Insulin nur langsam wieder ab. Das liegt daran, dass der Blutzucker nur schleppend in den Körperzellen aufgenommen wird.

Dahinter steckt ein doppeltes Problem: Zum einen ein Insulindefizit und zum anderen die Verweigerung der Glukoseaufnahme durch die Körperzellen. Beide Störungen zusammen sind verantwortlich für die zu hohen Blutzuckerwerte (= Hyperglykämie) und charakteristisch für Typ 2 Diabetes:

- **Insulinmangel:** Die Bauchspeicheldrüse produziert nicht genug Insulin.

INFO   **Hoher Blutzucker macht matt und kraftlos**

Wenn Insulin fehlt oder das vorhandene Insulin nicht stark genug wirkt, bleibt der überschüssige Zucker im Blut, wo er auf Dauer Schäden an den Blutgefäßen, Organen und Nerven anrichtet. Herz, Nieren, Augen, Füße, Gehirn und Magen können davon betroffen sein. Hinzu kommt, dass nicht genug Zucker in die Zellen transportiert wird und die Organe somit nicht optimal mit Energie versorgt werden. Ohne Insulin hungern die Körperzellen quasi vor einem gedeckten Tisch. Dies erklärt, warum sich Menschen mit hohen Blutzuckerwerten oft schlapp und müde fühlen und über häufige Harnausscheidungen, trockene Haut und Entzündungen klagen.

INFO **Wenn die Insulinrezeptoren abtauchen**

Die Nachricht ist bitter für alle übergewichtigen Diabetiker: Je höher das Übergewicht, desto höher die Insulinresistenz. Das bedeutet, dass die Insulinrezeptoren immer schlechter auf Insulin ansprechen. Selbst hohe Insulinmengen können dann nicht mehr viel ausrichten, weil die notwendigen Andockstellen teilweise fehlen und kaum noch auf Insulin reagieren. Je ausgeprägter das Übergewicht, desto schwächer ist also die Insulinwirkung.

■ **Insulinresistenz:** Die Wirkung des Insulins lässt nach. Das zeigt sich vor allem darin, dass die Körperzellen schlechter auf Insulin ansprechen und sich weniger für die Zuckeraufnahme öffnen.

Bei den meisten Menschen mit Typ 2 Diabetes liegen beide Störungen gleichzeitig vor und verstärken sich noch mit den Jahren. Wer körperlich inaktiv ist und an Gewicht zunimmt, muss unausweichlich mit einer Verschlechterung rechnen. Denn mit wachsendem Übergewicht nimmt die Insulinresistenz der Körperzellen, besonders der Muskelzellen, zu. Die Zellen nehmen dann weniger Glukose auf.

zeigt sich daran, dass sie immer weniger und immer langsamer das Insulin freisetzt. Bei ungünstigen Erbanlagen, also wenn auch andere Familienmitglieder an Diabetes erkrankt sind, wird diese Situation schon nach wenigen Jahren erreicht. Dann kann die Bauchspeicheldrüse nicht mehr genug Insulin heranschaffen, um den Blutzuckerspiegel niedrig zu halten.

Gemessen am Bedarf, fehlt es in diesem Krankheitsstadium an Insulin, weshalb man von „relativem Insulinmangel" spricht. In der Folge zirkuliert der überschüssige Zucker weiterhin in der Blutbahn und zeigt bei der Messung entsprechend hohe Blutzuckerwerte an.

Bauchspeicheldrüse auf Hochtouren

Zur Kompensation der Insulinresistenz produziert die Bauchspeicheldrüse in einem frühen Stadium der Erkrankung immer mehr Insulin. Eine Zeitlang schafft sie es damit sogar, den Blutzucker in Schach zu halten. Doch fehlt ihr auf Dauer die Kapazität, um diese hohe Produktionsleistung aufrechtzuerhalten. Die allmähliche Erschöpfung der Bauchspeicheldrüse

Die Niere hilft regulieren

Zum Glück gibt es eine Art Überlaufventil für Zucker. Es verhindert, dass die Zuckerkonzentration im Blut unendlich ansteigen kann. Diese Schutzfunktion haben die Nieren übernommen. Das Prinzip ist schnell erklärt: Steigt der Zuckergehalt im Blut über einen bestimmten Wert, so sorgen die Nieren dafür, dass der überschüssige Zucker mit dem Urin ausgeschieden

Bluthochdruck ist für Menschen mit Diabetes besonders gefährlich, weil der hohe Druck die Blutgefäße strapaziert. Er begünstigt die Entwicklung eines Herzinfarktes oder Schlaganfalls und schädigt die feinen Gefäße von Augen, Nieren und Nerven.

INTERVIEW   Der schnelle Risikocheck in der Apotheke

Für viele Menschen ist die Apotheke die erste Anlaufstelle, wenn es irgendwo zwickt. Die Hemmung einzutreten ist gering und die Öffnungszeiten sind lang. Apotheker Manfred Krüger von der Linner-Apotheke in Krefeld „fischt" viele potenzielle Diabetiker heraus und schickt sie zum Arzt. Gesundheitschecks wie Blutdruck-, Blutzucker- und Cholesterinkontrolle und Risikofragebögen geben wichtige Hinweise.

Stimmt es, dass Menschen Ihrem Apotheker mehr erzählen als Ihrem Arzt?
Apotheken haben zweifellos den Vorteil der psychologisch niedrigen Eintrittsschwelle und der langen Öffnungszeiten. Zudem gibt es inzwischen viele Apotheken, die spezielle Dienstleistungen für Diabetiker anbieten. Das Personal ist besonders geschult und nimmt sich Zeit zum Zuhören. Dann kann man eher herausfinden, wo der Schuh drückt, und nach Lösungen suchen.

Verstehen Sie was von Blutzuckermessung?
Natürlich. Wir beraten nicht nur bei der Wahl des passenden Gerätes, sondern helfen auch beim Messen. Wer unsicher ist, kann mit seinem Blutzuckermessgerät zu uns kommen und in der Apotheke die Messung durchführen. Dann gehen wir miteinander die einzelnen Schritte durch und können eventuelle Messfehler schnell beheben.

Was kosten Blutzuckerteststreifen?
Die Preise im Bereich der Teststreifen sind deutlich in Bewegung geraten. Apotheken räumen den Krankenkassen hohe Rabatte ein. Fast jeder Gerätetyp hat eigene Teststreifen. Die Preise für 50 Teststreifen eines Blutzuckermessgerätes mit nachgewiesener Qualität schwanken zwischen 19,90 € und 32 €.

Im Zuge der Sparmaßnahmen ist der Harntest wieder im Gespräch. Sind Harnteststreifen überhaupt billiger?
Mit einem Harntest kann man testen, ob Zucker im Harn ist. Eine Packung mit 50 Teststreifen kostet zirka sieben Euro. Allerdings zeigt der Test erst Werte über (140 oder) 160 mg/dl an. Die Schwelle hängt von der Niere ab und ist recht unterschiedlich. Harntestwerte haben im Vergleich zur Blutzuckerselbstkontrolle nur einen geringen Lern- und Steuerungseffekt. Zudem ist es manchmal einfach notwendig, aktuell niedrigere oder hohe Blutzuckerwerte zu erfahren. Dies gilt beispielsweise beim Führen von Fahrzeugen.

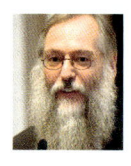

Manfred Krüger
Apotheker

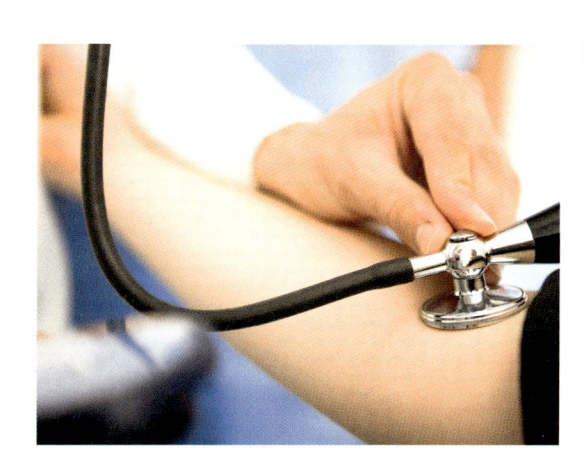

wird. Der übliche Grenzwert liegt bei Erwachsenen zwischen 160 mg/dl (9,0 mmol/l) und 200 mg/dl (11 mmol/l) und wird als „Nierenschwelle" bezeichnet.

Wenn die Nieren den überschüssigen Zucker ausspülen, steigt damit naturgemäß die ausgeschiedene Harnmenge. Dies führt zu einem hohen Flüssigkeitsverlust, der Menschen mit hohen Blutzuckerwerten enorm durstig werden lässt. Schließlich scheiden sie mit dem Harn auch Mineralien aus, deren Verlust die „innere Austrocknung" verstärkt. Deshalb ist es wichtig, gegen den Durst Mineralwasser statt Limonaden zu trinken. Zuckerhaltige Drinks oder Säfte würden die Situation nur verschlechtern. Insbesondere bei jungen Menschen mit bisher unentdecktem Typ 1 Diabetes kann der Durst so groß sein, dass er schließlich zur Diagnose des Diabetes führt. Zum Glück bringt die Normalisierung des Blutzuckers dies rasch wieder ins Lot. Der „Auffülleffekt" durch erneute Flüssigkeitseinlagerungen im Körper kann so stark sein, dass die Waage einige Kilogramm mehr anzeigt.

Carpe diem!

„Carpe diem!" – nutze den Tag! Diese lateinische Redewendung, die dem römischen Dichter Horaz zugeschrieben wird, ist ein Appell an uns alle. Geht es doch darum, unsere knappe Lebenszeit zu nut-

zen und nichts auf den nächsten Tag zu verschieben. Für Menschen mit Typ 2 Diabetes scheint dies besonders zu gelten. Carpe diem! Lassen Sie den heutigen Tag nicht nutzlos verstreichen. Schließlich kann das Fortschreiten der Erkrankung selbst nach vielen Diabetesjahren noch abgebremst werden. Dies gilt paradoxerweise besonders dann, wenn Übergewicht im Spiel ist. Bitte winken Sie jetzt nicht ab: „Ja, ja, abnehmen! Ich weiß schon." Stimmt nicht! Abnehmen ist gar nicht das erste Ziel. Gewichthalten ist es. Gewichthalten und sich mehr bewegen. Zwei bis drei Stunden körperliche Tätigkeit pro Woche können die Insulinwirkung schon beeindruckend verbessern.

Wenn Sie dann noch einzelne Lebensgewohnheiten umstellen und die Bewegung routinemäßig in Ihren Alltag einbauen, werden Sie den Effekt deutlich spüren. Denn jede körperliche Aktivität mindert die Insulinresistenz. Es lohnt sich, weil damit nicht nur der Blutzucker und der Bluthochdruck sinken, sondern sich auch die Blutfettwerte verbessern.

Menschen, die es anpacken und selbst das Steuer übernehmen, fühlen sich insgesamt wieder wohler in ihrer Haut. Schließlich profitieren Körper und Seele gleichermaßen vom gesünderen Leben. Der Schlüssel dazu liegt in vielen kleinen Schritten und etwas Geduld.

Diabetes betrifft inzwischen jeden 10. Menschen in Deutschland, die Dunkelziffer ist hoch, da insbesondere Typ 2 Diabetes über Jahre hin keine Schmerzen verursacht und lange unentdeckt bleiben kann. Eine Blutzuckermessung z. B. in der Apotheke kann wichtige Hinweise liefern.

DIABETES KANN (FAST) JEDEN TREFFEN

Wie sehr Diabetes zur Volkskrankheit geworden ist, belegt seine zahlenmäßige Entwicklung. Ein Vergleich mit dem Jahr 1960, als zum ersten Mal die Zahl der an Diabetes erkrankten Menschen in Deutschland ermittelt wurde, lässt jeden Gesundheitspolitiker staunen: Damals lag die Erkrankungsrate noch unter einem Prozent in der Gesamtbevölkerung. 1998 waren es fast sechs Prozent. Für das Jahr 2010 wurde die Rate sogar auf zehn Prozent geschätzt. Das sind bereits acht Millionen Deutsche.

Wenn Sie nach den Ursachen für diesen enormen Anstieg fragen, ist dies leicht beantwortet: Wir Deutschen werden immer dicker, leben länger und bewegen uns weniger. Fairerweise muss man aber auch sagen, dass die Diagnosemöglichkeiten heute besser sind und der Diabetes früher erkannt wird. Für die Betroffenen ist dies ein Glück, weil sie dann bessere Chance haben, vieles abzuwenden.

Diabetes ist nicht gleich Diabetes

Diabetes tritt in völlig unterschiedlichen Formen auf. Wenig einfallsreich bezeichnet man die beiden wichtigsten einfach als:

- Typ 1 Diabetes
- Typ 2 Diabetes

Daneben gibt es noch einige Sonderformen, die aber zahlenmäßig nicht ins Gewicht fallen.

CHARAKTERISTISCHE MERKMALE DER BEIDEN DIABETESFORMEN TYP 1 UND TYP 2		
	Typ 1 Diabetes	**Typ 2 Diabetes**
Häufiges Erkrankungsalter	Unter 40 Jahre	Über 40
Körpergewicht	Meist schlank	Meist übergewichtig
Ursachen	Vollständiger Funktionsverlust der insulinproduzierenden B-Zellen im Pankreas	Insulinresistenz, nachlassende Insulinsekretion, erbliche Belastung
Begünstigende Faktoren	Ungeklärt, eventuell Virusinfektionen	Übergewicht, Bewegungsmangel
Behandlung	Insulin	Abnehmen bei Übergewicht, körperliche Aktivität, gesunde Ernährung, Tabletten, Insulin

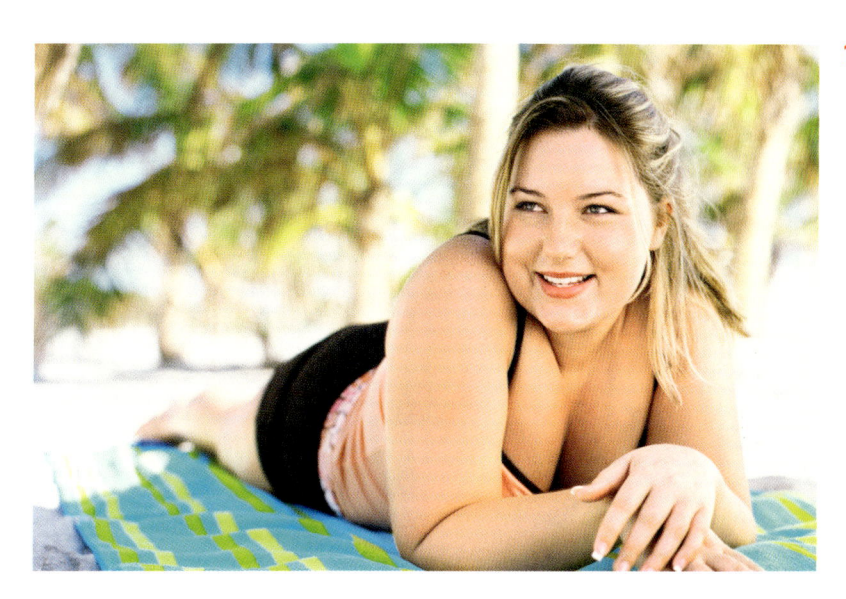

Mit rund 90 Prozent bilden die an Typ 2 Diabetes erkrankten Menschen die weitaus größte Gruppe. Ein Typ 2 Diabetes entsteht dann, wenn das körpereigene Insulin nur noch abgeschwächt wirkt und die Bauchspeicheldrüse ihre Insulinproduktion nicht mehr aufrechterhalten kann (siehe Seite 12).

Typ 2 Diabetes ist kein Schicksalsschlag

Ja, es stimmt: Die Wahrscheinlichkeit, an Typ 2 Diabetes zu erkranken, ist erhöht, wenn andere Familienmitglieder bereits Zucker haben. Trotzdem müssen zu der ungünstigen erblichen Veranlagung noch weitere „Umweltfaktoren" hinzukommen, um Typ 2 Diabetes entstehen zu lassen. Die wichtigsten sind Fehlernährung und Bewegungsmangel. Eventuell können auch Rauchen und Stress eine Entstehung von Typ 2 Diabetes begünstigen. Welchen Einfluss sie haben, liegt in erster Linie in unseren eigenen Händen.

Studien haben gezeigt, dass insbesondere dann, wenn ein hohes Erkrankungsrisiko besteht, mit einer gesunden Ernährung, Gewichtskontrolle und körperlicher Bewegung Typ 2 Diabetes entweder ganz verhindert oder über viele Jahre hinausgezögert werden kann. Selbst bei einem bestehenden Typ 2 Diabetes sind in den ersten Jahren die Chancen hoch, das Rad noch einmal zurückzudrehen.

Typ 1 Diabetes trifft auch Erwachsene

Typ 1 Diabetes ist weithin als „Jugendlicher Diabetes" bekannt. Er betrifft etwa fünf Prozent aller Diabetiker. Bei ihnen hat die Bauchspeicheldrüse relativ plötzlich und unwiderruflich die Insulinproduktion eingestellt. Deshalb müssen die Betroffenen von Anfang an Insulin spritzen, und zwar mehrmals täglich.

Typ 1 Diabetes entwickelt sich meist im Kindes- oder Jugendalter, kann aber nicht selten noch im fortgeschrittenen Alter einsetzen. Dann wird er manchmal als Typ 2 Diabetes verkannt und zu lange mit Tabletten behandelt. Typischerweise sind die Betroffenen schlank und benötigen innerhalb kurzer Zeit eine Insulintherapie.

Kein Schutz vor Typ 1 Diabetes

Die Ursachen für die plötzliche Entstehung eines Typ 1 Diabetes sind noch weitgehend unklar. Die erbliche Belastung

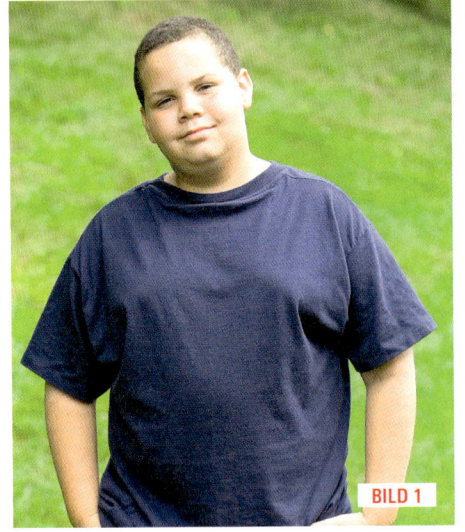
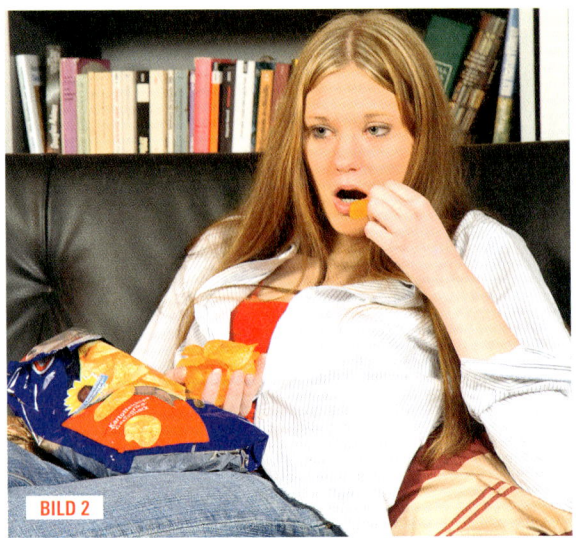

BILD 1 und **BILD 2**: Die Ursachen für die steigende Zahl an Typ 2 Diabetikern:
Wir Deutschen werden immer dicker, leben länger und bewegen uns weniger.

spielt vermutlich nicht so eine große Rolle wie man bisher annahm. Es ist eine Autoimmunerkrankung, bei der das körpereigene Abwehrsystem die insulinproduzierenden Zellen zerstört.

In Deutschland haben zurzeit rund 400 000 Menschen Typ 1 Diabetes, etwa 25 000 davon sind Kinder und Jugendliche unter 19 Jahren. Typ 1 Diabetes ist nicht heilbar. Auch durch Sport ist die Insulinproduktion nicht wieder zu aktivieren.

Risiko für Typ 2 Diabetes: das Alter

Mit jedem Lebensjahr wächst das Risiko, an Typ 2 Diabetes zu erkranken. Deshalb wurde die Erkrankung auch lange Zeit „Altersdiabetes" genannt. In der Tat hat eine

INFO **Typ 2 im Klassenzimmer**

Schätzungsweise 5 000 Kinder und Jugendliche sind in Deutschland bereits an Typ 2 Diabetes erkrankt. Jährlich kommen etwa 200 Neuerkrankungen hinzu.

Studie gezeigt, dass fast 40 Prozent der untersuchten Menschen in der Altersgruppe der 55- bis 74-Jährigen entweder bereits an Typ 2 Diabetes litten (etwa die Hälfte) oder aber an einer Vorstufe wie einer Störung der Glukosetoleranz oder des Nüchternblutzuckers. Getestet wurde dies durch Blutzuckerwerte im Zuckerbelastungstest (siehe Seite 41). Zwei Drittel der Betroffenen sind über 60 Jahre alt.

HABE ICH WIRKLICH TYP 2 DIABETES?

Wenn Sie Zweifel an Ihrer Diagnose haben, sollten Sie dies mit Ihrem Arzt besprechen. Er kann durch Antikörper-Bestimmung im Blut zusätzlich klären lassen, ob Sie an Typ 1 oder Typ 2 Diabetes erkrankt sind. Dann kann Ihre Behandlung möglicherweise optimal darauf abgestimmt werden.

Auffällig ist, dass die Diagnose bei immer jüngeren Menschen gestellt wird. Viele sind erst zwischen 40 und 50 Jahre alt. Unser moderner Lebensstil mit viel zu vie-

2009 wurde diabetesDE gegründet, von der Deutschen Diabetes-Gesellschaft (DDG) und dem Verband der Diabetes-Beratungs- und Schulungsberufe in Deutschland (VDBD). Damit wurde erstmals ein gemeinsames Dach für die betroffenen Menschen mit Diabetes und alle beteiligten Berufsgruppen geschaffen. Warum sich die Mitgliedschaft lohnt, erläutert der Vorstandsvorsitzende von diabetesDE Professor Thomas Danne, Chefarzt am Kinderkrankenhaus auf der Bult, in Hannover.

diabetesDE will mit einer starken Stimme die Anliegen der rund 8 Millionen Menschen mit Diabetes in Politik und Öffentlichkeit vertreten. Ziel ist es, die Vorbeugung und Versorgung der Betroffenen zu verbessern und die Forschung zu fördern. Dafür bereiten wir einen Nationalen Diabetesplan vor.

„Gemeinsam stark sein" ist das Leitbild. Wie soll dies mit Leben gefüllt werden?
Die Gemeinsamkeit ist der Grundgedanke von diabetesDE. Vor der Gründung von diabetesDE gab es viele unterschiedliche Organisationen, die sich sehr stark auf einzelne Aspekte des Diabetes konzentrierten. Das war wichtig, hatte aber nicht die notwendige Durchschlagskraft, um grundlegende Veränderungen herbeizuführen. Deutschland hat heute die höchste Diabetesrate in ganz Europa. Da muss etwas passieren. Im Interesse aller benötigen wir ein konzertiertes Vorgehen medizinischer und gesellschaftlicher Kreise. Daher gehen wir mit diabetesDE bewusst auf die Betroffenen und alle Akteure zu, die sich mit der Krankheit Diabetes beschäftigen. Gemeinsam schaffen wir die Basis für eine nationale Strategie im Kampf gegen Diabetes. Denn nur gemeinsam haben

wir die Kraft und das Durchsetzungsvermögen, die Situation zu verbessern. Das erwarten unsere Mitglieder, aber auch die Politik von uns.

Lohnt es sich für Menschen mit Typ 2 Diabetes, Mitglied zu werden?
Jedes Mitglied von diabetesDE erhält umfassende Unterstützung: Angefangen bei unserem Diabetes-Gesundheitstelefon bis hin zu unserer Internet-Seite www.diabetesde.org.
Dort können sich Betroffene untereinander, aber auch mit Experten in Foren austauschen. Die aktuellen Informationen rund um den Diabetes werden Ihnen helfen, eigenverantwortlich mit der Krankheit umzugehen, sich vor Folgeerkrankungen zu schützen und die eigene Lebensqualität zu erhöhen. Sichtbar werden unsere Leistungen auch im Rahmen des Weltdiabetestages, der jedes Jahr am 14. November ausgerichtet wird.
Das einzelne Mitglied zahlt für alle Angebote von diabetesDE drei Euro im Monat. Was für die Mitglieder besonders wichtig ist: Mit diabetesDE haben sie eine Interessenvertretung, die ihre Anliegen in den Mittelpunkt rückt. Mit aufmerksamkeitsstarken Kampagnen, Stellungnahmen und politischen Aktivitäten rütteln wir Öffentlichkeit und Politik auf, um das Bewusstsein für die Krankheit, ihre Ursachen und Folgen zu schärfen und die Situation für die Menschen mit Diabetes zu verbessern.

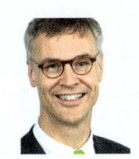

Prof. Thomas Danne
Chefarzt

Immer mehr Kinder und Jugendliche und junge Erwachsene erkranken an Typ 2 Diabetes. Übergewicht, falsche Ernährung und Bewegungsmangel sind auch schon in jungen Jahren Schrittmacher für die Krankheit.

len Kalorien und viel zu langem Sitzen am Schreibtisch, im Auto oder vor dem Fernseher ist daran schuld. Denn Übergewicht und Bewegungsarmut sind die Vorreiter des Typ 2 Diabetes. Wer sich auf Schulhöfen umschaut und die vielen dicken Kinder sieht, ist wenig überrascht, dass der frühere Altersdiabetes heute schon bei Kindern und Jugendlichen diagnostiziert wird. Nach der Statistik sind ca. 15 Prozent der Kinder in Deutschland übergewichtig und davon sechs Prozent fettleibig (adipös). Betroffen sind alle sozialen Schichten, doch liegt die Rate in sozial benachteiligten Gruppen höher. Überproportional stark betroffen sind z. B. Kinder und Jugendliche aus Migrantenfamilien.

Ein Blick über den Gartenzaun

Mal ein paar Diabetikerzahlen aus anderen Ländern: Mit rund 12 Prozent in der erwachsenen Bevölkerung nimmt Deutschland innerhalb Europas einen Spitzenplatz ein. Der europäische Durchschnitt liegt bei 8,6 Prozent. Da die Wohlstandserkrankung Typ 2 Diabetes eng mit der wirtschaftlichen Entwicklung und steigenden Lebenserwartung verflochten ist, holen die Entwicklungs- und auch Schwellenländer bei den Erkrankungszahlen im Moment stark auf. Betrachtet man die absoluten Zahlen, so leben mit 51 Millionen die meisten Diabetiker in Indien. Gefolgt von 44 Millionen in China und 27 Millionen in den Vereinigten Staaten von Amerika.

TOP TEN DIABETES 2010

	Land	Diabetiker (Mio.)
1	Indien	50,8
2	China	43,2
3	USA	26,8
4	Russland	9,6
5	Brasilien	7,6
6	Deutschland	7,5
7	Pakistan	7,1
8	Japan	7,1
9	Indonesien	7
10	Mexiko	6,8

Quelle: IDF Diabetes Atlas 4. Auflage 2009. www.idf.org

DIABETESRATEN NACH LÄNDERN

Land	Diabetesrate bei 20- bis 79-Jährigen (%)
Deutschland	12,0
Schweiz	11,3
Österreich	11,2
Liechtenstein	11,0
Portugal	9,9
Slowenien	9,9
Lettland	9,9
Estland	9,9
Malta	9,8

Quelle: IDF Diabetes Atlas 4. Auflage 2009. www.idf.org

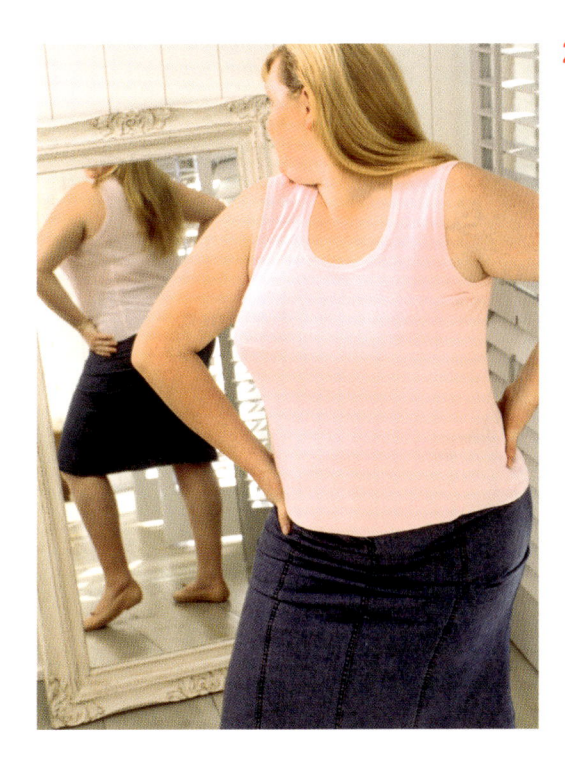

⚠ EINE HERAUSFORDERUNG – DIABETES WIRKSAM VORBEUGEN

Nach Schätzungen der Internationalen Diabetes Föderation (IDF) von 2009 liegt die Zahl der weltweit an Diabetes erkrankten Menschen bei 285 Millionen und soll bereits in zehn Jahren 435 Millionen betragen. Rund 4 Millionen Todesfälle gehen jährlich auf sein Konto. Zudem ist Diabetes die Hauptursache für Erblindung, Nierenversagen, Herzinfarkt, Schlaganfall und Amputationen. Damit hat Diabetes das Ausmaß einer Epidemie und ist zweifellos eine der großen gesundheitlichen Herausforderungen des 21. Jahrhunderts.

Selbstverständlich muss auch die Gesellschaft alles tun, um diesen explosionsartigen Anstieg der Erkrankung zu bremsen. Dazu gehört es, Risikopersonen möglichst frühzeitig zu entdecken und über ihre Vorsorgemöglichkeiten zu informieren.

EINE KRANKHEIT AUF LEISEN SOHLEN

Ein Gutes haben hohe Blutzuckerwerte: Sie tun nicht weh. Zumindest über Jahre hinweg verursachen sie keine direkten Schmerzen. Doch auf den zweiten Blick ist die Schmerzfreiheit gar nicht so gut wie geglaubt. Schließlich könnten uns Schmerzen als Signal dienen und zu einem Diabetestest veranlassen.

Dass viele Menschen gar nichts von ihrer Erkrankung wissen, bestätigte eine große Testreihe in der Region Augsburg im Jahr 2000. Dabei entdeckte man: Nur die Hälfte der positiv Getesteten, also bereits erkrankten Personen, in der Altersgruppe der 55- bis 74-Jährigen wusste davon: Auf 8,7 Prozent mit bekanntem Diabetes ka-

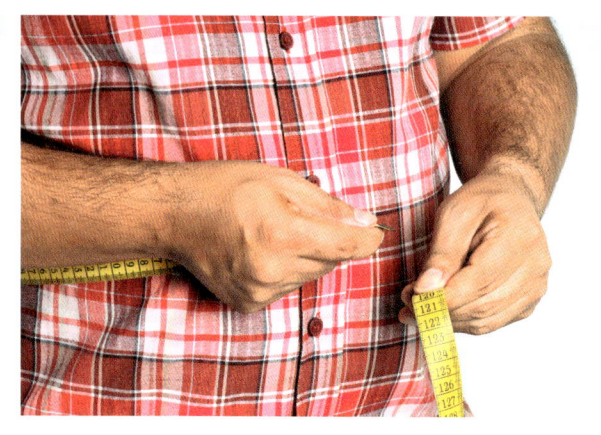

Der „Apfeltyp" hat ein hohes Risiko für Diabetes und Gefäßverkalkung.

men 8,2 Prozent mit neu diagnostiziertem. Obendrein wurde bei weiteren 16 Prozent der untersuchten Personen eine Störung des Zuckerstoffwechsels festgestellt. Diese Stoffwechselsituation gilt als Prädiabetes, weil sie mit hoher Wahrscheinlichkeit in den nächsten Jahren zum Diabetes führt (siehe Seite 42).

DIABETES IST TÜCKISCH

Diabetes ist deshalb so tückisch, weil er lange Zeit nicht wehtut. Aus diesem Grund erfahren viele Menschen erst per Zufall von ihrer Zuckerkrankheit. Bei einer Routineuntersuchung oder wenn sie wegen einer anderen Erkrankung zum Arzt gehen. Im Durchschnitt bleibt Diabetes rund fünf Jahre unentdeckt.

In diesem Licht ist es eher schlecht, dass sich Diabetes so schleichend entwickelt und über Jahre hin ohne Testung nicht wahrzunehmen ist. Wer nichts von seiner Erkrankung weiß, lässt die Zeit ungenutzt verstreichen. Dabei ist Diabetes zu keiner Zeit eine leichte Erkrankung. Oft verstärken sich schon im Frühstadium einzelne Stoffwechselstörungen zu einer krankmachenden Entwicklung. Erfreulicherweise

sind die Risikofaktoren dafür leicht erkennbar: Einer davon ist das Zuviel an Bauchfett. Es ist ja schon äußerlich gut sichtbar und neben den messbaren Werten wie Bluthochdruck und Fettstoffwechselstörungen ein entscheidender Wegbereiter für Diabetes.

Vom Wohlstandsbauch zum Wohlstandssyndrom

Viele Frauen sind unglücklich über ihre fülligen Oberschenkel und den zu üppig gepolsterten Po. Sie nennen sie „Problemzonen" und versuchen ihnen, häufig jedoch vergeblich, mit Gymnastikübungen zu Leibe zu rücken.

Falls Sie auch dazu zählen, so lassen Sie sich damit trösten, dass Sie „nur" ein kosmetisches Problem haben. Aus medizinischer Sicht sind Sie eindeutig auf der glücklicheren Seite, weil ihre optische Silhouette mit der relativ schmalen Taille dem sogenannten „Birnentyp" entspricht.

Ganz anders ist es, wenn nur der Bauch ausgeprägt dick ist. Dann spricht man vom „Apfeltyp". Männer entsprechen häufiger diesem Bild, weil sie Fett bevorzugt am Bauch ansetzen.

Bauchfett ist allerdings gefährlicher als das an den Hüften und Oberschenkeln,

Mehr Eitelkeit wäre für die Gesundheit ein Segen

Wenn es um das Körpergewicht geht, stehen wir in Deutschland an der Spitze. „Dass Übergewicht immer mehr akzeptiert wird, ist zweifellos eine schlechte Entwicklung", erklärt Präventionsexperte Professor Peter Schwarz von der Technischen Universität Dresden. Mehr Eitelkeit wäre ein Segen.

Ist der Bauchumfang so entscheidend?

Ja. Denn mit dem Bauchumfang wächst das Bauchfett. Damit ist nicht das Hautfett gemeint, das Sie zwischen zwei Fingern zu einem Speckröllchen am Bauch fassen können. Dies heißt subkutanes Fett und ist harmlos. Das Fett, das unter der Muskelschicht im Bauch liegt, nennen wir Bauchfett oder viszerales Fett. Es kann mehr als 200 verschiedene Hormone produzieren, die Bluthochdruck, Diabetes, Demenz, Depression und Impotenz verursachen. Je größer die Bauchfettmenge, desto höher sind die Risiken. Der Bauchumfang ist ein Indikator dafür. Etwa ein Kilo Bauchfett ist normal, drei Kilo sind schon gefährlich. Diese Menge haben Männer bei einem Bauchumfang von ca. 94 Zentimetern, Frauen bei 80 Zentimetern. Bei über 102 bzw. 88 Zentimetern ist sowohl das Risiko für Diabetes, als auch für alle anderen chronischen Erkrankungen um ein Vielfaches erhöht. Auch das Krebsrisiko steigt.

Gibt es Medikamente dagegen?

Nein, der einzige Weg, das Bauchfett zu reduzieren, ist körperliche Aktivität. Je mehr ich mich bewege, umso schneller baue ich Bauchfett ab. Je weniger Fettzellen, desto geringer die Produktion der schädlichen Hormone. Männer sollten auf jeden Fall versuchen, unter 94 und Frauen unter 80 Zentimeter zu kommen. Es lohnt sich.

Den wenigsten ist klar, wie gefährlich Diabetes ist. Kaum jemand weiß, dass er die Hauptursache für Schlaganfall, Erblindung, Nierenversagen und Amputationen ist.

Bieten Krankenkassen nicht schon einiges?

Leider sind es bisher nur Einzelmaßnahmen. Das wandelt sich langsam. Die steigende Anzahl der Diabetiker rollt ja wie eine Kostenlawine auf die Krankenkassen zu. Wenn nichts geschieht, hat möglicherweise in 20 Jahren über die Hälfte der deutschen Bevölkerung ein metabolisches Syndrom und etwa 20 Prozent Diabetes. Vielleicht liegen dann die Krankenkassenbeiträge bei 25–27 Prozent unseres Einkommens. Wenn dieses Szenario nicht Realität werden soll, sind nicht nur strukturierte, qualitätskontrollierte Vorsorgemaßnahmen dringlich, auch jeder Einzelne muss Verantwortung für seine Lebensweise übernehmen. Wir müssen alle aufwachen und aktiv werden.

Ist dies ein gesellschaftliches Problem?

Natürlich. Prävention ist in aller Munde. Aber praktisch geschieht noch wenig. Die Politik schiebt Vorsorgemaßnahmen aus finanziellen Gründen gerne auf oder versteht sie als Profilierungschance für Krankenkassen. Unterm Strich wird die ganze Gesellschaft davon profitieren – und der Einzelne. Wie wertvoll gesunde Ernährung und Bewegung sind, sollte in Kindergärten, Schulen und Familien vermittelt werden.

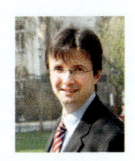

Professor
Peter Schwarz

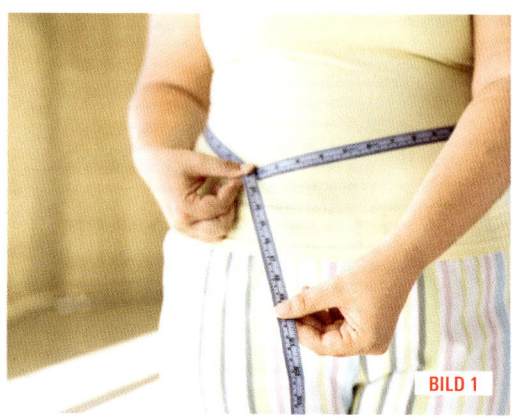

BILD 1, **BILD 2** und **BILD 3**: Gewicht und Fettverteilung spielen beim Gesundheitscheck eine Rolle. Denn vier gefährliche Partner spielen sich beim metabolischen Syndrom in die Hände: Bauchbetontes Übergewicht, erhöhte Blutfettwerte, Bluthochdruck und erhöhte Blutzuckerwerte.

BILD 1

weil es aktiv am Stoffwechsel teilnimmt. Es produziert eine Reihe verschiedener Hormone und Wachstumsfaktoren, welche die Insulinresistenz erhöhen und Entzündungsprozesse an den Blutgefäßen in Gang setzen. Dies steigert langfristig das Risiko für Diabetes sowie für Herz-Kreislauf-Erkrankungen. Daher spricht ein dicker Bauch Bände. Je größer sein Umfang, desto höher das Gesundheitsrisiko.

Das Maßband ist unbestechlich

Eine einfache Messung mit einem flexiblen Maßband kann die Typ-Zuordnung schon klären. Gemessen wird in der Höhe des Bauchnabels bei normalem Ein- und Ausatmen. Also bitte nicht mogeln und den Bauch einziehen. Das Band sollte gut anliegen, ohne einzuschneiden. Anhand der Tabelle können Sie Ihr Risiko dann leicht erkennen.

Das Fettverteilungsmuster ist angeboren

Ob wir bei dem Fettverteilungsmuster zum Apfel- oder Birnentyp neigen, entscheiden unsere Erbanlagen. Sie bestimmen, wo sich die zu viel verzehrten Kalorien bevorzugt festsetzen.

Leider haben diejenigen, die dem Apfeltyp entsprechen, schlechtere Karten, wenn es um die gesundheitlichen Auswirkungen geht. Nach dem aktuellen Forschungsstand steigt beim „Apfeltyp" das Risiko für Bluthochdruck, Diabetes, Fettstoffwechselstörungen und Gefäßverkalkung an. Für sich genommen sind diese Risiken noch keine Krankheit, doch stellen sie in ihrer Gesamtheit eine krankmachende Entwicklung dar. Dahinter steckt das sogenannte **METABOLISCHE SYNDROM** oder Wohlstandssyndrom, von dem Sie vielleicht schon gehört haben.

SO STEIGT DAS RISIKO FÜR DIABETES, BLUTHOCHDRUCK UND UNGESUNDE BLUTFETTE

	Männer	Frauen
Erhöhtes Risiko	≥ 94 cm	≥ 80 cm
Stark erhöhtes Risiko	≥ 102 cm	≥ 88 cm

Messen Sie Ihren Taillenumfang stehend in der Höhe des Bauchnabels. Doch bitte ganz entspannt – ohne den Bauch einzuziehen. Sie wollen es ja selbst wissen und nicht den Kopf in den Sand stecken. Je größer der Bauchumfang, desto höher das Risiko für Diabetes, Bluthochdruck und ungesunde Cholesterinwerte.

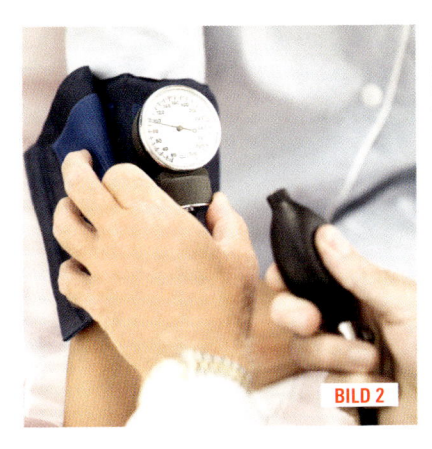
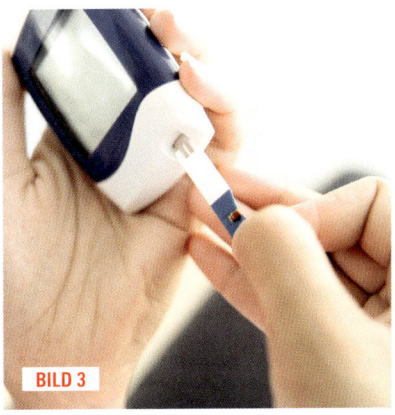

BILD 2   BILD 3

„Metabolisches Syndrom" – Was ist das eigentlich?

Der Begriff wird leicht verständlich, wenn man die beiden Worte einfach mal übersetzt. „Metabolismus" ist der medizinische Fachbegriff für Stoffwechselvorgänge. Und „Syndrom" nennt man das gleichzeitige Auftreten mehrerer krankmachender Faktoren. Somit geht es auch hier wieder um die bereits erwähnten Stoffwechselstörungen, die Vorreiter und Begleiter des Diabetes. Sie verstärken sich sogar noch gegenseitig.

Nach der Definition der Deutschen Diabetes-Gesellschaft (DDG) besteht ein Metabolisches Syndrom dann, wenn mindestens drei der folgenden fünf Merkmale zutreffen:

- Bauchbetontes Übergewicht mit einem Taillenumfang über 88 cm bei Frauen und über 102 cm bei Männern
- Erhöhte Blutfettwerte, nüchtern gemessen: Triglyzeride über 150 mg/dl
- Niedriges HDL-Cholesterin: unter 50 mg/dl bei Frauen, unter 40 mg/dl bei Männern
- Bluthochdruck über 130 systolisch und 85 mmHg diastolisch
- Nüchternblutzucker über 100 mg/dl (5,6 mmol/l) oder bekannter Diabetes.

Bei der Deutschen Diabetesstiftung gibt es einen einfachen Risikocheck für das metabolische Syndrom. Er ist im Internet unter www.diabetes-risiko.de/metabolisches-syndrom schnell durchführbar. Mit drei Werten: dem Blutdruck, Blutzucker und Bauchumfang können Sie Ihr Diabetesrisiko bereits gut erkennen.

Bevor Sie diese fünf Punkte beantworten, sollten Sie noch eins wissen: Wenn Sie beispielsweise einen Blutdrucksenker einnehmen, so haben Sie damit schon das Richtige getan, um ihr Risiko zu senken. Für den Test ist es trotzdem notwendig, den Bluthochdruck als Risikofaktor hinzuzählen. Dies gilt genauso für Diabetiker, die gut eingestellt sind, aber ohne Medikamente erhöhte Blutzuckerwerte haben. Sonst wäre dies nicht ehrlich. Es geht hier ja darum, wie es wäre, wenn Sie keine Arzneimittel einnehmen würden.

Etwa jeder Dritte ist betroffen

Das Wohlstandssyndrom ist in allen Industrienationen weit verbreitet. Schätzungsweise ein Drittel der Deutschen über 40 Jahre ist davon betroffen, weil Übergewicht das Hauptmerkmal ist, das die weiteren Faktoren begünstigt und sich über Jahre hin aufbaut. Wenn es auf Sie zutrifft, sollten Sie mit Ihrem Arzt sprechen und einen Gesundheitscheck machen.

Machen Sie selbst den RISIKOTEST und klären, ob bei Ihnen das Wohlstandssyndrom (metabolisches Syndrom) vorliegt:

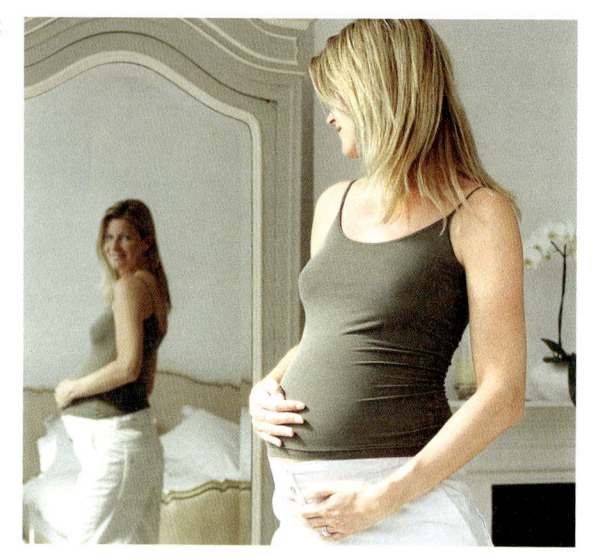

Wenn die Blutzuckerwerte während der Schwangerschaft zu hoch sind, brauchen die betroffenen Frauen intensive ärztliche Betreuung, um sich selbst sowie das Leben des heranwachsenden Kindes nicht zu gefährden.

Wachsam
bei Schwangerschaftsdiabetes

Zu guter Letzt gibt es noch einen ganz anderen Grund, warum plötzlich die Zuckerwerte im Blut zu hoch sein können: eine Schwangerschaft.

Aufgrund von Hormonumstellungen kann sich ein Gestationsdiabetes entwickeln. Schätzungen zufolge betrifft es mindestens drei bis sechs Prozent der schwangeren Frauen. Da in der Schwangerschaftsbetreuung nicht immer eine Blutzuckerkontrolle durchgeführt wird, bleibt der Diabetes häufig unerkannt. Dabei können zu hohe Blutzuckerwerte das gesunde Heranwachsen des Kindes gefährden. Hinzu kommt, dass die vielfach übermäßig gut genährten Babys oftmals per Kaiserschnitt zur Welt kommen müssen. Wenn eine Behandlung erforderlich ist, müssen die Frauen in dieser Zeit Insulin spritzen. Blutzuckersenkende Tabletten dürfen während einer Schwangerschaft nicht eingenommen werden. Die betroffenen Frauen brauchen daher neben ihrer gynäkologischen eine diabetologische Betreuung. Doch sind es nur wenige Monate und bei guter Einstellung steht einer gesunden Entwicklung des Kindes nichts entgegen.

Typ 2 Diabetes während der Schwangerschaft ist ein Warnsignal

Mit der Geburt normalisieren sich die Stoffwechselwerte der Mutter in der Regel recht schnell wieder. Doch entwickeln viele Frauen in späteren Jahren einen Typ 2 Diabetes. Somit gilt ein Schwangerschaftsdiabetes als frühes Warnsignal. Wer dies weiß, sollte in den weiteren Jahren Übergewicht vermeiden und auf diese Weise Vorsorge treffen.

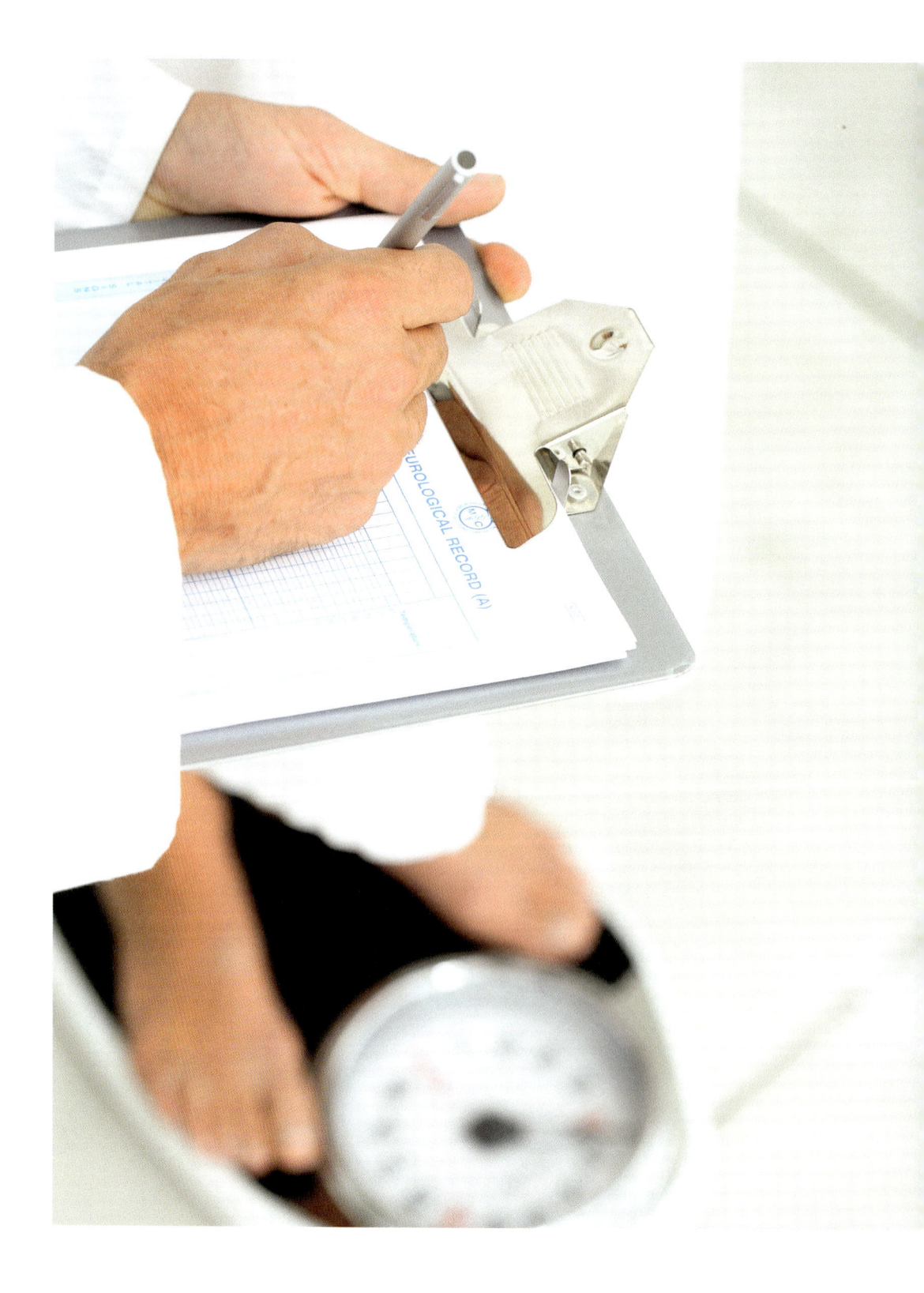

VOM VERDACHT ZUR DIAGNOSE

Je früher, desto besser! Das ist die Devise, wenn es um die Diagnose Typ 2 Diabetes geht. Nur wenn Sie Bescheid wissen, können Sie den weiteren Krankheitsverlauf selbst steuern. Diabetes ist nämlich besser als sein Ruf. Doch bauen ihn unzählige Vorstellungen zur persönlichen Katastrophe auf. Die meisten sind falsch! – Warten Sie also nicht, bis man Ihren Diabetes irgendwann per Zufall entdeckt. Verschaffen Sie sich Klarheit.

ALARMSIGNALE ERKENNEN

Die Gene trifft keineswegs die ganze Schuld. Doch fördern ungünstige Erbanlagen die Entstehung der Stoffwechselstörung Typ 2 Diabetes. Allerdings müssen weitere negative Faktoren hinzukommen, damit Diabetes entsteht. Die wichtigsten Risikofaktoren sind Übergewicht und Bewegungsmangel.

MIT DEM KLEINEN BÄUCHLEIN FÄNGT ES AN

Typ 2 Diabetes entwickelt sich schleichend. Über Jahre hin. Zuerst gewöhnt man sich an den dickeren Bauch, dann an die eigene Trägheit. Damit beginnt ein Teufelskreis, der über das Metabolische Syndrom (siehe Seite 27) mit Bluthochdruck und erhöhten Blutfettwerten zum Typ 2 Diabetes führt.

Krise oder was?

Manchmal kommt die Diagnose Typ 2 Diabetes gar nicht so aus heiterem Himmel. Auf dem Weg dahin spüren doch viele Menschen ein wachsendes Unbehagen. Über ihre persönliche Lebenssituation und über die Situation im Ganzen. Dahinter steckt zumeist eine tiefe Unzufriedenheit mit dem Dickerwerden, der eigenen Passivität und dem Leistungsabfall.

Etliche Menschen sagen im Nachhinein, dass sie insgeheim bereits resigniert hatten. „Ich war schon so an mein reduziertes Wohlbefinden gewöhnt, dass ich völlig vergessen hatte, wie schön das Leben sein kann", berichtete eine Diabetikerin. Sie fühlte sich nicht mehr recht wohl in ihrer Haut, wusste aber auch nicht, was ihr fehlte. Sie hatte einfach zu nichts Lust.

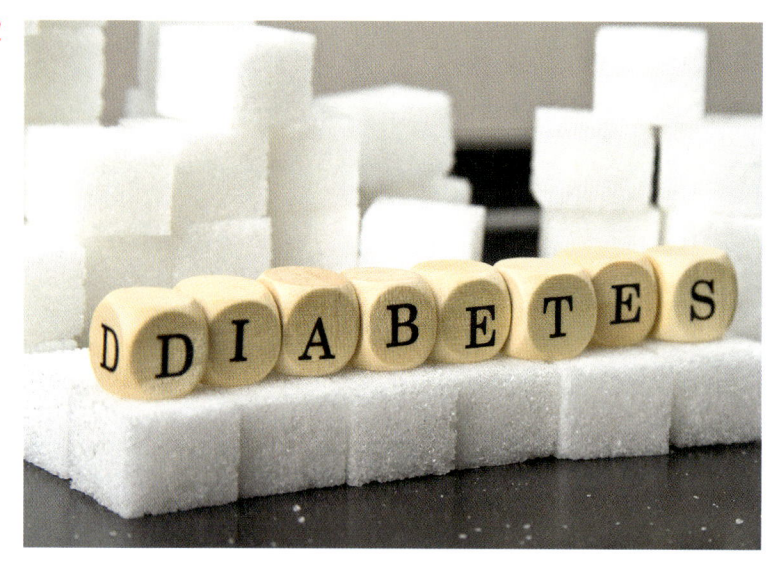

Im Rückblick erkennen viele, wie sehr ihnen die hohen Blutzuckerwerte Energie raubten.

Im Spiegel der anderen wurde sie als launisch empfunden. Obwohl sie erst 48 Jahre alt war, schob sie alles aufs Alter und dachte nicht weiter darüber nach. So geht es vielen. Wenn sie dann irgendwann erfahren, dass sie an Typ 2 Diabetes erkrankt sind, trifft es sie wie ein Schock.

Warnsignale: Die vielen Teile eines komplexen Puzzles

Wissen Sie noch, wie Ihnen zumute war, als Sie die Diagnose erfuhren? Oder wie war es bei Ihrer Frau, Ihrem Mann, bei Freunden oder Angehörigen?

Im Rückblick sieht man doch so manches, was im Alltag völlig untergegangen war. Dazu gehören beispielsweise „ganz normale Störungen" wie Müdigkeit, Juckreiz und schlecht heilende Wunden. Auch der vermehrte Durst, die vielen nächtlichen Toilettengänge und die höhere Infektanfälligkeit können Alarmsignale sein, die mit dem hohen Blutzucker zusammenhängen.

TYPISCHE BESCHWERDEN BEI HOHEM BLUTZUCKER:

- Abgeschlagenheit und Müdigkeit
- Starker Durst und Mundtrockenheit
- Häufiges Wasserlassen, insbesondere nachts
- Trockene Haut und Juckreiz
- Schlecht heilende Wunden, Pilzbefall
- Erhöhte Infektanfälligkeit, häufige Erkältungen
- Kribbeln oder Gefühllosigkeit in den Beinen
- Verschlechtertes Sehen

Wem einige dieser Beschwerden durchaus vertraut sind, sollte der Sache auf den Grund gehen. Am besten anhand eines gezielten Fragebogens, so wie er hier abgedruckt ist (siehe Seite 34). Solch ein Gesundheitscheck ist in jedem Fall empfehlenswert. Auch wenn Sie noch keine der oben genannten Beschwerden haben, kann in der Auswertung das Diabetesrisiko der nächsten Jahre eingeschätzt werden.

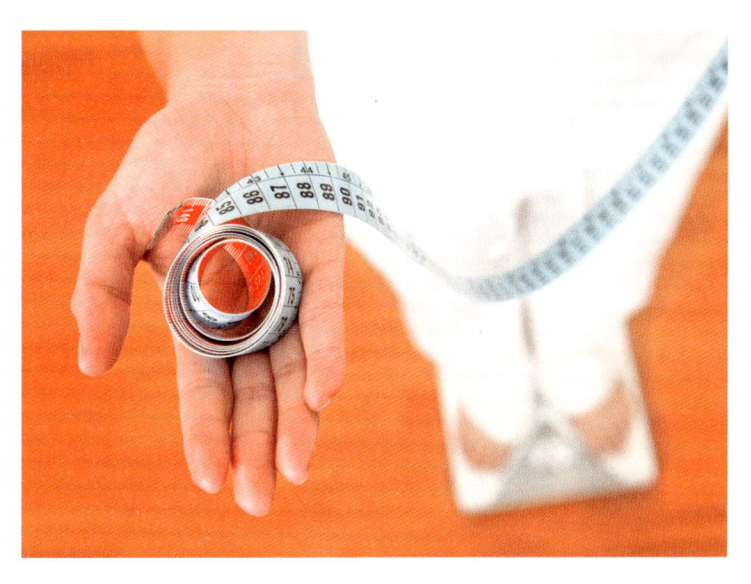

Das Körpergewicht allein sagt noch nicht viel aus. BMI und Bauchumfang sind entscheidend.

TESTEN SIE IHR DIABETESRISIKO

Wenn Sie erfahren wollen, wie hoch die Wahrscheinlichkeit ist, in den nächsten Jahren an Typ 2 Diabetes zu erkranken, brauchen Sie dafür keine Glaskugel. Der Blick in die Zukunft kostet nicht einmal Geld. Nur fünf Minuten Zeit. So lange dauert es etwa, bis Sie die Fragen des folgenden Tests beantwortet haben.

Danach können Sie die Antwortpunkte zusammenzählen und haben schon Ihr persönliches Diabetesrisiko, ganz ohne Labortest. Dieser Diabetes-Risiko-Test wurde vom Deutschen Institut für Ernährungsforschung in Potsdam-Rehbrücke (DIfE) erstellt und basiert schwerpunktmäßig auf Risiken, die ein bestimmtes Konsumverhalten mit sich bringt.

So geht es dabei auch um Rauchen, Alkohol und Kaffeetrinken. Sie haben richtig gelesen: Es geht auch um Kaffee. Wissenschaftliche Untersuchungen haben nämlich einen Zusammenhang zwischen Kaffeekonsum und Diabetes ausgemacht: Wer täglich zwei bis fünf Tassen Kaffee trinkt, könnte damit sogar sein Diabetes-

risiko mindern. Zumindest theoretisch. Wie viel das am Ende wirklich bringt, vermag niemand zu beantworten.

Ein zweiter Test (findrisk, z. B. unter diabetes-risiko.de/diabetes-findrisk.html) setzt andere Schwerpunkte, indem er beispielsweise danach fragt, ob andere Familienmitglieder bereits an Diabetes erkrankt sind. Bevor Sie bei diesem Test loslegen können, müssen Sie allerdings Ihren Body-Mass-Index (BMI) ausrechnen. Das ist ganz einfach, wenn Sie Ihre Größe und Ihr Gewicht wissen.

Wie hoch ist mein BMI?

Die Beurteilung, ob wir zu dick oder zu dünn sind, hängt nicht allein von unserem Körpergewicht ab. Schließlich spielt auch die Größe eine Rolle.

Deshalb hieß es früher:
Körpergröße in Zentimeter minus 100 = Normgewicht.
Von dieser sogenannten Broca-Regel ist man heute ganz abgekommen. Aussage-

INFO **DEUTSCHER DIABETES-RISIKO-TEST®**

Alter

Wie alt sind Sie in Jahren?

<35	0 Punkte	50–54	7 Punkte
35–39	1 Punkt	55–59	9 Punkte
40–44	3 Punkte	60–64	11 Punkte
45–49	5 Punkte	65–70	13 Punkte

Körperliche Aktivitäten

Sind Sie pro Woche mindestens 5 Stunden aktiv?

(z.B. Sport, Gartenarbeit, Rad fahren)

nein	1 Punkt	ja	0 Punkte

Bluthochdruck

Wurde bei Ihnen schon einmal ein Bluthochdruck festgestellt?

nein	0 Punkte	ja	5 Punkte

Vollkornbrotverzehr

Wie viele Scheiben Vollkornbrot essen Sie am Tag?

0	5 Punkte	3	2 Punkte
1	4 Punkte	4	1 Punkt
2	3 Punkte	>4	0 Punkte

Fleischkonsum

Wie oft essen Sie Rind-, Schweine- oder Lammfleisch (keine Wurstwaren)?

Nie oder sehr selten	0 Punkte
1–2 mal je Woche	1 Punkte
3–4 mal je Woche	2 Punkte
5–6 mal je Woche	4 Punkte
Täglich	5 Punkte
Mehrmals täglich	8 Punkte

Kaffee

Wie viele Tassen Kaffee trinken Sie am Tag?

0–1	2 Punkte
2–5	1 Punkt
>5	0 Punkte

Quelle: Deutsches Institut für Ernährungsforschung Potsdam-Rehbrücke (DIfE)

Rauchen

Welchen Raucherstatus haben Sie?

Ich habe nie geraucht	0 Punkte
Ich habe mal durchschnittlich weniger als 20 Zigaretten am Tag geraucht	0 Punkte
Ich habe mal durchschnittlich 20 Zigaretten oder mehr am Tag geraucht	3 Punkte
Ich rauche durchschnittlich weniger als 20 Zigaretten am Tag	0 Punkte
Ich rauche durchschnittlich 20 Zigaretten oder mehr am Tag	6 Punkte

Alkohol

Wie viele Gläser alkoholischer Getränke trinken Sie am Tag?

Ich trinke keinen oder nur gelegentlich Alkohol	2 Punkte
1–4	0 Punkte
>4	2 Punkte

Körpergröße

Wie groß sind Sie in Zentimetern?

<152	11 Punkte
152–159	9 Punkte
160–167	7 Punkte
168–175	5 Punkte
176–183	3 Punkte
184–191	1 Punkte
≥192	0 Punkte

Taillenumfang

Wie groß ist Ihr Taillenumfang in Zentimetern?

<75	0 Punkte	100–104	24 Punkte
75–79	4 Punkte	105–109	28 Punkte
80–84	8 Punkte	110–114	32 Punkte
85–89	12 Punkte	115–119	36 Punkte
90–94	16 Punkte	≥120	40 Punkte
95–99	20 Punkte		

Addieren Sie alle Punkte. Auf der Folgeseite lesen Sie die Auswertung.

SUMME   Punkte

INFO   AUSWERTUNG

0–29 Punkte
Ihr Diabetes-Risiko ist niedrig.
Weniger als eine von 100 Personen mit
den von Ihnen gemachten Angaben
wird innerhalb der nächsten 5 Jahre an
einem Typ 2 Diabetes erkranken.

30–39 Punkte
Ihr Diabetes-Risiko ist noch niedrig.
Ca. 2 von 100 Personen mit den von
Ihnen gemachten Angaben werden
innerhalb der nächsten 5 Jahre an
einem Typ 2 Diabetes erkranken.

40–49 Punkte
Ihr Diabetes-Risiko ist erhöht.
Ca. 5 von 100 Personen mit den von
Ihnen gemachten Angaben werden
innerhalb der nächsten 5 Jahre an
einem Typ 2 Diabetes erkranken.
Um Ihr Diabetes-Risiko genau zu be-
stimmen, können Sie einen Blutzucker-

test in Ihrer Apotheke machen. Sie
können auch mit Ihrem Arzt über Ihr
Diabetes-Risiko sprechen.

50–59 Punkte
Ihr Diabetes-Risiko ist hoch.
Ca. 10 von 100 Personen mit den von
Ihnen gemachten Angaben werden
innerhalb der nächsten 5 Jahre an ei-
nem Typ 2 Diabetes erkranken.
Sie sollten einen Blutzuckertest in Ihrer
Apotheke machen oder sich von Ihrem
Arzt untersuchen lassen. Es ist nicht
auszuschließen, dass Sie bereits Diabe-
tes haben.

über 59 Punkte
Ihr Diabetes-Risiko ist sehr hoch.
Sie sollten auf jeden Fall Ihren Arzt
aufsuchen. Möglicherweise haben Sie
bereits Diabetes.

kräftiger ist der Körpermassenindex.
Er wird international als Body-Mass-Index
(BMI) bezeichnet. Auch er bezieht Ge-
wicht und Körpergröße mit ein.
Der BMI wird nach folgender Formel be-
rechnet:

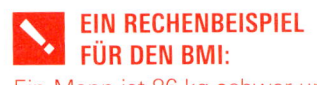

**EIN RECHENBEISPIEL
FÜR DEN BMI:**
Ein Mann ist 86 kg schwer und 1,75 m
groß.
So berechnet man seinen BMI:
    86 kg geteilt durch
    (1,75 m x 1,75 m) ≈ 28 kg/m²
Da Werte bis 25 kg/m² als normalgewich-
tig gelten, hat er Übergewicht.

$$BMI = \frac{\text{Gewicht in kg}}{(\text{Größe in m}) \times (\text{Größe in m})}$$

■ BMI

Größe (cm)

Gewicht (kg)	154	156	158	160	162	164	166	168	170	172	174	176	178	180	182	184	186	188	190	192	194	196
60	25	24	24	23	23	22	22	21	21	20	20	19	19	18	18	17	17	17	16	16	16	15
62	26	26	25	24	24	23	22	22	21	21	20	20	19	19	19	18	18	17	17	16	16	16
64	27	26	26	25	24	24	23	22	22	22	21	21	20	19	19	19	18	18	17	17	17	16
66	28	27	26	26	25	24	24	23	23	22	22	21	21	20	20	19	19	18	18	17	17	17
68	29	28	27	26	26	25	25	24	23	23	22	22	21	21	20	20	19	19	19	18	18	17
70	30	29	28	27	27	26	25	25	24	24	23	23	22	21	21	20	20	20	19	18	18	18
72	30	30	29	28	27	27	26	25	25	24	24	23	23	22	22	21	20	20	20	19	19	18
74	31	30	30	29	28	27	27	26	26	25	24	24	23	23	22	22	21	21	20	20	20	19
76	32	31	30	30	29	28	27	27	26	26	25	24	24	23	23	22	22	21	21	20	20	20
78	33	32	31	30	30	29	28	27	27	26	26	25	24	24	23	23	22	22	21	21	21	20
80	34	33	32	31	30	30	29	28	27	27	26	26	25	24	24	23	23	22	22	22	21	21
82	35	34	33	32	31	30	30	29	28	27	27	26	26	25	25	24	23	23	22	22	22	21
84	35	35	34	33	32	31	30	30	29	28	28	27	26	26	25	25	24	23	23	22	22	22
86	36	35	34	34	33	32	31	30	30	29	28	28	27	26	26	25	25	24	23	23	23	22
88	37	36	35	34	33	32	31	30	30	29	28	28	27	26	26	25	25	24	23	23	23	22
90	38	37	36	35	34	33	33	32	31	30	30	29	28	28	27	26	26	25	25	24	24	23
92	39	38	37	36	35	34	33	33	32	31	30	30	29	28	28	27	26	26	25	25	24	24
94	40	39	38	37	36	35	34	33	32	32	31	30	30	29	28	28	27	26	26	25	25	24
96	41	40	38	38	37	36	35	34	33	32	32	31	30	30	29	28	28	27	26	26	25	25
98	41	40	39	38	37	36	35	35	34	33	32	32	31	30	30	29	28	28	27	26	26	25
100	42	41	40	39	38	37	36	35	35	34	33	32	32	31	30	29	29	28	28	27	26	26
102	43	42	41	40	39	38	37	36	35	34	34	33	32	31	31	30	29	29	28	27	27	26
104	44	43	42	41	40	39	38	37	36	35	34	34	33	32	31	31	30	29	29	28	28	27
106	45	44	42	41	41	39	38	38	37	36	35	34	33	33	32	31	31	30	29	29	28	28
108	46	44	43	42	41	40	39	38	37	36	36	35	34	33	33	32	31	31	30	29	29	28
110	46	45	44	43	42	41	40	39	38	37	36	35	35	34	33	32	32	31	31	30	29	29

■ Normalgewicht:	BMI 18,5 – 24,9 kg/m²
■ Übergewicht:	BMI 25,0 – 29,9 kg/m²
■ leichte Adipositas:	BMI 30,0 – 34,9 kg/m²
■ schwere Adipositas:	BMI 35,0 – 39,9 kg/m²
■ krankhafte (morbide) Adipositas:	BMI über 40 kg/m²

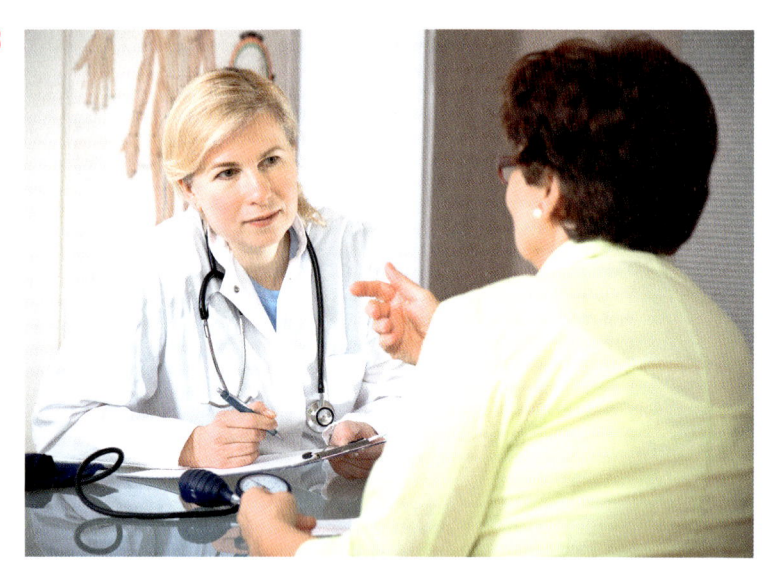

Was die Werte des Body-Mass-Index im Einzelnen bedeuten und was man darüber hinaus berücksichtigen sollte, erfahren Sie auf Seite 77. Hier geht es erst einmal darum, dass Sie selbst den Gesundheitsfragebogen ausfüllen können, um Ihr Diabetesrisiko der nächsten Jahre festzustellen.

Einen schnellen Wert erhalten Sie aus der abgebildeten BMI-Tabelle (siehe Seite 37). Ihr BMI liegt im Schnittpunkt von Körpergröße und Gewicht. Alternativ können Sie Ihren BMI im Internet berechnen lassen. Dort gibt es zahlreiche Programme, bei denen Sie lediglich Ihr Gewicht und Ihre Größe eingeben und schnell Ihren Wert ablesen können. – Sobald Sie den BMI kennen, kann es losgehen. Das Ausfüllen des Fragebogens ist ein Kinderspiel.

Wenn sich in einem Test gezeigt hat, dass Sie ein erhöhtes Diabetesrisiko oder vielleicht sogar schon Typ 2 Diabetes haben, sollten Sie sich dringend untersuchen lassen. Jetzt ist es wichtig, erst einmal einen Blutzuckertest machen zu lassen. Wie er durchgeführt wird und was zu beachten ist, erfahren Sie im Folgenden.

HABE ICH TYP 2 DIABETES ODER EINE VORSTUFE?

Ob Sie bereits an Typ 2 Diabetes erkrankt sind, kann recht schnell mit einem Bluttest geklärt werden. Doch verlassen Sie sich keinesfalls auf die Messung eines Freundes, der zufällig über ein Blutzuckermessgerät zur Selbstkontrolle verfügt. Wenn die Messung fehlerhaft durchgeführt würde, könnten Sie sich in falscher Sicherheit wiegen oder würden unnötig erschrecken. Außerdem sind diese Kleingeräte für die Diagnostik nicht präzise genug. Deshalb ist nur ein Wert, den Ihr Arzt im Labor bestimmen lässt, ausreichend zuverlässig.

Wer sollte sich beim Arzt testen lassen?

Grundsätzlich kann sich jeder testen lassen, der wissen will, ob er Diabetes hat oder nicht. Nach den Empfehlungen der Deutschen Diabetes-Gesellschaft sollten Hausärzte alle Patienten über 45 Jahre

Ob Sie an Diabetes erkrankt sind, können Sie in der Hausarztpraxis klären lassen. Je früher, desto besser. Nur wenn Sie Bescheid wissen, können Sie etwas dagegen tun und Ihre Gesundheit erhalten.

routinemäßig auf Typ 2 Diabetes testen. Und zwar alle drei Jahre. Wenn Sie Diabetesrisiken aufweisen, lassen Sie sich lieber jährlich testen, ganz egal wie alt sie sind.

Erhöhtes Risiko

Ein erhöhtes Diabetesrisiko besteht immer dann,
- wenn ein Verwandter ersten Grades, also Eltern oder Geschwister, bereits an Typ 2 Diabetes erkrankt ist
- wenn Sie übergewichtig und körperlich kaum aktiv sind
- wenn Bluthochdruck ($\geq$140 /90 mmHg) und Fettstoffwechselstörungen vorliegen
- wenn Sie während einer Schwangerschaft bereits Typ 2 Diabetes hatten oder Ihr Neugeborenes über 4000 g wog
- wenn frühere Blutzuckermessungen mal an der Grenze oder darüber lagen
- wenn Sie Augen- und/oder Nierenerkrankungen haben.

INFO **So wird Typ 2 Diabetes diagnostiziert**

Typ 2 Diabetes liegt vor, wenn der Blutzucker morgens im Nüchternzustand mindestens 126 mg/dl (7 mmol/l) beträgt. Zur Sicherheit muss eine zweite Messung den erhöhten Blutzuckerwert bestätigen. Für die Messung genügt jeweils ein Bluttröpfchen aus der Fingerkuppe.
Alternativ dazu gelten Werte über 200 mg/dl (11,1 mmol/l), die während des Tages spontan gemessen wurden und sich bei einer weiteren Messung bestätigen lassen, ebenfalls als Diagnosebeweis.
Als dritte Möglichkeit gibt es den Zuckerbelastungstest. Wenn damit der Blutzucker zwei Stunden nach der Zuckerbelastung (siehe unten) noch über 200 mg/dl (11,1 mmol/l) liegt, besteht Typ 2 Diabetes.
Definition für die Diagnose von Typ 2 Diabetes nach der Deutschen Diabetes-Gesellschaft.

BEWERTUNG DES ZUCKERBELASTUNGSTESTS (ORALER GLUKOSETOLERANZTEST)

Blutzuckerwert nach 2 Std.	Diagnose
zwischen 140 mg/dl und 200 mg/dl ($\geq$7,8 mmol/l und 11,1 mmol/l)	Gestörte Glukosetoleranz oder Prädiabetes
mindestens 200 mg/dl ($\geq$11,1 mmol/l)	Typ 2 Diabetes

Quelle: Leitlinien der Deutschen Diabetes-Gesellschaft

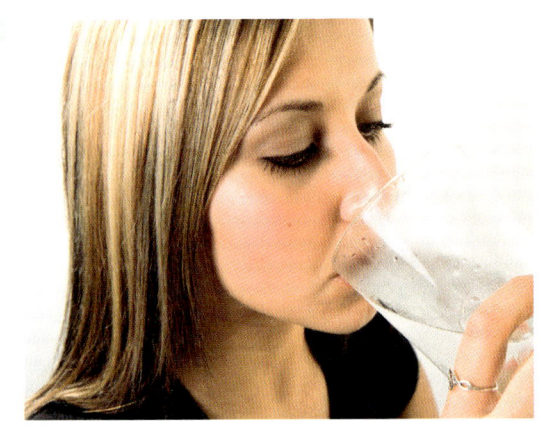

Da unsere Blutzuckerwerte über den gesamten Tag hinweg immens schwanken (siehe auch Abbildung Seite 56, Kapitel „Die richtige Einstellung"), spielt der Zeitpunkt einer Blutzuckermessung eine entscheidende Rolle.

Man orientiert sich bei der Beurteilung der Messergebnisse an den Werten von stoffwechselgesunden Menschen: Bei ihnen liegt der Blutzuckerwert nüchtern unter 100 mg/dl und steigt nach dem Essen nicht über 140 mg/dl.

Bei Diabetikern hingegen geht die Schere der Blutzuckerwerte vor und nach dem Essen sehr viel weiter auseinander.

Ohne Behandlung steigt der Blutzuckerwert nach dem Essen schnell auf weit über 200 mg/dl (11,1 mmol/l).

INTERVIEW   Diabetes ist mehr als „ein bisschen Zucker"

„Schon als Kind ärgerte es mich, dass Menschen so wenig über Diabetes wissen", erklärt Helga Uphoff. Sie hat seit ihrem elften Lebensjahr Typ 1 Diabetes und musste gleich Insulin spritzen. Ganz anders ist es, wenn die Funktion der Bauchspeicheldrüse langsam nachlässt, also bei Typ 2 Diabetes. „Dann spüren viele die erhöhten Blutzuckerwerte gar nicht und nehmen sie auch nicht ernst", erfährt die Pharmazeutisch-Technische Assistentin bei ihren vielen Gesprächen in der Apotheke.

Warum sollte Typ 2 Diabetes „ernst genommen" werden?

Diabetes kann schon in der Frühphase die Gefäße zerstören und dadurch das Risiko für Herzinfarkt- und Schlaganfallrisiko deutlich erhöhen. Doch glaubt dies kaum jemand, weil Diabetes lange nicht wehtut. Anders ist dies bei hohen Cholesterin- und Blutdruckwerten. Man spürt sie auch nicht, doch fürchtet jeder Herz-Kreislauf-Erkrankungen. Dass beides oft mit einem Typ 2 Diabetes einhergeht, ist den wenigsten klar. Häufig wird Diabetes erst nach einem Herzinfarkt auf der Intensivstation entdeckt.

Sind denn hohe Blutzuckerwerte gar nicht wahrnehmbar?

Wer sich oft schlapp und müde fühlt, sollte dies nicht gleich aufs Alter schieben. Auch hohe Blutzuckerwerte können dafür die Ursache sein. Doch wird es den meisten erst bewusst, wenn sie wieder bessere Werte haben.

Leider gibt es einzelne Ärzte, die bei Patienten mit erhöhten Blutzuckerwer-

Ein besonders zuverlässiger Test zur Früherkennung des Diabetes ist der Zuckerbelastungstest. Dazu trinken Sie eine bestimmte Zuckermenge. Der Blutzuckermesswert zwei Stunden danach zeigt, wie gut Ihr Körper mit der süßen Herausforderung fertig geworden ist.

Wie wird ein Zuckerbelastungstest durchgeführt?

Der Zuckerbelastungstest ist eine zeitaufwendigere, aber besonders exakte Methode für die Testung des Diabetes. Fachleute nennen ihn oralen Glukosetoleranztest (OGTT). Dazu trinkt man morgens nüchtern ein großes Glas Zuckerlösung. Genauer gesagt: Es sind 300 ml Wasser, in dem 75 g Traubenzucker gelöst sind. Der Test ist standardisiert und wird in der Arztpraxis durchgeführt. Der Blutzucker wird vorher sowie zwei Stunden nach dem Trinken der süßen Testlösung gemessen. Während dieser Zeit darf man natürlich nichts essen oder trinken und sich körperlich nicht anstrengen, weil dies das Ergebnis verfälschen würde.

Steht die Ampel auf Gelb oder Rot?

Der Zuckerbelastungstest ist vor allem dann sinnvoll, wenn bei Ihnen schon eine Stoffwechselstörung vorliegt, aber die Werte mal höher und mal niedriger liegen. Schließlich ist es ja nicht so, dass man von einem Tag auf den anderen zum Dia-

ten nicht aktiv genug werden. Sie raten dann Frauen, mal ein Stück Kuchen weniger zu essen, Männern, ein paar Biere weniger zu trinken. Beide sollten sich natürlich mehr bewegen. Dies ist allerdings selten ausreichend, um die Werte wieder ins Lot zu bringen. Patienten sollten selbst aktiv werden, sich informieren und für eine gute Behandlung stark machen.

Womit kämpfen Menschen mit Diabetes am meisten?

Viele verstehen nicht, dass diese Erkrankung viel Aufmerksamkeit erfordert. Gesunde Ernährung und Bewegung sind die Schlüssel für mehr Lebensqualität. Und mit jedem Pfund weniger wächst das Selbstvertrauen. Wenn Diabetiker sich ein Stück Torte gönnen, sollten sie es sich verdienen. Dafür können sie beispielsweise um den Block laufen, so stramm es eben geht. Selbst mit Rheuma, Arthrose und kaputtem Knie kann jeder durch Bewegung noch Energie verbrauchen. Ohne eine gesunde Ernährung und ausreichend Bewegung sinkt die Lebensqualität, wird der Radius immer kleiner und die Enkelkinder bleiben weg, weil sie nicht mehr mit den Großeltern Ball spielen können.

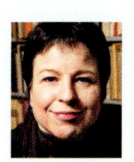

Helga Uphoff

BILD 1: Körperliche Aktivität ist ein Schlüssel im Diabetesmanagement. In kleinen Gruppen locker lernen, so geht es in modernen Diabetesschulungen. **BILD 2**: Der Austausch mit anderen motiviert und hilft bei der Umsetzung in die tägliche Praxis.

betiker wird. Bis zum Typ 2 Diabetes kann es viele Jahre dauern. Doch zeigen Untersuchungen, dass die Gesundheit sehr frühzeitig Schaden nimmt. Also schon, wenn der Zweistundenwert des Zuckerbelastungstests über 140 mg/dl (7,8 mmol/l) liegt, soweit noch weitere Risikofaktoren hinzukommen. In der Medizin wird diese Phase gestörte Glukosetoleranz oder Prädiabetes genannt. Im Verkehr würde man diese Vorstufe des Diabetes mit einer gelben Ampel vergleichen, die zum Bremsen auffordert. Rot zeigt die Ampel, wenn der Blutzuckerwert zwei Stunden nach dem Trinken der Zuckerlösung über 200 mg/dl (11 mmol/l) liegt. Denn das bedeutet Typ 2 Diabetes. – Spätestens hier wird die Ampel zum Stoppsignal.

Doch gibt es auf der persönlichen Gesundheitsstraße weder eine Polizei noch eine Straßenverkehrsordnung. Es ist allein Ihre Entscheidung, ob Sie den Befund ernst nehmen und innehalten oder ihn ignorieren wollen.

Glücklich ist, wer Bescheid weiß

Bitte halten Sie lieber inne. Es geht um Ihre Gesundheit in den nächsten Jahren. Da Ampeln den Verkehr an Kreuzungen regeln, ist es genau der richtige Punkt, um sich für einen anderen Weg zu entscheiden. Kleine Richtungsänderungen genügen schon, um ganz woanders hin zu kommen.

Wenn Ihr Zuckerbelastungstest das Ergebnis brachte, dass bei Ihnen bisher nur ein Prädiabetes, also die Vorstufe des Typ 2 Diabetes, besteht, so haben Sie Glück gehabt. Denn nur wenige Menschen erfahren rechtzeitig davon. Umso mehr sollten Sie dieses Wissen für sich nutzen. Denn jetzt ist es noch Zeit, den vollen Ausbruch der Erkrankung zu verhindern.

Das kann Ihnen schon dadurch gelingen, dass Sie sich mehr bewegen, gesünder essen und drei oder vier Kilo abnehmen, falls Sie zu viel Gewicht mit sich rumschleppen. Unser Stoffwechsel reagiert erfreulicherweise sehr schnell auf ei-

TIPP   **Wer ist der Champion?**

Eine besonders spielerische Art des Lernens bietet das Ernährungsspiel „Guten Appetit!" des Medias 2 Schulungsprogramms. Bei diesem Tischspiel haben diejenigen Spieler die besten Gewinnchancen, die beispielsweise die richtigen Lebensmittel auswählen, um Fett oder Kalorien einzusparen. Das Ernährungsspiel mit den vielen Tellern begeistert große und kleine Gruppen. Denn damit lernt man schnell, fettreduzierte Mahlzeiten zusammenzustellen und den Kaloriengehalt einzuschätzen. Champion ist, wer mit leckeren Menüs Gewicht abnimmt.

Von der Theorie ist es dann nur ein kleiner Schritt in den Alltag! Weitere Schulungen siehe Tabelle Seite 50.

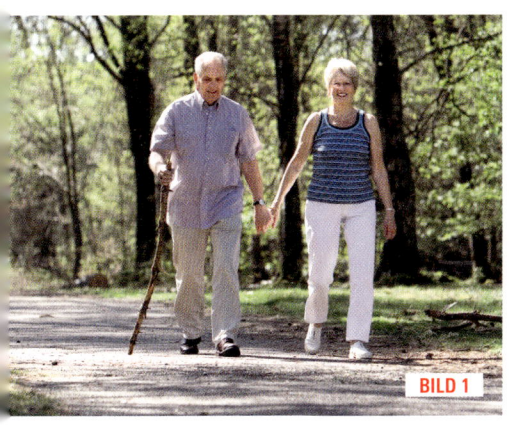

BILD 1

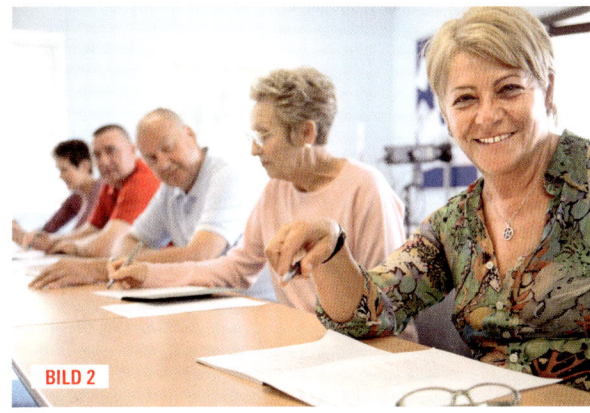

BILD 2

ne veränderte Ernährungssituation und stellt sich um. Deshalb braucht man gar nicht so viel abzunehmen wie die meisten befürchten (siehe Seite 79). Das gilt auch für die körperliche Aktivität. Um Diabetes zu verhindern, müssen Sie weder Marathon laufen noch Dauergast im Fitnessstudio werden. Regelmäßiges Spazierengehen, Treppensteigen oder Radfahren haben bereits messbare Auswirkungen auf Stoffwechsel und Wohlbefinden.

Wenn Sie diese Kurve kriegen, gehören Sie mit hoher Wahrscheinlichkeit zu den 50 Prozent, die nicht zuckerkrank werden. Im Allgemeinen geht man nämlich davon aus, dass von 100 Menschen mit gestörter Glukosetoleranz bis zu 50 innerhalb

der nächsten zehn Jahre an Typ 2 Diabetes erkranken, 50 aber gesund bleiben.

Wo informiere ich mich?

Am Anfang erscheint vieles neu und kompliziert. Doch schon bald wird es zur Routine. Wie beim Autofahren, wo auch jede Menge Informationen zu verarbeiten sind. Nach kurzer Zeit läuft es quasi automatisch. Sie werden sehen, so wird es Ihnen auch mit Ihrem Diabetes gehen. Kaum eine andere Erkrankung ist so gut selbst zu steuern. Ihnen wird schnell klar, auf was es ankommt und warum Sie sich mit diesem oder jenem besser oder schlechter fühlen. Mit Tabletten allein ist dies auf Dauer nicht zu schaffen.

DIE SCHULUNG IST IHRE DIABETESFAHRSCHULE

Optimal wäre es, wenn Sie gleich nach der Diagnose an einer Diabetesschulung teilnehmen könnten. Je früher, desto besser. Falls Sie jetzt zögern, haben Sie sich vielleicht von der altmodischen Bezeichnung „Schulung" abschrecken lassen. Sie werden staunen: Moderne Schulungen sind Kurse in kleinen Gruppen und ganz anders als früher. Weder stundenlange Vorträge, noch Noten warten dort auf Sie.

Kein Pauken im alten Stil

In modernen Schulungen geht es um Erfahrung und nicht ums Pauken. Die Theorie ist auf das Notwendigste beschränkt. Kurz und bündig. Entscheidend ist, wie Sie das Wissen über Typ 2 Diabetes auf die eigene Lebenssituation übertragen. Schließlich geht es darum, Diabetes im Alltag in den Griff zu bekommen. Es geht ums Essen und Kochen, um Bewegung

INTERVIEW   Schulung am runden Tisch

Wie anders Diabetesschulungen heute ablaufen können, zeigt ein Konzept, bei dem alle Teilnehmer um eine „Gesprächslandkarte" am Tisch sitzen. Darauf ist bildhaft erklärt, was bei Diabetes im Körper vorgeht.
Vieles erklären sich die Teilnehmer gegenseitig. „Man steht auch mal auf und geht auf die andere Seite der Landkarte. Es aktiviert und macht die Schulung lebendig", erklärt Ernährungswissenschaftlerin und Diabetesberaterin Evelyn Langer aus Münster.

Was ist das Besondere an dieser Art der Schulung?
Sie ist ideal zum Auffrischen von Kenntnissen. Den meisten Betroffenen fehlt es ja nicht an theoretischem Wissen, sondern an der Fähigkeit, das Erlernte in die Praxis umzusetzen.
Bei einer „Gesprächslandkarte" zieht man Fragekarten und geht damit die einzelnen Wissensstationen durch. Prinzipiell passt das Programm für alle Schulungsgruppen, jeden Alters und jeden Diabetes-Typs, weil man bestimmte Kartenteile auswählen kann. Optimal sind Gruppen von fünf bis maximal acht Personen.

Ufert der Erfahrungsaustausch in der Gruppe nicht leicht aus?
Dieses Risiko, dass Gespräche zu sehr ausufern könnten, besteht in jeder Schulung. Doch ist es hier sogar geringer, weil man als Moderator mit einem Hinweis auf ein Bild oder durch Ziehen eines Kärtchens schneller wieder zum Thema zurückkommen kann.

Welches Feedback haben Sie von den Teilnehmern zu dem neuen Schulungskonzept am runden Tisch erhalten?
Ausgesprochen gut. Da die Patienten so aktiv werden, dass sie anfangen zu erzählen, erfahre ich eher, wo die eigentlichen Probleme im Alltag liegen, und kann viel intensiver auf die individuellen Bedürfnisse und Schwierigkeiten eingehen.
Oft höre ich von Teilnehmern, dass sie viele Zusammenhänge jetzt erst verstanden hätten. Menschen mit Diabetes haben ja oft schon eine Menge Wissen, doch fehlt Ihnen das Verständnis für die Zusammenhänge. Da die Gesprächskarte die ganze Zeit auf dem Tisch liegen bleibt, haben alle genug Zeit, um sich die Zusammenhänge bildhaft einzuprägen.

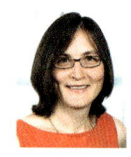

Evelyn Langer

und Reisen, um Alkohol und Feiern, um Messen und Spritzen. Je nachdem, was Sie persönlich brauchen.

Einfach mal ausprobieren

Viele Menschen erleben in der Schulung einen regelrechten Motivationsschub. Die Berichte anderer spornen an, ebenfalls Neues auszuprobieren. Dadurch kommen selbst liebgewonnene Gewohnheiten auf den Prüfstand. Anhand von Checklisten kann man sein Verhalten selbst systematisch unter die Lupe nehmen. Da kommt man manchen schlechten Angewohnheiten auf die Schliche.

Hilfreich ist es, die geplanten Änderungen gleich in der Schulung mit den Trainern zu besprechen und gemeinsam nach gangbaren Wegen zu suchen. Die Beratungsprofis können genau dazu praktische Tipps geben und Tricks verraten. Kleine Schritte sind am nachhaltigsten, vor allem beim Abnehmen.

Sowohl beim Spiel als auch in den übrigen Schulungsstunden steht der Erfahrungsaustausch ganz oben. Wer Diabetes hat, ist nicht allein. Schließlich gibt es in Deutschland etwa acht Millionen Diabetiker. Diabetes ist kein Makel, sondern eine Chance, vieles in seinem Leben neu zu

INFO **Schulung auf Türkisch**

In der Altersgruppe der Über-55-Jährigen sind stärker Menschen mit ausländischer Staatsangehörigkeit von Diabetes betroffen als Deutsche. Die meisten stammen aus der Türkei. Nur wenige haben an einer Diabetesschulung teilgenommen, viele sind hinsichtlich HbA1c-Wert und Blutdruck recht schlecht eingestellt. Das birgt ein hohes Risiko für Diabetesfolgeerkrankungen. Deshalb ist die Teilnahme an einer Schulung unbedingt ratsam.
Wer Angst vor Sprachproblemen oder Verständnisschwierigkeiten hat, kann an türkischsprachigen Schulungen, die beispielsweise für die Medias-Programme angeboten werden, teilnehmen. Auch die Patientenbücher stehen teil-

weise auf Türkisch zur Verfügung. Ein neues Schulungskonzept ist besonders auf den Alltag türkischstämmiger Migranten zugeschnitten: Es ist eine Gruppenschulung, bei der eine Diabetesberaterin/ein Berater anhand diabetesbezogener Abbildungen auf speziellen Gesprächslandkarten die Schulung in türkischer Sprache abhält. Man sitzt dazu wie beim Brettspiel rund um einen Tisch. Durch die bildhafte Vermittlung der Inhalte ist zudem Lesen nicht nötig.
Wenn Sie an einem solchen oder anderen Angeboten interessiert sind, fragen Sie bei Ihrem Arzt oder Ihrer Krankenkasse nach speziellen Angeboten in Ihrer Nähe (siehe auch Seite 201).

INTERVIEW   „Im Alltag müssen Diabetiker ihr eigener Arzt sein."

„Viele Untersuchungen zeigen, dass geschulte Diabetiker langfristig deutlich bessere Blutzucker- und Blutdruckwerte und weniger Folgekrankheiten haben. Wenn man die Zusammenhänge verstanden hat, fallen Abnehmen, regelmäßige körperliche Bewegung und Tabletteneinnahme einfach leichter", erklärt Professor Dr. Bernd Kulzer vom Forschungsinstitut der Diabetes Akademie Mergentheim. Hier beantwortet der Diplom-Psychologe und Schulungsexperte weitere Fragen rund um das Thema Schulung.

Wie wichtig ist eine Diabetesschulung und wann sollte man teilnehmen?

Die Diabetesschulung ist eine der wichtigsten Maßnahmen in der Behandlung. Zu Recht. Denn im Alltag ist jeder auf sich gestellt und muss die meisten Behandlungsmaßnahmen selbst umsetzen. Optimal ist eine Schulung gleich nach der Diagnose. Wenn es eine moderne, verhaltensorientierte Schulung ist, macht sie fit für den persönlichen Diabetesalltag.

Reicht eine Schulung?

Erfahrungsgemäß ist von einer einzigen Schulung kein lebenslanger Effekt zu erwarten. Nach einiger Zeit ist eine „Auffrischungsschulung" oder eine Schulung mit anderem Schwerpunkt notwendig. Dies gilt besonders dann, wenn Behandlungsumstellungen wie die Einstellung auf Insulin anstehen. Oder wenn diabetesbedingte Probleme wie Bluthochdruck, Augen-, Nerven-, Nierenerkrankungen aufgetreten sind. Im Laufe der Erkrankung stellen sich ja immer wieder neue Fragen, die geklärt werden müssen. Zum Glück haben wir eine Vielzahl spezieller Schulungsprogramme. Selbst das bessere Erkennen von Unterzuckerungen kann in einer speziellen Schulung trainiert werden.

Genügt es denn nicht, wenn mein Arzt die Theorie beherrscht? Ich will gar nicht so viel wissen?

Nein, das genügt leider nicht, obwohl es hilfreich ist, auch einen Arzt zu haben, der sich gut mit der Diabetesbehandlung auskennt. Im Alltag müssen Diabetiker allerdings ihr eigener Arzt sein.

Ob Sie es schaffen, abzunehmen, Ihr Essverhalten zu verändern, sich körperlich zu bewegen und Ihre Medikamente bedarfsgerecht einzunehmen, hängt ganz alleine von Ihnen ab. Und wenn Sie Insulin spritzen, müssen Sie tagtäglich die Menge der Kohlenhydrate selbst abschätzen. Die Insulindosis hängt vom Essen und Trinken ebenso ab wie von der körperlichen Bewegung und dem gemessenen Blutzuckerwert. Wie es geht, lernen Sie in der Schulung, Schritt für Schritt.

Wird die Schulung von der Krankenkasse bezahlt?

Wer in einem speziellen Behandlungsprogramm für Diabetiker – einem sogenannten Disease-Management-Programm (Abk. DMP) – eingeschrieben ist, hat das Recht, an einer Schulung teilzunehmen, die von der Krankenkasse bezahlt wird. Darin eingeschlossen sind nicht nur alle Schulungsunterlagen wie Bücher, Arbeitsmaterialien, sondern auch Hilfsmittel wie Ernährungstabellen oder Selbstkontrollhefte.

Wer nicht an einem solchen strukturierten Programm teilnimmt, sollte seinen Arzt fragen, ob die Schulung von der Krankenkasse bezahlt wird. In der Regel ist dies der Fall. Im Rahmen eines stationären Aufenthaltes in einem Krankenhaus oder einer Rehabilitationsklinik ist die Diabetesschulung in der Regel Bestandteil des Behandlungsangebotes und wird selbstverständlich von der Krankenkasse oder dem Rentenversicherungsträger finanziert.

Wie komme ich an die richtige Schulung für mich?

Am besten Sie fragen zuerst Ihren Hausarzt. Falls er nicht selbst Schulungen anbietet, sollte er Sie an eine diabetologische Schwerpunktpraxis oder einen Schulungsverein überweisen. In Krankenhäusern, Rehabilitationskliniken oder spezialisierten Diabeteskliniken werden Diabetiker geschult, bei denen die ambulante Behandlung nicht ausreicht. Auch die Krankenkassen wissen, wo Schulungen in Ihrer Nähe stattfinden.

Gibt es Qualitätsmerkmale für eine gute Schulung?

Schulungen sind umso erfolgreicher, je mehr sie auf die Teilnehmer eingehen. Ideal ist daher eine Gruppengröße von vier bis acht Personen. Da Typ 2 Diabetiker andere Herausforderungen als Typ 1 Diabetiker haben, sollte die Schulung getrennt erfolgen.

In einer guten Schulung geht es keineswegs nur um reines Wissen. Ganz nach dem Motto „Wenig Theorie, viel Praxis" sollte vieles praktisch eingeübt werden. Es geht vor allem darum, wie Sie Ihren Diabetesalltag am besten meistern.

Ein Abend reicht dafür natürlich nicht. Je nach Programm dauert eine solche Gruppenschulung zwischen vier und zwölf Doppelstunden mit jeweils 90 bis 120 Minuten. Je intensiver und länger eine Schulung ist, desto größer sind die langfristigen Erfolge im Hinblick auf die Veränderung von Lebensgewohnheiten, Gewicht und HbA1c-Wert. Gute Schulungsprogramme sind durch das Bundesversicherungsamt (BVA) und die Deutsche Diabetes-Gesellschaft (DDG) zertifiziert. Besonders kompetent wird

Schulung ist kein verbissenes Pauken. Selbst beim Fachsimpeln wird viel gelacht. Wenn Partner oder Angehörige einmal teilnehmen, sind sie oft erstaunt wie lebensnah und praktisch der Diabetesalltag hier diskutiert wird.

die Schulung von Kursleitern/innen durchgeführt, die hierfür eine spezielle Ausbildung gemacht haben. Diese Personen haben zusätzlich zu ihrer Berufsbezeichnung den Titel „Diabetesberater/in" oder „Diabetesassistent/in".

Die Arzthelferin meines Hausarztes war so nett und hat mir schon das Wichtigste erklärt. Genügt es?

Es ist gut, zu Beginn der Erkrankung oder bei Behandlungsumstellung in der Arztpraxis schon informiert zu werden. Selten ist es aber ausreichend, um für die tägliche Behandlung des Diabetes gut gerüstet zu sein. Es ist keineswegs ein Ersatz für eine Schulung.

Ich hatte schon immer Prüfungsstress. Werde ich dort getestet?

In Deutschland wird zwar oft der Begriff „Diabetesschulung" benutzt, trotzdem darf man sich einen Diabeteskurs nicht wie eine Schulveranstaltung vorstellen. Betrachten Sie den Kurs als ein Hilfsangebot, ganz ohne Stress und Zwang. Alle Teilnehmer lernen miteinander wie sie im Alltag gut mit Diabetes zurechtkommen können. Ohne Prüfungen. Ihre Wünsche und Bedürfnisse stehen im Vordergrund. Außerdem werden Sie sicher von dem Erfahrungsaustausch mit anderen Diabetikern profitieren.

Sollte ich meinen Partner oder meine Partnerin mitnehmen?

Ja. Ein Merkmal guter Schulungen ist, dass auch Partner oder Angehörige an der Schulung teilnehmen können. In einigen Schulungen gibt es hierfür spezielle Kursstunden, zu denen die Angehörigen eingeladen werden. Bei anderen können Partner an der gesamten Schulung teilnehmen.

Gibt es später noch Möglichkeiten, sein Wissen aktuell zu halten?

Sehr gute sogar. Dazu gehören spezielle Zeitschriften für Diabetiker. Sie informieren fundiert über neue Erkenntnisse rund um den Diabetes. Auch gibt es im Internet eine Reihe interessanter Webseiten, Foren oder Blogs zum Thema Diabetes. Sehr empfehlenswert ist die Teilnahme an einer Selbsthilfegruppe.

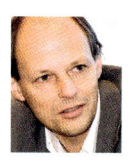

Professor
Dr. Bernd Kulzer

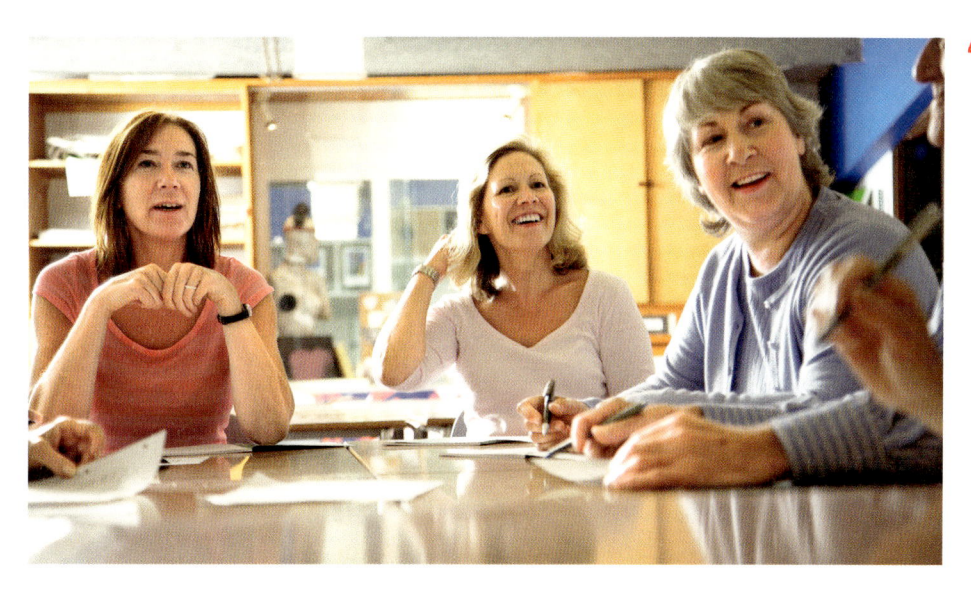

ordnen. Oft finden sich in der Schulung Menschen, mit denen Sie sich beispielsweise zum Wandern oder Nordic Walking verabreden können.

Die passende Schulung

Glücklicherweise hat die Diabetesschulung in Deutschland einen hohen Stellenwert. Da qualifizierte Schulungen von Menschen mit Diabetes zur Behandlung gehören, werden die Kosten von den Krankenkassen übernommen. Fragen Sie Ihren Arzt nach dem passenden Schulungsangebot für Sie. Gerade in den letzten Jahren sind hervorragende neue Schulungsprogramme entstanden, die auf die unterschiedlichen Bedürfnisse der Patienten abgestimmt sind.

So gibt es einige Schulungsangebote speziell für Menschen, die nach ihrer Diagnose Grundlagenwissen brauchen. Andere sind für Leute, die nach einer Behandlungsumstellung Neues lernen wollen. Beispielsweise bei einer Umstellung auf Insulin. Dann geht es in der Schulung um das richtige Spritzen, die Blutzuckerkontrolle und vieles mehr.

Weitere Schulungsangebote richten sich an Menschen mit speziellen Proble-

men. Dazu gehören Nierenerkrankungen, das diabetische Fußsyndrom, Sehstörungen, häufige Unterzuckerungen und Nervenerkrankungen (siehe Tabelle S. 50).

Damit es für alle Teilnehmer interessant und sinnvoll ist, sollten die unterschiedlichen Zielsetzungen der einzelnen Schulungsangebote beachtet werden.

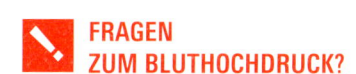

FRAGEN ZUM BLUTHOCHDRUCK?

Wenn Sie sich besonders um Ihren Bluthochdruck sorgen, können Sie an einem speziellen Schulungsprogramm teilnehmen. Sprechen Sie Ihren Arzt auf eine solche Möglichkeit an oder erkundigen Sie sich bei Ihrer Krankenkasse. Gezielte Antworten auf Ihre Fragen rund um den Bluthochdruck erhalten Sie am kostenlosen Herz-Kreislauf-Telefon der Deutschen Hochdruckliga: 06221/58 85 55, Mo. bis Fr. 9 bis 17 Uhr.

Wissen auffrischen lohnt sich

Wenn Ihre Schulung längere Zeit zurückliegt, könnte eine neuerliche Teilnahme sinnvoll sein. Zum einen haben Sie sicher schon manches vergessen, zum anderen gibt es eine Menge Neues über Diabetes.

ÜBERSICHT ÜBER SCHULUNGSPROGRAMME FÜR MENSCHEN MIT TYP 2 DIABETES

Schulungsprogramme für Menschen mit Typ 2 Diabetes	Beschreibung	Dauer
Nur Programme, die vom Bundesversicherungsamt (BVA) anerkannt sind, werden erstattet. Trotzdem gelten in Deshalb ist es wichtig, dass Sie sich vorher bei Ihrer Krankenkasse erkundigen, ob das gewünschte Programm		
Behandlungs- und Schulungsprogramm für Typ 2 Diabetiker, die nicht Insulin spritzen	Bei Typ 2 Diabetes, ohne Insulinbehandlung	4 Unterrichtseinheiten à 90 Min
Behandlungs- und Schulungsprogramm für Typ 2 Diabetiker, die Insulin spritzen (konventionelle T.)	Bei Typ 2 Diabetes, mit Insulinbehandlung	5 Unterrichtseinheiten à 90 Min
Behandlungs- und Schulungsprogramm für Typ 2 Diabetiker, die Normalinsulin spritzen	Bei Typ 2 Diabetes, mit einer Insulinbehandlung vor dem Essen	5 Unterrichtseinheiten à 90 Min (6 UE bei Verzögerungsinsulin)
MEDIAS 2 Basis: Mehr Diabetes Selbstmanagement für Typ 2 Diabetiker, die nicht Insulin spritzen (früher: Medias 2)	Bei Typ 2 Diabetes ohne Insulinbehandlung	12 Unterrichtseinheiten à 90 Min, (Kurzform: 8)
MEDIAS 2 ICT: Mehr Diabetes Selbstmanagement für Typ 2 Diabetiker mit einer intensivierten Insulinbehandlung (ICT)	Bei Typ 2 Diabetes mit angepasster Insulinbehandlung. Anschlussprogramm von Medias 2 Basis für Menschen, die variable Insulindosen spritzen	10 Unterrichtseinheiten à 90 Min
MEDIAS 2 CT: Mehr Diabetes Selbstmanagement für Typ 2 Diabetiker mit einer konventionellen Insulinbehandlung (CT)	Bei Typ 2 Diabetes mit Basal- oder Mischinsulinbehandlung. Anschlussprogramm von Medias 2 Basis für Menschen, die fixe Insulindosen spritzen	6 Unterrichtseinheiten à 90 Min
Diabetes & Verhalten, Schulungsprogramm für Menschen mit Typ 2 Diabetes, die Insulin spritzen	Bei Typ 2 Diabetes, mit Insulinbehandlung	5 Unterrichtseinheiten à 3 Stunden und geleitete Patientengespräche
LINDA: Lebensnah_interaktiv_neu_differenziert_aktivierend: Schulungsprogramm für Menschen mit Typ-1- oder Typ 2 Diabetes	Bei Typ 2 Diabetes und Typ 1 Diabetes (ohne und mit Insulinbehandlung)	Zahl der Unterrichtseinheiten variiert nach Diabetestyp, Behandlung und Abrechenbarkeit der Schulung
SGS: Schulung für ältere Menschen mit Typ 2 Diabetes und weiteren Erkrankungen	Kürzere Schulungseinheiten bei Typ 2 Diabetes und altersbedingten Schwierigkeiten	7 Unterrichtseinheiten à 45 Min
Spezifische Schulungsprogramme		
BARFUSS: Den Füßen zuliebe: Strukturiertes Behandlungs- und Schulungsprogramm für Menschen mit Diabetes und diabetischem Fußsyndrom	Risiko-Fußpatienten	3 Unterrichtseinheiten à 90 bis 120 Min.
Blutglukosewahrnehmungstraining für Typ 1 Diabetiker (BGAT) (deutsche Version des „Blood Glucose Awareness Training" von Cox et al.)	Vor allem bei Typ 1 Diabetes mit Unterzuckerungswahrnehmungsstörungen oder mit Unterzuckerungsangst	8 Unterrichtseinheiten à 90 Min.
HyPOS – Unterzuckerungen besser wahrnehmen, vermeiden und bewältigen. Strukturiertes Schulungs- und Behandlungsprogramm	Bei Diabetes, wenn unter Insulinbehandlung Unterzuckerungsprobleme bestehen	5 Unterrichtseinheiten à 90 bis 120 Min.
DiSko: wie Diabetiker zum Sport kommen - Ein Schulungsbaustein für andere Schulungsprogramme	Bewegungsprogramm. Bei Typ 2 Diabetes-Schulungen integrierbar	90 Min. mit Bewegungseinheit, Blutzucker- und Pulskontrolle vorher und nachher; Besprechung

Weitere Schulungs- und Behandlungsprogramme, die bisher nicht durch das Bundesversicherungsamt oder die Deutsche Diabetes-Gesellschaft bewertet sind.
Wenus: Ein Schulungs- und Behandlungsprogramm für Männer mit Erektionsstörungen für die Gruppen- und Einzelberatung.
Neuros: Ein Schulungs- und Behandlungsprogramm für Menschen mit Diabetes und Neuropathie, für die Gruppen- und Einzelschulung.
BEL: Bewegungsprogramm für Menschen mit Diabetes und Übergewicht, entwickelt von der Sporthochschule Köln.
Diabetes Conversations: Ein interaktives Schulungsprogramm mit dem Schulungsmaterial Conversation Map Kit, auch in türkischer Sprache.
Praedias: Ein Vorsorgeprogramm zur Schulung von Personen mit einem erhöhten Diabetesrisiko.

Gruppe	Begleitinformationen	Anerkennung		Informationen
		Bundesversicherungsamt	**Dt. Diabetes-Gesellschaft**	
den einzelnen Bundesländern und Krankenkassen unterschiedliche Regelungen zur Erstattung der Schulungen. für Sie erstattet wird.				
Kleingruppen: 4 bis 10 Personen	Patientenbuch: „Wie behandele ich meinen Diabetes", Tagebuch, Gesundheitspass u. a	ja	ja	www.aerzteverlag.de, www.kirchheim-verlag.de
Kleingruppen bis 4 Personen	Patientenbuch: „Mit Insulin geht es mir wieder besser", Tagebuch, Gesundheitspass u. a	ja	ja	www.aerzteverlag.de, www.kirchheim-verlag.de
Kleingruppen bis 4 Personen	Patientenbuch „Vor dem Essen Insulin", Tagebuch, Gesundheitspass u. a	ja	ja	www.aerzteverlag.de, www.kirchheim-verlag.de
Kleingruppen mit 6 bis 8 Personen	Patientenbuch: „Typ 2 Diabetes selbst behandeln" incl. Arbeitsblättern, Blutzucker-Selbstkontrollheft und Kalorienbausteintabelle	ja	ja	www.diabetes-schulungsprogramme.de, www.kirchheim-verlag.de
Kleingruppen mit 4 bis 8 Personen	Patientenbuch: „Typ 2 Diabetes – Insulin nach Bedarf" mit Arbeitsblättern, Blutzucker-Selbstkontrollheft und Kalorienbausteintabelle	ja	ja	www.diabetes-schulungsprogramme.de, www.kirchheim-verlag.de
Kleingruppen mit 4 bis 8 Personen	Patientenbuch mit Arbeitsblättern, Blutzucker-Selbstkontrollheft und Kalorienbausteintabelle	vorr. Mitte 2011	bisher nicht	www.diabetes-schulungsprogramme.de, www.kirchheim-verlag.de
	Patientenbuch: „Diabetes & Verhalten"	ja	bisher nicht	www.kirchheim-verlag.de
Kombination aus Gruppenschulung und Einzelberatung	Patientenbuch „Das Buch zur Schulung für Menschen mit Diabetes"	ja	bisher nicht	www.linda1.de
Kleingruppen mit 4 bis 6 Personen	Patientenbuch: „Fit bleiben und älter werden mit Diabetes"	bisher nicht	bisher nicht	
Kleingruppen mit 3 bis 5 Personen	Arbeitsblätter und Handzettel	bisher nicht	ja	www.vdbd.de
Gruppenschulung 6 bis 8 Personen – auch Einzeltraining	Patientenbuch mit Arbeitsmaterialien	bisher nicht	ja	www.bgat.de
Kleingruppen mit 4 bis 6 Personen	Patientenhandbuch: „Unterzuckerungen besser wahrnehmen" mit Arbeitsblättern, Hypotagebuch, Insulinschablonen-Set	ja	ja	www.diabetes-schulungsprogramme.de, www.kirchheim-verlag.de
	Wissenswertes inklusive halbstündiger körperlicher Aktivität mit Puls- und Blutzuckermessungen	ja	bisher nicht	www.diabetes-sport.de, www.vdbd.de

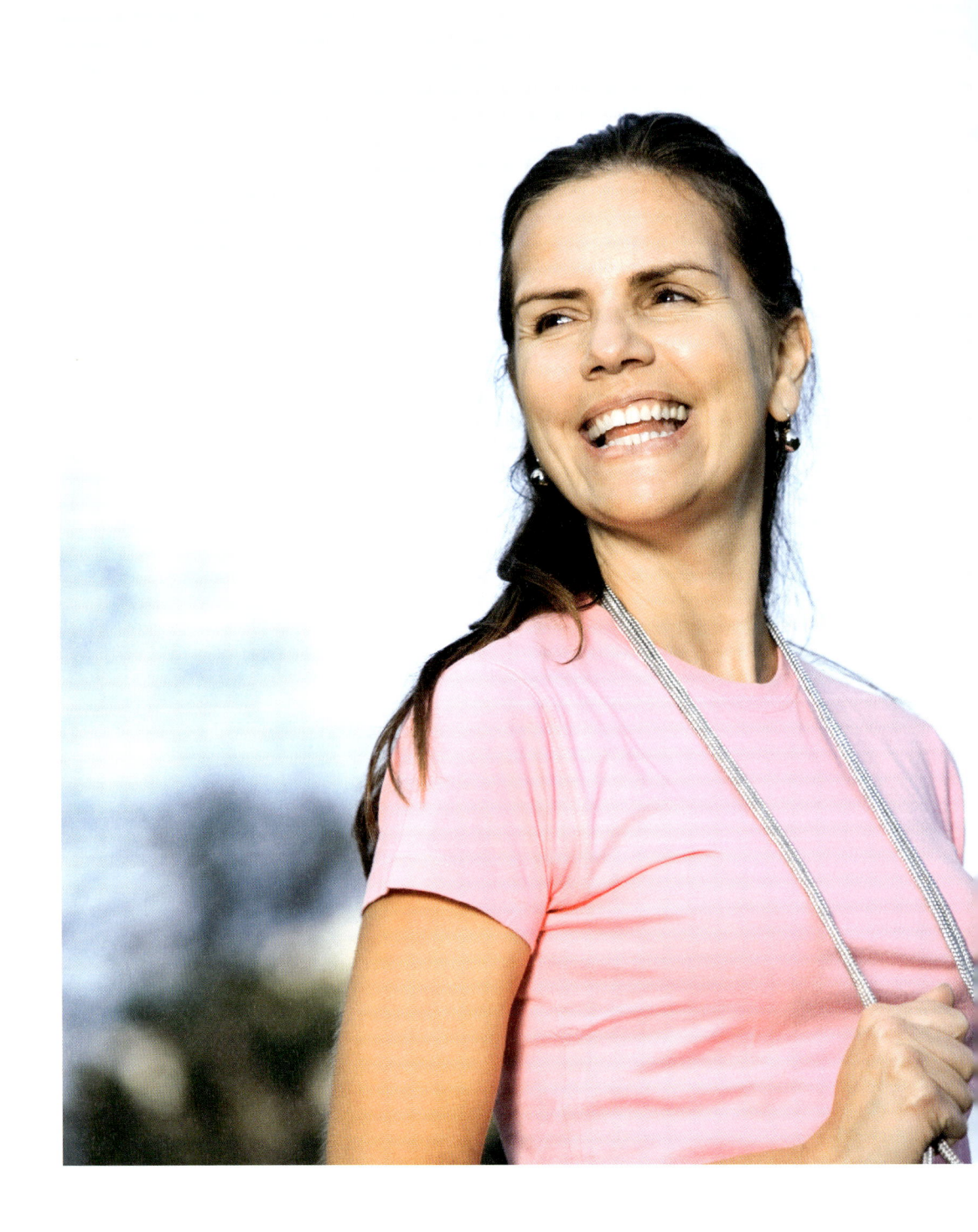

DIE RICHTIGE EINSTELLUNG

Diabetes ist Einstellungssache. Und zwar im doppelten Sinn. Weil es sowohl auf Ihre körperliche als auch Ihre geistige Einstellung zum Diabetes ankommt. Wer die Erkrankung nicht als Schicksalsschlag, sondern als Chance sieht, steht auf der Siegerseite. Viele Menschen machen es vor. Sie nehmen Diabetes ernst und gestalten ihr Leben aktiv und gesund. Dann reagiert der Stoffwechsel fast von allein und vieles kommt ins Lot.

KANN ICH VON TYP 2 DIABETES GEHEILT WERDEN?

Viele von Ihnen kennen sicher noch die Witze mit den Fragen an Radio Eriwan. Die Antworten begannen immer mit: „Im Prinzip ja …" So ähnlich könnte man auf die Frage nach der Heilung von Typ 2 Diabetes antworten. Ganz ohne Witz: Es gibt im Prinzip fünf Antworten, die alle stimmen. Zuerst zwei schlechte, und dann drei gute:

- Wer die erbliche Veranlagung hat, Typ 2 Diabetes zu bekommen, sobald er dick und träge wird, behält dieses Risiko sein Leben lang. Mit Arzneimitteln ist dem noch nicht beizukommen. Für immer heilen lässt sich weder Typ 2 Diabetes noch die Vorstufe, der Prädiabetes.
- Alle bisherigen Behandlungen können die allmähliche Verschlechterung der Erkrankung nicht aufhalten. Diabetiker, die

sich nur auf Arzneimittel verlassen, brauchen von Jahr zu Jahr immer mehr Medikamente oder höhere Dosierungen. Zudem wächst das Risiko für Folgeerkrankungen wie Herzinfarkt, Schlaganfall, Fußamputationen, Nierenversagen, verminderte Sehkraft und Impotenz.

Und jetzt die versprochenen guten Nachrichten:

- Bei Normalgewicht und regelmäßiger körperlicher Aktivität bricht Typ 2 Diabetes – trotz ungünstiger Erbanlagen – nicht aus. Oder erst viele, viele Jahre später, und verläuft dann halb so dramatisch.
- Selbst nach Ausbruch der Erkrankung können Sie Typ 2 Diabetes wieder zum Verschwinden bringen. Das heißt: Sie erreichen wieder normale Blutzuckerwerte und sind vollkommen beschwerdefrei.

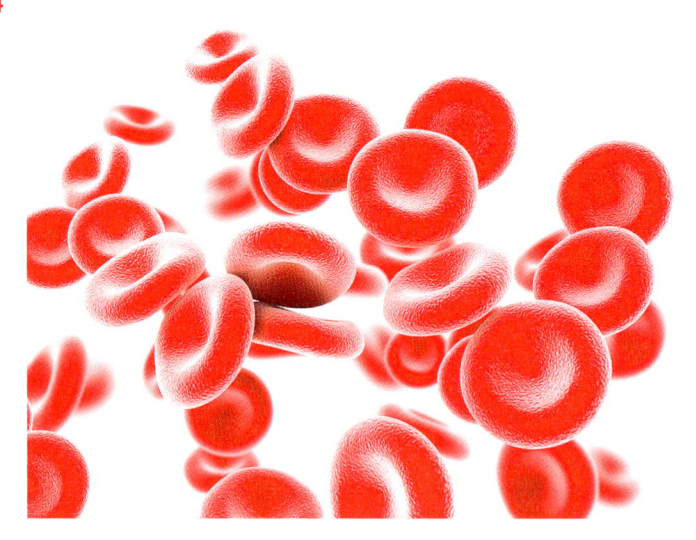

Insbesondere in den ersten Krankheitsjahren ist dies allein durch Abnehmen und sportliche Aktivität möglich. Beides verbessert nämlich die Insulinwirkung. In der Folge kann sich die Bauchspeicheldrüse wieder erholen. Auf diese Weise können Sie wieder völlig normale Blutzuckerwerte erreichen und einen HbA1c-Wert wie ein Gesunder haben.

■ Die gefürchteten, diabetesbedingten Folgeerkrankungen können mit einer besseren Stoffwechseleinstellung durch eine Lebensstiländerung, die auch den Blutdruck senkt und die Blutfette verbessert, verhindert werden. Dazu sollten Ihre Blutzuckerwerte möglichst nahe an die Werte gesunder Menschen herankommen. Ärzte sprechen von einer „normnahen Blutzuckereinstellung" und meinen damit Blutzuckerwerte ohne extreme Höhen und Tiefen. Gute Medikamente können Sie zusätzlich unterstützen. Dann steht zumindest Ihre Diabeteserkrankung einem langen Leben bei guter Gesundheit nicht entgegen. Wichtig ist, dass Sie nicht nur auf den Blutzucker, sondern ebenso auf den Blutdruck achten. Falls Sie Tabletten einnehmen, nehmen Sie diese gewissenhaft jeden Tag ein. Je besser die Blutdruckein-

stellung, desto eher sind Ihr Herz, Ihre Nieren und Ihre Augen vor Folgeerkrankungen geschützt. Als guter Zielwert gilt ein Blutdruck von höchstens 130 mmHg systolisch (oberer Wert) und 85 mmHg diastolisch (unterer Wert).

Bei den Blutzuckerwerten reicht ein einziger Zielwert nicht aus, weil Essen und körperliche Anstrengungen ihn über den Tag entsprechend schwanken lassen. Doch sollten die Hochs nicht zu hoch und die Tiefs nicht zu tief sein.

Wann sind die Blutzuckerwerte „normal"?

Kommen wir zu den Zahlen: Bei gesunden Menschen liegt der Blutzuckerwert morgens nüchtern zwischen 70 und 100 Milligramm pro Deziliter Blut (das entspricht 3,9 bis 5,6 mmol/l). Beim Essen steigt die Konzentration an. Doch höchstens auf 140 bis 160 mg/dl (7,8 bis 8,9 mmol/l).

Jetzt denken Sie sicher: Was für ein Zahlenwirrwarr! Doch haben diese verschiedenen Maßeinheiten eine einfache Erklärung. Traditionell wird nämlich in den alten und neuen Bundesländern mit unterschiedlichen Werten hantiert. So halten die Westdeutschen an ihren Milligramm

Der Farbstoff der roten Blutkörperchen hat die Eigenschaft, Zucker zu binden. Sind die Blutzuckerwerte längere Zeit erhöht, bleibt diese „Verzuckerung" für die Lebensdauer der Blutkörperchen von ca. 120 Tagen erhalten. Dieser HbA1c-Wert ist unser „Blutzuckerlangzeitgedächtnis".

Zucker pro Deziliter Blut (mg/dl) fest. Ebenso wie die Ostdeutschen an Millimol pro Liter (mmol/l). Damit die Zahlen für alle Leser vertraut sind, finden Sie hier meist beide Angaben, die sich übrigens mit folgender Formel umrechnen lässt:

SO KÖNNEN SIE DIE BLUTZUCKER-WERTE UMRECHNEN:

Milligramm pro Deziliter x 0,0555
= Millimol pro Liter
Millimol pro Liter x 18
= Milligramm pro Deziliter

Zudem gibt es eine Umrechnungstabelle, aus der die Werte einfach abzulesen sind.

Wer dreimal am Tag isst, hat eine Blutzuckertageskurve mit drei Bergkuppeln und drei flachen Tälern. So wie es in etwa in der folgenden Grafik aufgezeichnet ist.

Blutzucker hat ein Gedächtnis

Statt dieser vielen einzelnen Werte gibt es glücklicherweise auch die Möglichkeit, direkt einen Wert zu messen, der uns über die durchschnittliche Blutzuckereinstellung der letzten Wochen informiert. So als hätte der Körper die Blutzuckerdaten eines Quartals auf einer Festplatte gespeichert und spucke auf Knopfdruck den Mittelwert aus. Es ist der sogenannte HbA1c-Wert. Er gilt als Blutzuckerlangzeitwert und ist völlig unabhängig vom aktuellen Blutzucker zum Zeitpunkt der Blutentnahme. Deshalb kann er zu jeder Tageszeit gemessen werden. Normal ist ein HbA1c-Wert zwischen 4,5 Prozent

und 6,0 Prozent. Bei Diabetes sollten Sie vor allem in den Anfangsjahren einen Wert zwischen 6,5 Prozent und 7 Prozent anstreben. Denn dann sind Sie gut vor Folgeerkrankungen geschützt.

UMRECHNUNGSTABELLE:

mg/dl in mmol/l	mmol/l in mg/dl)
40 → 2,2	2 → 36
50 → 2,8	3 → 54
60 → 3,3	4 → 72
70 → 3,9	5 → 90
80 → 4,4	6 → 108
90 → 5,0	7 → 126
100 → 5,6	8 → 144
120 → 6,7	9 → 162
140 → 7,8	10 → 180
160 → 8,9	11 → 198
180 → 10,0	12 → 218
200 → 11,1	13 → 234
220 → 12,2	14 → 252
240 → 13,3	15 → 273
260 → 14,4	16 → 288
280 → 15,5	17 → 306
300 → 16,7	18 → 324
350 → 19,4	19 → 342
mg/dl x 0,056 → mmol/l	mmol/l x 18,02 → mg/dl

Ideales Blutzuckerprofil eines Gesunden

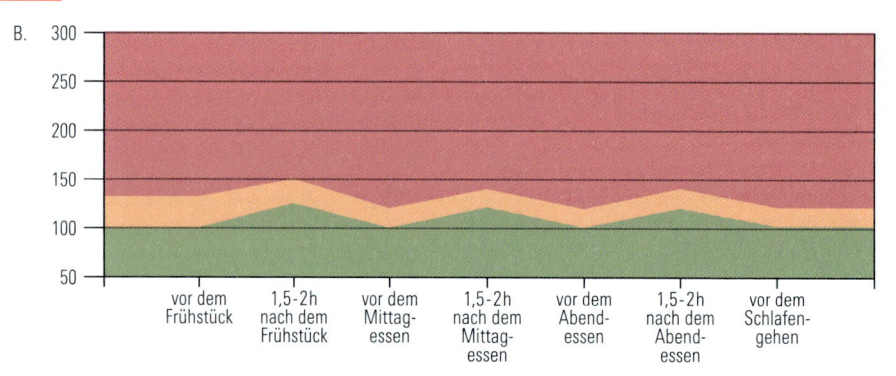

So sieht das Blutzuckerprofil eines Stoffwechselgesunden aus – bei einer Diabeteserkrankung schwanken die Werte zwischen 50 und 250 mg/dl

INFO **Hämoglobin und Zucker: Eine Verbindung fürs Leben**

Die Frage, wie das Langzeitgedächtnis HbA1c entsteht, ist schnell erklärt: Hb steht für Hämoglobin. Das ist der Farbstoff unserer roten Blutkörperchen (Erythrozyten), die für den Sauerstofftransport im Blut zuständig sind. Eine Fraktion des Hämoglobins, die Variante A1c, zeichnet sich dadurch aus, dass sie Zucker fest an sich bindet.

Allerdings gehen beide keine schnelle Bindung ein, sondern flirten anfangs nur miteinander. Das heißt: Die Verzuckerung – oder Verführung – des Hämoglobins geht langsam. Bei kurzfristig hohen Zuckerkonzentrationen passiert noch nichts. Erst wenn die Blutzuckerspiegel längere Zeit erhöht sind, bleibt der Zucker unwiderruflich am Hämoglobin „kleben". Da unsere roten Blutkörperchen nur eine Lebensdauer von 100 bis 120 Tagen haben, erfasst die Messung des „verzuckerten Hämoglobins" diesen Zeitraum. Deshalb ist der HbA1c-Wert ein guter Anhaltspunkt für die Blutzuckereinstellung während der letzten sechs bis zwölf Wochen. Gesunde haben einen HbA1c-Wert zwischen 4,5 Prozent und 6,0 Prozent. Bei Diabetes wäre 6,5 Prozent optimal. Das Behandlungsziel sollte „unter 7" lauten. Bei älteren Menschen sind aber auch höhere Werte noch akzeptabel. Es sollte also immer ein persönlicher HbA1c-Zielwert festgelegt werden.

■ WAS SAGT DER HbA1c-WERT AUS?

Liegt der HbA1c-Wert über Ihrem Zielwert, so heißt dies, dass Ihr Blutzucker in den vergangenen Wochen häufig zu hoch war. In diesem Fall sollten Sie aktiv werden. Stellen Sie Ihren Lebensstil wieder einmal auf den Prüfstand. Mehr Bewegung und abends kleinere Essensportionen könnten ihn bereits wieder sinken lassen. Wenn dies bis zum nächsten Messen nicht erfolgreich war, sollten Sie die Behandlung überprüfen lassen. Je niedriger der HbA1c-Wert, desto geringer ist das Risiko, diabetesbedingte Folgeerkrankungen zu entwickeln. Dies belegen Langzeitstudien. Bei HbA1c-Werten unter 7 Prozent ist das Risiko für Herzinfarkt, Schlaganfall, Nierenerkrankungen oder Netzhautschäden weitaus niedriger als bei Werten über 8 Prozent. Jeder Punkt zählt!

HbA1c: Bitte 1 x im Quartal

Entdeckt wurde das HbA1c mehr oder weniger zufällig. 1968, von dem Immunologen Dr. Samuel Rahbar in Teheran. Er war auf der Suche nach etwas ganz anderem und ahnte nicht, dass die Entdeckung einer verzuckerten Hämoglobin-Fraktion im 21. Jahrhundert zum wichtigsten Messwert in der Diabetesbehandlung werden würde.

Lassen Sie Ihren HbA1c-Wert jedem Quartal bestimmen. Er gibt ihnen eine wichtige Rückmeldung über ihre Stoffwechsellage. Wenn er um 6,5 Prozent (oder um 50 mmol/mol) liegt, haben Sie

Ihren Diabetes in den vergangenen Wochen gut gemanagt. Alles in Ordnung.

Für Ihren Arzt ist die regelmäßige HbA1c-Bestimmung genauso wichtig wie für Sie. Denn damit kontrolliert er, ob das für Sie gewählte Behandlungskonzept noch funktioniert. Wenn der HbA1c ansteigt, gibt es dafür Gründe. Vielleicht ist die Dosis zu niedrig oder ein anderes Arzneimittel notwendig. Ein zu hoher HbA1c-Wert wäre schädlich für Sie und sollte nicht über Monate andauern.

UMRECHNUNGSTABELLE: HbA1c-WERT	
in Prozent	in Millimol pro Liter (mmol/mol)
5,0	31
5,5	37
6,0	42
6,5	**48**
7,0	**53**
7,5	58
8,0	64
8,5	69
9,0	75
9,5	80
10,0	86
10,5	91
11,0	97

Ideal wären Werte von 48 bis 53 mmol/mol.

TIPP **Egal welche Maßeinheit**

Niedriger HbA1c-Wert = gute Blutzuckereinstellung während der letzen Wochen.
Hoher HbA1c-Wert = schlechte Blutzuckereinstellung während der letzten Wochen.

Der gute alte HbA1c – neu verpackt und noch präziser

Viele hielten es anfangs für einen Aprilscherz. Doch ging alles mit rechten Dingen zu. Seit 1. April 2010 wird der Blutzuckerlangzeitwert HbA1c nicht mehr in Prozent, sondern in Millimol pro Mol Hämoglobin (mmol/mol) berechnet. Damit hat die magische Sieben ausgedient. Statt 7 Prozent heißt es jetzt 53 mmol/mol, wenn es um den oberen Zielwert für Ihre Blutzuckereinstellung geht. Mithilfe einer Formel können Sie es selbst umrechnen.

$$HbA1c\ [\%] = HbA1c\ [mmol/mol] \times 0{,}09148 + 2{,}152$$

Eine Umstellung wie beim Euro …

Die neue Einheit des HbA1c ist für uns alle ungewohnt. Doch gab es dafür zwei wichtige Gründe. Zum einen ist die neue Messmethode genauer als die bisherige HbA1c-Bestimmung, die allzu leicht durch andere körpereigene Hämoglobine verunreinigt wurde. Zum anderen beruht der neue Wert auf einer international standardisierten Messmethode, die weltweit Gültigkeit hat. Dies hat Vorteile. Es hilft sowohl Forschern bei der Vergleichbarkeit wissenschaftlicher Studiendaten, als auch Diabetikern bei Auslandsbehandlungen.

Inzwischen haben sich alle Labors darauf eingestellt. Doch die Umstellung in den Köpfen geht langsamer. So wird es wohl noch einige Zeit dauern, bis wir alle ebenso selbstverständlich damit umgehen wie mit den vertrauten Prozentwerten. Das geht Ärzten genauso. Deshalb werden vorerst beide Werte nebeneinander genannt werden. So ähnlich wie es bei der Euro-Umstellung auch gehandhabt wurde.

HOCHS UND TIEFS SELBST TESTEN

So wichtig der HbA1c-Wert auch ist, die Selbstkontrolle kann er nicht komplett ersetzen. Er spiegelt ja nur die durchschnittliche Blutzuckereinstellung der letzten Wochen. Kurzfristige Blutzuckerspitzen, die für die Arterien bereits sehr schädlich sein können, zeigt er nicht an. Auch gelegentliche Unterzuckerungen gehen an ihm spurlos vorüber.

Die Blutzuckerselbstmessung ist vor allem dann für Sie sinnvoll, wenn Sie blutzuckersenkende Medikamente einnehmen, die eventuell eine Unterzuckerung verursachen können. Welche Arzneimittel

Die Testung im Harn erfasst bloß hohe Blutzuckerwerte. Deshalb ist sie nur sinnvoll, wenn Sie einen hohen Blutzucker erwarten. Der richtige Zeitpunkt ist ein bis zwei Stunden nach dem Essen.

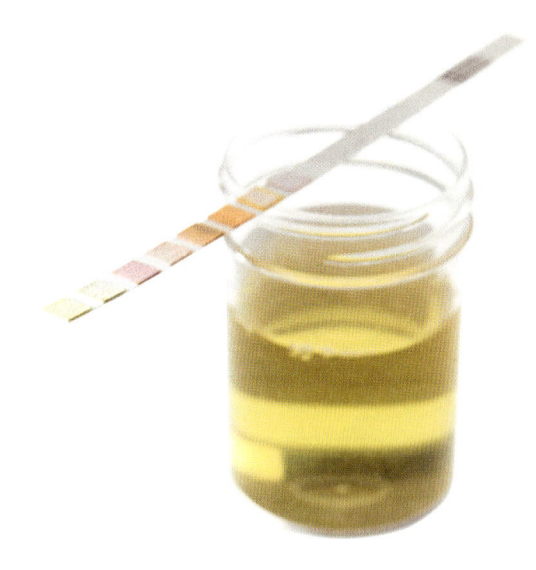

dies sind, erfahren Sie im Kapitel „Tabletten, Insulin & Co."(siehe Seite 137).

Zu niedrige Blutzuckerwerte könnten sie gefährden. Bei der Apfelernte, auf einer Bergtour oder gar beim Autofahren. „Das Erkennen und Wahrnehmen von Unterzuckerungen ist nämlich unabdingbare Voraussetzung zur Teilnahme am Straßenverkehr", erklärt dazu Rechtsanwalt Oliver Ebert aus Stuttgart. Während einer Unterzuckerung dürfen Sie keinesfalls ein Fahrzeug im Straßenverkehr führen. Auch nicht Rad fahren.

Wenn Sie mehr zu rechtlichen Fragen im Umfeld des Diabetes erfahren wollen, so finden Sie dies regelmäßig in der Zeitschrift „Diabetes-Journal" sowie im Netz beispielsweise unter www.diabetes-und-recht.de. Einige Antworten gibt es auch schon im Interview auf Seite 170.

Fest steht: Für die meisten Diabetiker ist es hin und wieder notwendig, den augenblicklichen Blutzuckerwert selbst testen zu können. Dafür gibt es prinzipiell zwei Möglichkeiten: im Harn und im Blut.

Der Harnzuckerstreifen deckt primär hohe Werte auf

Die Harnzuckerkontrolle ist kinderleicht und vollkommen schmerzfrei. Sie brau-

TIPP So geht die Harnzuckerkontrolle:

- Fangen Sie etwa zwei Stunden nach einer guten Hauptmahlzeit einen kleinen Teil Ihres Harns in einem sauberen Becher auf.
- Tauchen Sie den Teststreifen kurz hinein.
- Warten Sie die auf der Verpackung angegebene Zeit.
- Lesen Sie anhand der Farbskala auf der Verpackung den Wert ab, welcher

der Verfärbung des Teststreifens entspricht und notieren sie ihn.
- Wenn kein Zucker im Harn ist, behält der Teststreifen seine ursprüngliche Farbe. Falls dies bei einer wiederholten Messung, ebenfalls zwei Stunden nach einer Hauptmahlzeit, wieder so ist, können Sie daraus schließen, dass Ihre Blutzuckereinstellung im Großen und Ganzen gut ist.

Blutzuckermessen ist Teil der Behandlung, meint Professor Stephan Martin aus Düsseldorf. Wie dies zu verstehen ist, erklärt der Diabetologe im Folgenden.
Die Blutzuckermessung ist natürlich kein Medikament, sondern eine diagnostische Methode, die beispielsweise den Einfluss von Mahlzeiten auf den Blutzucker zeigt.
Dafür misst man einfach vor dem Essen und ein bis zwei Stunden nachher: Wenn der Blutzucker zu sehr angestiegen ist, das heißt zwei Stunden nach dem Essen noch deutlich über 160 mg/dl liegt, weiß man, dass es nicht das richtige Essen war.
Diejenigen, die bereit sind, ihr tägliches Verhalten selbst zu analysieren, gewinnen durch die Messung tiefere Einsichten in die Reaktion des Stoffwechsels und können vieles von sich aus ändern. Wer beispielsweise nach einer Tafel Schokolade einen Wert über 300 mg/dl misst, weiß Bescheid. Das positive oder negative Feedback aus den Messzahlen ist die beste Schule.

Wie oft sollten Menschen mit Typ 2 Diabetes ihren Blutzucker messen, wenn sie körperlich aktiv sind?

Beim Sport oder besser gesagt bei körperlicher Aktivität, wozu übrigens auch Gartenarbeit und längeres Spazierengehen zählen, sind andere Messzeiten sinnvoll. Hier empfehle ich, abends und morgens zu messen. Viele Patienten sind erstaunt, wenn nach einem sportlichen Tag die Werte an nächsten Morgen um 20 bis 30 mg/dl niedriger liegen als nach einem inaktiven Tag. Sport hat eine Langzeitwirkung. Manchmal ist es auch so, dass der Blutzucker unter Anstrengung zunächst ansteigt und erst Stunden später absinkt. Bei einer Messung nach mehreren Stunden ist der blutzuckersenkende Effekt meist enorm.

Wie hoch ist das Risiko für Unterzuckerungen?

Ein Unterzuckerungsrisiko besteht nicht, wenn keine blutzuckersenkenden Medikamente im Spiel sind. Auch unter Metformin, einem DPP-4-Hemmer oder GLP-1-Agonisten, ist das Risiko praktisch null. Doch sollten Menschen, die sich lange nicht bewegt haben, ein Belastungs-EKG durchführen lassen, um die Herzfunktion checken zu lassen. Dann gilt: Langsam anfangen und langsam steigern.
Unter Insulin oder Sulfonylharnstoffen ist es wichtig, sich vorher von seinem Arzt entsprechend beraten zu lassen. Zum Thema „Unterzuckerungen" möchte ich noch anmerken, dass ihr Auftreten nach körperlicher Bewegung kein schlechtes Zeichen ist. Vielmehr liegt es an den zu hoch dosierten Medikamenten, die an den veränderten Lebensstil angepasst werden müssen. Wenn jemand durch körperliche Aktivität eine leichte Unterzuckerung erlebt, kann er das Potenzial seiner nichtmedikamentösen Maßnahme erkennen.

Sind normale Blutzuckerwerte allein durch Lebensstiländerung erreichbar?

Ja natürlich. Es schaffen sehr viele. Auch wenn Ärzte hier eher skeptisch sind und den Betroffenen vermitteln, dass es kaum zu schaffen sei. Ich sehe jeden Tag das Gegenteil: Ein gesünderes Leben kann jeder führen. Ich sage zu meinen Patienten: „Wenn Sie Ihren Lebensstil nicht ändern, habe ich Sie nicht gut genug motiviert." Das lässt viele aufhorchen. Sie erkennen, dass es machbar ist, wenn sie es wirklich anpacken. Auf die Bildung kommt es hier nicht an. Dass viele Menschen allein mit Lebensstiländerungen ihren Typ 2

Diabetes wieder loswerden, ist ein großer Ansporn für meine Arbeit.

Die besten Chancen haben sogar diejenigen, die bisher wenig Sport getrieben haben und deutlich übergewichtig sind. Wenn sie drei bis vier Kilo abnehmen und sich regelmäßig bewegen, erreichen sie oft schon normale Blutzuckerwerte.

Ist dies auch noch nach vielen Diabetesjahren möglich?

Prinzipiell ja. Selbst Patienten, die bereits eine Insulinbehandlung durchführen, können wieder davon runterkommen. Zumindest eine drastische Reduktion der Medikamente ist möglich. Allerdings gibt es keinen Königsweg für alle. Bei den einen ist die Bewegung der Schlüssel, bei den anderen die Ernährung. Manchmal ist es auch eine kurzzeitige Insulintherapie oder eine Extremdiät unter ärztlicher Aufsicht. Ehrlicherweise muss ich aber auch sagen, dass es Patienten gibt, wo dies alles nicht mehr ausreicht, weil die Bauchspeicheldrüse nicht mehr genug mithilft. Doch sollte man dies ausloten. Wir lassen immer ein Blutzuckertagesprofil (siehe Seite 65) anfertigen, da es deutliche Hinweise liefert.

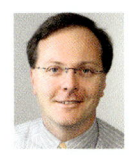

Professor
Dr. Stephan Martin

TIPP Auf dem Laufenden bleiben

Wer sich mit Diabetes beschäftigt, braucht kontinuierlich Informationen. Es reicht nicht aus, sich einmal mit dem Thema zu beschäftigen und das war es. Denn nicht nur die Wissenschaft schreitet fort, auch die Krankheit entwickelt sich und bedarf neuer und anderer Behandlungsstrategien. Eine Möglichkeit, auf dem Laufenden zu bleiben, bietet das Internet, wo man sich Newsletter bestellen kann, aktuelle Informationen nachlesen und mit Videos und Podcast andere Medien nutzen oder sich über Blogs und Chats austauschen kann. Auch für Smartphones gibt es schon eine Menge interessanter Anwendungen, Apps, die bei Sport, bei der Gewichtskontrolle und auch bei der Dokumentation der Werte helfen. Eine der vielen Möglichkeiten einfach an aktuelle Informationen zu gelangen, ist das Internetportal www.diabetes-deutschland.de.

Das Internetangebot unter der wissenschaftlichen Leitung von Prof. Werner A. Scherbaum, Direktor der Klinik für Endokrinologie, Diabetologie und Rheumatologie an der Heinrich-Heine-Universität Düsseldorf, bietet neben vielen Fakten auch Hilfen zur regionalen Arzt- und Podologensuche, verschickt regelmäßig einen Newsletter und hält Multimedia-Angebote zu den wichtigsten Themen rund um Diabetes vorrätig. Eine Vielzahl an Experten aus unterschiedlichen Einrichtungen steht dabei für die Richtigkeit der einzelnen Spezialgebiete ein.

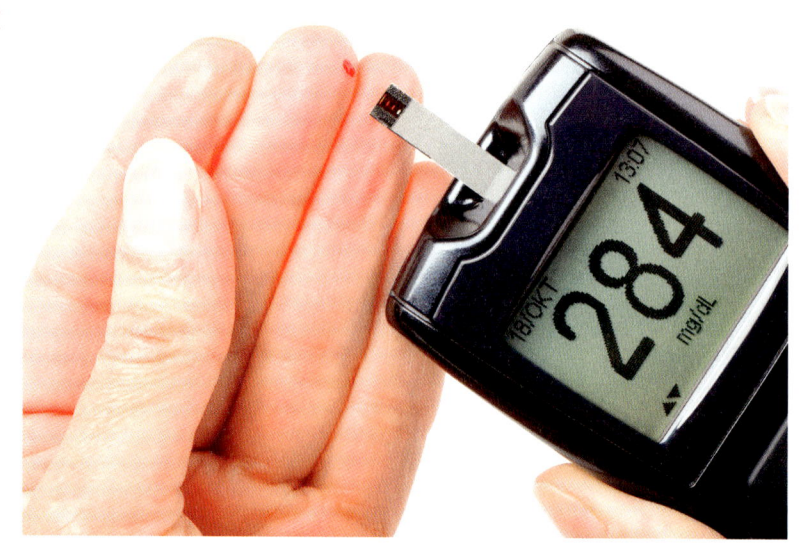

chen dazu lediglich einen Harnzuckertest-
streifen, einen Becher und eine Uhr mit
Sekundenzeiger. Da Sie mit einer Testung
im Harn nur hohe Blutzuckerwerte erfassen können, sollten Sie dann testen, wenn
hoher Blutzucker zu erwarten ist. Also am
besten zwei Stunden nach einer Hauptmahlzeit.

Die Harnzuckertestung ist möglich,
weil die Niere bei hohen Blutzuckerwerten
wie ein „Überlaufventil" funktioniert.
Überschüssiger Zucker wird einfach ausgeschieden (siehe Kapitel 1, Seite 15).
Üblicherweise ist dies etwa bei 160 bis
200 mg/dl (11,0 mmol/l) der Fall und wird
als „Nierenschwelle" bezeichnet. Liegt der
Blutzuckerwert unterhalb der Nierenschwelle, enthält der Harn normalerweise
keinen Zucker. Von Nachteil ist aber, dass
der Wert nur den Durchschnitt der letzten

Stunden wiedergibt, aber keine Aussage
über die aktuelle Blutzuckerhöhe erlaubt.
Auch Unterzuckerzustände können damit
nicht erkannt werden. Zu beachten ist außerdem, dass die Nierenschwelle von
Mensch zu Mensch deutlich verschieden
sein kann und mit dem Älterwerden ansteigt. Genau genommen müsste diese
erst bestimmt werden.

Im Blut lassen sich hohe und niedrige Werte gleich gut messen

Wenn Sie Ihren Zuckerspiegel im Blut direkt messen wollen, brauchen Sie ein
Blutzuckermessgerät für die Selbstkontrolle. Denn im Unterschied zur Harnzuckertestung können Sie damit Blutzuckerwerte
im gesamten Messbereich erfassen, also
auch niedrige Werte, frühmorgens nüchtern oder bei einer Unterzuckerung.

TIPP **Großes Display hilft**

Mit dem Alter lässt so vieles nach. Leider auch die Sehschärfe, die durch Diabetes oft noch zusätzlich beeinträchtigt
wird. Falls Sie schlecht sehen oder wenig Geschick in den Händen haben, fragen Sie nach einem Blutzuckermessgerät, das den Messwert in großen Zahlen deutlich anzeigt und einfach zu bedienen ist. Es gibt auch Geräte mit
Sprachfunktion.

Die optimalen Einstichstellen für die Blutentnahme sind die Außenseiten der Fingerkuppen von Mittel- und Ringfinger oder kleinem Finger. Nicht mittig oder von oben einstechen! Auch nicht in Daumen oder Zeigefinger. Dort kommt es leichter zu Verhornungen.

Checkliste für die richtige Blutgewinnung:

- Legen Sie Blutzuckermessgerät, Stechhilfe, Teststreifen und Ihren Dokumentationsbogen bereit.
- Waschen Sie Ihre Hände mit warmem Wasser und trocknen diese sorgfältig ab. So entfernen Sie Reste zuckerhaltiger Lebensmittel und fördern die Durchblutung.
- Nehmen Sie mit trockenen Händen einen Teststreifen aus der Packung und verschließen die Packung wieder.
- Halten Sie den Arm einige Sekunden nach unten, um die Durchblutung zu verstärken.
- Desinfizieren Sie die Einstichstelle nicht, weder mit Alkohol noch mit einem Desinfektionsmittel.

- Stechen Sie mit der Stechhilfe oder Lanzette seitlich in die Fingerkuppe von Mittel-, Ringfinger oder kleinem Finger, nicht von Daumen oder Zeigefinger.
- Halten Sie den Teststreifen direkt an das austretende Bluttröpfchen.
- Pressen Sie niemals das Blut heraus, da dies die Probe mit Gewebeflüssigkeit verdünnen und das Testergebnis verfälschen würde.
- Wenn nicht genug Blut ausgetreten ist, sollten Sie an einem anderen Finger mit größerer Einstechtiefe und eventuell neuem Teststreifen einen zweiten Versuch unternehmen.
- Wechseln Sie regelmäßig die Einstichstellen.

Das passende Gerät

Auf dem Markt gibt es eine Fülle unterschiedlicher Blutzuckermessgeräte. In der Apotheke oder im Versandhandel liegt die Preisspanne etwa zwischen 20 und 60 Euro. Überdies kann man immer wieder im Internet kostenlose Startersets ausfindig machen, weil die Hersteller in erster Linie am Verkauf der entsprechenden Teststreifen interessiert sind.

Wenn Sie öfter messen, ist es wichtig, ein Blutzuckermessgerät anzuschaffen, das Sie leicht bedienen können. Optimal wäre es, wenn Sie das Messgerät selbst ausprobieren könnten, in der Arztpraxis oder in der Apotheke. Die Messgenauigkeit ist bei den meisten Geräten ausreichend hoch. Und die meisten Geräte kommen schon mit einem stecknadel-

kopfgroßen Tröpfchen Blut aus. Deutliche Unterschiede können in der technischen Ausstattung und den Speicherfunktionen liegen. Ob sich die Anschaffung eines solchen Gerätes für Sie lohnt, hängt davon ab, wie intensiv Sie diese Funktionen nutzen werden.

Keine Angst vor dem Pieks

Manche Menschen haben eine Riesenangst, wenn sie sich für den Test selbst piksen sollen. Der Blutstropfen lässt sich aber mit einer Stechhilfe, bei der man die feine Lanzette nicht sieht, leicht und praktisch schmerzlos gewinnen. Moderne Stechhilfen sehen aus wie Kugelschreiber. Man hält sie seitlich an die Fingerkuppe und löst mit einem Federmechanismus per Knopfdruck den Einstich aus. Die

BILD 1: Hoher oder niedriger Blutzucker während der Nacht kann den Schlaf erheblich stören und ganz nebenbei sogar den Bluthochdruck verstärken.
BILD 2: Zu hohe Blutzuckerwerte treiben Sie häufiger auf die Toilette.

meisten Stechhilfen enthalten eine hochwertige Lanzette mit geringem Durchmesser und feinem Schliff. Doch stumpft die Lanzettenspitze bei jeder Verwendung etwas ab. Was viele gar nicht wissen: Die Lanzetten sind Einmalprodukte, die allein schon aus hygienischen Gründen nach jedem Stich ausgewechselt werden sollten. So ist die Verletzung auch nur minimal und das Infektionsrisiko äußerst gering. Viele Diabetiker wechseln aber die Lanzette erst nach fünf- bis zehnmaliger Verwendung, was meist problemlos möglich ist.

Nur wenige Anwender wissen, dass sie bei den meisten Stechhilfen die Einstichtiefe verstellen können. Je nach Hautdicke und Verhornung ist es sinnvoll und verhindert, dass mehr Blut als nötig „vergossen" wird. Die meisten Blutzuckermessgeräte brauchen heute weniger als einen Mikroliter Blut (µl) für die Messung. Das ist ein Tausendstel Milliliter, eine winzige Menge. Wie Sie die Messung mit Ihrem Blutzuckermessgerät richtig durchführen, trainieren Sie am besten in einer Schulung.

🔺 UNRUHIGE NÄCHTE?

Nächtlicher Harndrang kann ein Hinweis auf hohe Blutzuckerwerte sein, weil der Körper versucht, den überschüssigen Zucker über die Nieren auszuspülen. Schwitzen und Unruhe könnte von einer Unterzuckerung herrühren. Wenn die Blutzuckerkurve keine Hinweise darauf gibt, können auch andere Probleme wie Herzschwäche oder Prostataprobleme dahinterstecken.

Spezialisierte Apotheken sind ebenfalls gern bereit, mit Ihnen die einzelnen Schritte der Messung durchzugehen und die Genauigkeit Ihres Blutzuckermessgerätes zu testen.

Die eigene Blutzuckertageskurve erstellen

Wer will schon unnötig Blut vergießen? Deshalb ist es wichtig, dass Sie nur dann messen, wenn der Messwert für Sie eine Aussage bringt. Wann dies ist, hängt ganz davon ab, welche Behandlung Sie durchführen. Zudem spielt es eine Rolle, ob Sie eine stabile Blutzuckereinstellung haben oder es beispielsweise bei einer Behandlungsumstellung zu stärkeren Schwankungen kommt.

In solchen Situationen kann es sehr hilfreich sein, wenn Sie eine Messreihe, also mehrere Messungen zu bestimmten Tageszeiten durchführen. Damit können Sie Ihre Blutzuckertageskurve erstellen. Schon sechs Messungen, jeweils vor und etwa ein bis zwei Stunden nach dem Essen, genügen. Eine siebte Messung vor dem Zubettgehen empfiehlt sich bei Patienten, die nachts häufig unruhig schlafen und schwitzen oder bei denen, die öfters zur Toilette müssen.

Der unruhige Schlaf kann beispielsweise auf eine leichte Unterzuckerung hinweisen. Als Reaktion schüttet der Körper nämlich Stresshormone aus, die Ihren Schlaf unruhig machen. Bei erhöhten Blutzuckerwerten werden Sie dagegen häufiger auf die Toilette getrieben. Im All-

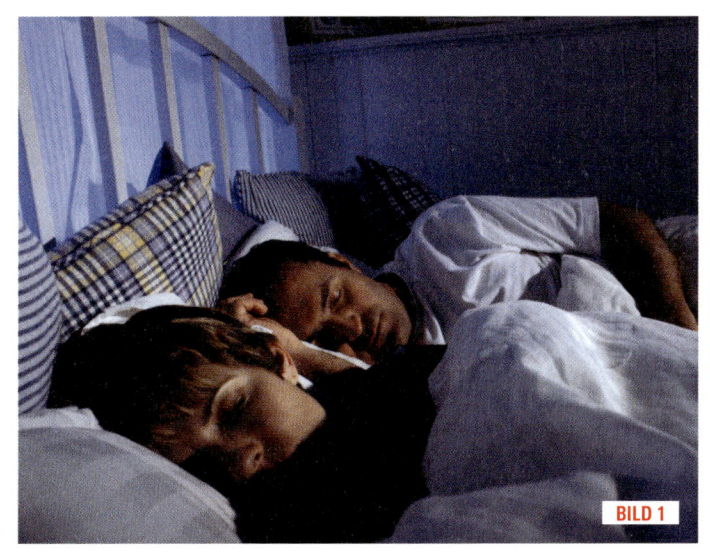

BILD 1

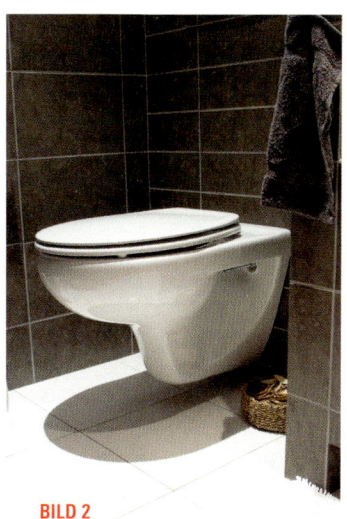

BILD 2

tagsleben kommt man mit deutlich weniger Blutzuckermessungen gut aus. Bei stabiler Einstellung reichen oft eine morgendliche Messung und zusätzlich einmal pro Woche ein weiterer Messwert nach jeder Hauptmahlzeit aus, um einen guten Überblick zu behalten.

In besonderen Situationen und bei Unsicherheit, z. B. nach einem Restaurantbesuch oder bei einer Erkältung, kann eine weitere Messung sinnvoll sein und Klar-

heit verschaffen. Notieren Sie jeden Messwert in einem Blutzuckertagebuch und schreiben gegebenenfalls Besonderheiten hinzu. Wichtig ist, die Werte beim nächsten Arzttermin zu besprechen.

Wenn die Werte Überraschungen bringen, werden Sie vermutlich gebeten, ein oder zwei weitere Tage zu messen. Dann kommt es darauf an, ob sich die Ausreißer auch an den übrigen Tagen zeigen. Wenn ja, ist die Messung eine große Hilfe, um

INFO   **Zweimal sechs: Das großes Blutzuckertagesprofil:**

Wer erfahren will, welche Hochs und Tiefs seine Blutzuckerwerte im Laufe eines Tages durchlaufen, kann ein sogenanntes großes Blutzuckertagesprofil selbst erstellen. Am besten an zwei verschiedenen Tagen einer Woche, beispielsweise Mittwoch und Samstag. Gemessen wird unmittelbar vor dem Essen sowie etwa 90 Minuten danach:

- Vor und nach dem Frühstück
- Vor und nach dem Mittagessen
- Vor und nach dem Abendessen.

Eine weitere Messung vor dem Zubettgehen ist nützlich, wenn der morgend-

liche Blutzuckerwert oft zu hoch ist. Notieren Sie die Werte ins Blutzuckertagebuch und besprechen diese mit Ihrem Arzt. Oft erkennt er anhand der Blutzuckerkurve Besonderheiten bei der Blutzuckerregulation und kann die Behandlung entsprechend anpassen.

- **Tipp:** Wer nachts mal wach ist oder zur Toilette geht, sollte die Gelegenheit zu einer weiteren Messung nutzen. Ihr Arzt kann daraus auf den Verlauf der Blutzuckerkurve während der Nacht schließen und eventuell die Behandlung anpassen.

Ihre Behandlung maßgeschneidert anzupassen oder auf andere Medikamente zu wechseln.

Ist testen wichtig?

Die gesetzlichen Krankenkassen übernehmen in der Regel nur für die Patienten, die Insulin spritzen, die Kosten für die Blutzuckerteststreifen. Für die meisten Typ 2 Diabetiker ist eine solche Kontrolle auch nicht notwendig.

Wenn Sie sich selbst aber besser fühlen und Ihre Lebensstiländerung einfacher meistern können, wenn Sie Ihre Werte hin und wieder selbst messen, sollten Sie dies

tun. 50 Teststreifen für das Blutzuckermessgerät kosten etwa 25 Euro.

Testen macht schlau

Anhand von Blutzuckerwerten können Sie die Auswirkungen Ihrer Aktivitäten einschätzen lernen und kommen nach und nach günstigen oder ungünstigen Lebensweisen auf die Spur.

Wichtig ist – wenn Sie messen wollen –, dass Sie dann Ihre Messwerte zusammen mit den Besonderheiten in einem Blutzuckertagebuch notieren, um daraus auch Erkenntnisse zu ziehen. Egal, ob es die blutzuckersenkende Wirkung des Fuß-

INTERVIEW   Das ganze Team hilft mit

Viele Patienten wundern sich, was die „Assistentin des Doktors" alles weiß. Von Evelyn Drobinski, der Vorsitzenden des Verbandes der Diabetes-Beratungs- und Schulungsberufe in Deutschland e. V., ist zu erfahren, dass damit vermutlich ein(e) Diabetesberater/in und Diabetesassistent/in gemeint ist. In Deutschland gibt es rund 3000 Berater und 6000 Assistenten. Ohne sie wäre die Betreuung der Diabetiker heute nicht mehr denkbar.

Welche Ausbildung steht hinter einer Diabetesberater/in und Diabetesassistent/in?
Diabetesberater/in und Diabetesassistent/in wird man durch berufliche Weiterqualifizierung. Die Basis ist stets ein medizinischer Beruf. Viele kommen aus der Krankenpflege oder waren medizini-

sche Fachangestellte (früher Arzthelferin). Andere kommen aus diätetischen Bereichen, der Diätassistenz und Ernährungswissenschaft oder aus der medizinischen Fußpflege, Altenpflege sowie aus medizinisch-technischen Assistenzberufen.

Die Weiterbildung zur Diabetesberatung ist komplex und erstreckt sich in der Regel über ein Jahr mit 480 Stunden theoretischem Unterricht. Hinzu kommen 1 000 Stunden praktische Weiterbildung in unterschiedlichen Behandlungsbereichen der Diabetologie. Für die Anerkennung durch die Deutsche Diabetes-Gesellschaft muss schließlich noch eine anspruchsvolle Abschlussprüfung bestanden werden. Nicht ganz so umfangreich

wegs zur Arbeit ist oder der unerwartet hohe Anstieg der Werte nach einer Tüte Gummibärchen. Machen Sie Ihre eigenen Erfahrungen. Ganz nach dem Motto: Ein Selbsttest sagt mehr als tausend Bücher – oder Ärzte.

Für ein solches Experiment dürfen Sie dann ruhig einmal eine Kohlenhydratbombe schmausen. Doch vorher und etwa zwei Stunden nachher müssen Sie den Blutzucker messen. Sie werden erstaunt sein, wie Torte, Pizza oder Schokolade den Blutzucker in die Höhe schnellen lassen. Diese Erfahrung kann Ihnen beim nächsten Mal helfen.

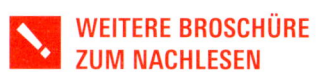

WEITERE BROSCHÜRE ZUM NACHLESEN

Vielfältige Informationen zu Diabetes in aller Kürze finden Sie auch im Patientenratgeber der Arzneimittelkommission der Deutschen Ärzteschaft in Kooperation mit der Techniker Krankenkasse, als pdf-Datei unter www.akdae.de/ Arzneimitteltherapie/Patientenratgeber/ Diabetes.pdf. herunterzuladen.
Diese Broschüre wurde auf den Internetseiten der Bundesärztekammer und der kassenärztlichen Bundesvereinigung www.patienten-information.de mit „gut" bewertet.

ist die Weiterbildung zur Diabetesassistentin. Hier sind es 184 Stunden Theorie und 150 Stunden Praxis.

Wie ist der Arbeitsbereich?

Aufgrund dieser soliden Qualifikation ist das Arbeitsfeld natürlich groß. Die meisten arbeiten sehr engagiert in diabetologischen Schwerpunktpraxen, andere beim Hausarzt. Generell unterstützt eine Diabetesberater/in und Diabetesassistent/in den behandelnden Arzt bei der Diabetesbehandlung und Blutzuckereinstellung. Dies geschieht sowohl in Einzelgesprächen mit Patienten als auch in Gruppenschulungen. Dabei legen wir den Schwerpunkt auf das Thema Verhaltensänderungen. An-

hand moderner Schulungsprogramme versuchen wir, zusammen mit den Betroffenen neue Wege zu gehen. Wir suchen gemeinsam nach Möglichkeiten zur Lebensstiländerung und helfen jedem, die Erkrankung selbst möglichst gut zu managen. Dies gelingt am besten, wenn die Menschen bereit sind, Neues zu lernen und eigenverantwortlich zu handeln. Diabetes ist eine chronische Erkrankung, die nicht heilbar ist. Wissen hilft, sie gut zu meistern.

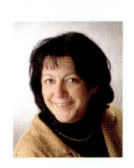

Evelyn Drobinski

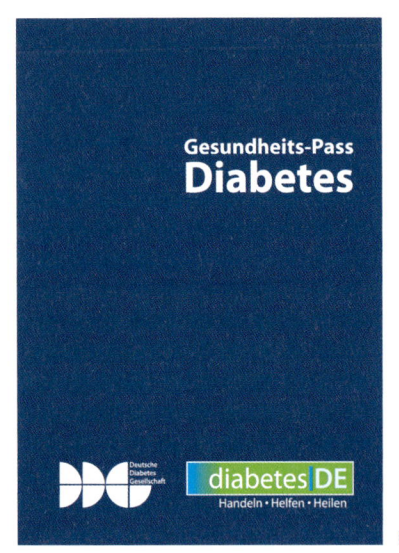

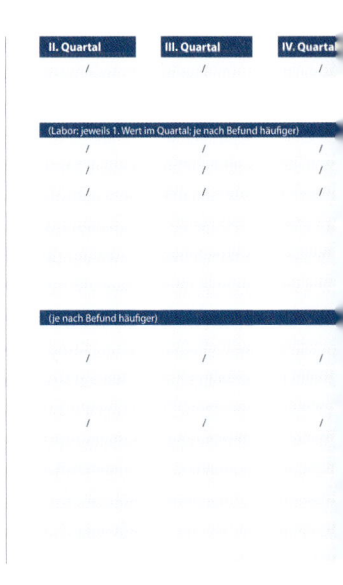

Jahr	Datum (Tag/Monat)	I. Quartal	II. Quartal	III. Quartal	IV. Quartal
		/	/	/	/
	Vereinbarte Ziele für dieses Jahr				
Jahresziele	**In jedem Quartal**		(Labor: jeweils 1. Wert im Quartal; je nach Befund häufiger)		
kg	Körpergewicht/Taillenumfang	/	/	/	/
/ mmHg	Blutdruck (5 Min. Ruhe)	/	/	/	/
von bis	Blutzucker nücht./postpr. (s. auch Selbstkontrollwerte)	/	/	/	/
	HbA$_{1c}$				
	Schwere Hypoglykämien				
pro Woche	Häufigkeit Selbstkontrolle				
	Spritzstellen				
	Rauchen (ja/nein)				
	Einmal im Jahr		(je nach Befund häufiger)		
<	Gesamt-Cholesterin				
> /<	HDL-/LDL-Cholesterin	/	/	/	/
<	Triglyzeride nüchtern				
	Mikro-/Makroalbuminurie				
	S-Kreatinin/eGFR	/		/	/
	Augenbefund				
	Körperliche Untersuchung (einschl. Gefäße)				
	Fußinspektion				
	Periph./Auton. Neuropathie				
	Techn. Unters. (z. B. Sono o. B., EKG patholog., Langzeit-RR)				
	Wohlbefinden (Seite 29)				

DATEN BEWAHREN – AUF PAPIER ODER ELEKTRONISCH

Hilfreich ist es, wenn Sie den Verlauf Ihrer Diabeteserkrankung von Anfang an sorgfältig dokumentieren. In welcher Form Sie dies tun, entscheiden Sie selbst, es muss zu Ihnen und Ihrem Alltag passen.

Alles Wichtige auf einen Blick

Lassen Sie sich bei Ihrem Arzt unbedingt einen Papier-Pass ausstellen oder die notwendigen Daten für eine elektronische Dokumentation geben. Wenn Sie Ihre Werte stets sammeln und übersichtlich notieren, wird es Ihnen helfen, Ihre Behandlung zu verbessern. Ein solches Dokument sollte alles Wichtige auf einen Blick enthalten, Labor-, Messwerte, Behandlungsziele und Ihre aktuelle Medikamentenliste. Bringen Sie es deshalb zu jedem Arztbesuch mit und achten Sie darauf, dass alle Eintragungen gemacht werden. Ein Diabetespass, so groß wie ein Taschenkalender, wird in der Arztpraxis und auch von manchen Krankenkassen sowie als Schulungsmaterial bei der Teilnahme an den meisten strukturierten Schulungen ausgegeben. Software für den Rechner oder Apps für Ihr Smartphone können Sie im Internet herunterladen. Doch vergessen Sie bei der elektronischen Erfassung nicht, die Daten vor dem Arztbesuch zu exportieren und/oder auszudrucken, damit sie in der Sprechstunde zur Verfügung stehen.

Ein „Gesundheitspass" sollte Platz für die Daten von mehreren Jahren haben. So können Sie, ebenso wie Ihr Arzt, anhand der Eintragungen den Krankheitsverlauf gut verfolgen. Legen Sie Ihren Diabetespass am besten auch beim Augenarzt und bei allen anderen Behandlungen vor. Genauso im Krankenhaus. Dort sollten Sie ihn unbedingt unaufgefordert vorlegen und um Behandlung durch einen Diabetologen bitten. Warum dies so wichtig ist, erfahren Sie im Interview von Professor Siegel auf Seite 177.

Der Pass kann zum Helfer in der Not werden, falls Sie einmal fremde Hilfe in Anspruch nehmen müssen. Dann sind Helfende sofort informiert, dass Sie Diabetes haben. Zudem steht die Adresse Ihres behandelnden Arztes darin. Ebenso wie

Tragen Sie Ihren Gesundheits-Pass Diabetes stets bei sich oder nehmen Sie ihn zumindest bei jedem Arztbesuch mit. Der Pass enthält alle Ihre Daten zur Behandlung, den notwendigen Vorsorgeuntersuchungen und Ihren individuell vereinbarten Behandlungszielen.

die Adresse derjenigen Person, die im Notfall benachrichtigt werden soll. Haben Sie sich für eine elektronische Version entschieden, kann eine Hinweiskarte beispielsweise im Portemonnaie diese Funktion übernehmen.

Was steht an?
Im Quartal, im Jahr?

In Ihrem Diabetespass sollten Sie die regelmäßigen Kontrolluntersuchungen eintragen und die Ergebnisse festhalten. Hier geht es zum einen um die Blutzucker- und Blutdruckwerte, die in jedem Quartal zu bestimmen sind. Zum andern geht es um alle anderen notwendigen Kontrollen. Dazu zählen Untersuchungen von Herz- und Kreislauf, Blutgefäßen, Augen, Nieren, Nerven und Füßen.

Wie oft die Checks notwendig sind, hängt von den Anfangsbefunden ab. Diese zeigen, ob schon erste Beeinträchtigungen durch den Diabetes aufgetreten sind. Die Untersuchungen tun nicht weh, sind aber notwendig. Nach den Ergebnissen richten sich dann die weiteren Kontrolltermine, um den Krankheitsverlauf gut im Blick zu behalten. Falls Sie bei guter Gesundheit sind, genügen einmal jährliche Untersuchungen.

DMP: Behandlung nach Plan

Wenn Sie sich bei Ihrem Arzt in ein strukturiertes Behandlungsprogramm (Disease-Management-Programm, Abk.: DMP) einschreiben, so sind darin bereits alle notwendigen Untersuchungen und Behandlungsschritte enthalten.

DMP sind staatlich geförderte Programme für chronisch kranke Menschen. Sie werden von den Krankenkassen angeboten und legen fest, wie beispielsweise die Versicherten mit Typ 2 Diabetes behandelt werden sollen. Es gelten allgemein anerkannte Behandlungsleitlinien – ganz gleich, wo sie wohnen und bei welchem Arzt Sie sind. Ein Fortschritt durch die DMP ist, dass zum Behandlungsablauf regelmäßig die Einstellung des Bluthochdrucks und der Blutfettwerte gehört. Alle drei: Blutzucker, Blutdruck und Blutfette, müssen im Lot sein, damit Sie Ihre Lebensqualität erhalten und vor Folgekrankheiten geschützt sind.

TIPP **Behandlungsvereinbarung mit ihrem Arzt**

Besprechen Sie sich mit Ihrem Arzt beim Eintragen Ihre neuen Werte. Lassen Sie sich die Ergebnisse erklären. Wenn Sie die weiteren Behandlungsziele vereinbaren, überlegen Sie gemeinsam, mit welchen Maßnahmen Sie die Ziele erreichen wollen. Schreiben Sie die vereinbarten Schritte auf. Alles zählt. Jede Zigarette weniger, jede Änderung von Bewegungs- und Essgewohnheiten, jedes Gramm weniger. Schwarz auf weiß ist es verbindlich.

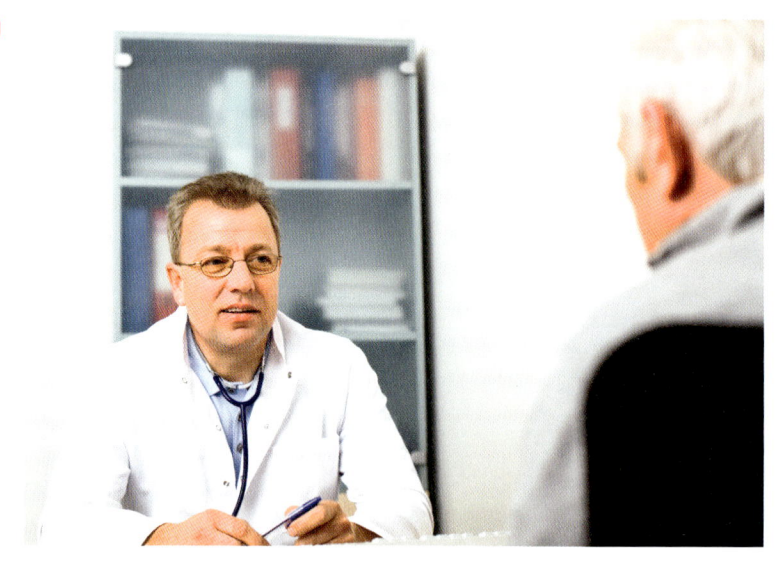

Bis zum Jahr 2010 hatten sich bereits zwei Millionen Menschen in ein solches Behandlungsprogramm eingeschrieben. Etwa ein Drittel der Diabetiker. Besprechen Sie mit Ihrem Arzt, ob es für Sie sinnvoll ist.

Zum Hausarzt oder Diabetologen?

Oft wird Diabetes in der hausärztlichen Praxis entdeckt und behandelt. Die meisten Patienten fühlen sich dort gut aufgehoben. Besonders, wenn sie nicht nur an Diabetes leiden, sondern mit weiteren Erkrankungen kämpfen. Dann ist eine wohnortnahe hausärztliche Betreuung die beste. Doch gehen Sie gerade zu Beginn der Behandlung auch zu einem Spezialisten, um die oben beschriebene Generaluntersuchung durchführen zu lassen. Auf Diabetes spezialisierte Ärzte, sogenannte Diabetologen, sind dafür die beste Anlaufstelle. Sie arbeiten zumeist in Diabetologischen Schwerpunktpraxen mit Teams kompetenter Fach- und Schulungskräfte. In Deutschland gibt es zurzeit etwa 1100 dieser spezialisierten Praxen.

Zweite Anlaufstelle: Diabetologische Schwerpunktpraxis

Natürlich kann nicht jeder Diabetiker dauerhaft von Diabetologen betreut werden, das ist auch nicht notwendig. Doch sollte Sie der Hausarzt immer dann zu einem solchen Spezialisten überweisen, wenn Sie bei der Behandlung nicht Ihre angepeilten Ziele erreichen oder mit etwas Probleme haben. Dazu zählen häufige Unterzuckerungen oder diabetesbedingte Folgeerkrankungen. Selbst wenn der Langzeitblutzuckerwert HbA1c anhaltend über sieben Prozent (oder 53 mmol/mol) bleibt, ist es ratsam, den Spezialisten zu Rate zu ziehen.

Weitere Überweisungsgründe sind Behandlungsumstellung oder die Einstellung auf Insulin. Auch spezielle Schulungen bieten meist nur Diabetologische Schwerpunktpraxen und Schulungseinrichtungen an. Legen Sie auf diese Zusatzbetreuung immer dann Wert, wenn Ihre Behandlung nicht zu den angestrebten Verbesserungen des HbA1c-Wertes führt.

Die regelmäßige Untersuchung in ihrer hausärztlichen Praxis ist die Basis des Diabetes-Selbstmanagements.

INTERVIEW — Welche Untersuchungen sind wichtig?

Wer Diabetes hat, muss mitdenken. „Dies betrifft nicht nur die Blutzuckerwerte, sondern auch die Kontrolluntersuchungen", meint Professor Stephan Martin aus Düsseldorf.

Welche Untersuchungen sind notwendig?

Bei einem neuen Patienten starten wir mit einer Blutentnahme im Nüchternzustand. Neben einem Blutbild sind Nieren- und Leberwerte wichtig. Bei erhöhten Werten können bestimmte Medikamente nicht eingenommen werden. Weiterhin bestimmen wir natürlich den Langzeitblutzuckerwert HbA1c. Zudem ist die Ausscheidung von Albumin sehr wichtig, die sogenannte Mikroalbuminurie. Diese zeigt nicht nur Nieren-, sondern auch Gefäßschäden auf.

Dann untersuchen wir die Füße und messen mit der Stimmgabel die Empfindlichkeit. Sinnvoll sind auch Ultraschalluntersuchungen von Bauch, Herz und Gefäßen und ein Belastungs-EKG. Damit können wir feststellen, ob die Gefäße verkalkt oder sogar bereits verengt sind.

Viele Patienten berichten, dass bei ihnen schon lange kein Belastungs-EKG mehr gemacht wurde. Dabei zeigt es sehr gut, wie fit der Patient ist, wie sich der Blutdruck unter Belastung entwickelt und wie das Herz funktioniert. Im Ultraschall des Herzens können wir feststellen, wie dick der Herzmuskel ist. Wenn der Herzmuskel beispielsweise sehr verdickt ist, zeigt dies ein wesentlich höheres Risiko für Herzinfarkt. Da muss der Blutdruck besser eingestellt werden.

Ist dies alles in den Versorgungsprogrammen (DMP) der Krankenkassen?

Ja, diese Programme sind eine sehr gute Einrichtung. Allerdings sollten die Patienten darauf achten, dass die darin vorgesehenen Untersuchungen auch wirklich durchgeführt werden. Leider kommt es immer wieder vor, dass so wichtige Untersuchungen wie die Vibrationsmessung an den Beinen und Füßen vergessen werden. Der Test ist ein einfacher Nachweis einer diabetischen Nervenschädigung. Wer beim Stimmgabeltest nichts spürt, merkt auch keinen Stein im Schuh und läuft sich blutig.

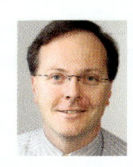

Professor
Dr. Stephan Martin

Checkliste: Wie gut werden Sie betreut?

Die Behandlung von Diabetes ist eine Gemeinschaftsleistung von Arzt und Patient, daher sollten Sie sich in der Praxis möglichst wohl fühlen. Und auch inhaltlich sollte es stimmen: Machen Sie sich vor dem Arztbesuch klar, was Sie wissen wollen, wo Sie Zweifel haben und welche Ziele Sie anstreben.

Vielleicht nehmen Sie einen Spickzettel mit ins Sprechzimmer, damit Sie nichts vergessen. Denn eins ist sicher: Der Arzt verfügt zwar über ein größeres medizinisches Wissen als Sie, aber nur Sie selbst kennen genau Ihren Körper, Ihre Lebenssituation und Ihren Alltag. Beantworten Sie die folgenden Fragen und beurteilen Sie, inwieweit Ihre Arztwahl auch Ihren Bedürfnissen entspricht.

☐ Haben Sie das Gefühl, im Arztgespräch unbefangen Fragen stellen und auf Ihre Probleme aufmerksam machen zu können?

☐ Fühlen Sie sich mit Ihren Fragen ernst genommen?

☐ Werden Ihre Fragen ausführlich und verständlich beantwortet? Haben Sie die Möglichkeit, Nachfragen zu stellen?

☐ Können Sie andere Informationen einbringen, Notizen nutzen oder machen, ohne dass Ihnen das unangenehm ist?

☐ Besprechen Sie gemeinsam, welche Therapieziele für Sie erreichbar sind: in Hinsicht auf die Blutzucker-, Blutdruck- und Blutfettwerte, Gewichtsreduktion, Bewegung und Ernährung?

☐ Ist die Beratung so konkret, dass Sie die Empfehlungen sofort in Ihren Alltag umsetzen können?

☐ Wird regelmäßig der HbA1c-Wert bestimmt?

☐ Wurde Ihnen erklärt, wozu dieser Wert wichtig ist, und wissen Sie, wie hoch er ist oder wie hoch er sein sollte?

☐ Ist Ihnen gezeigt worden, wie Sie Ihr Diabetes-Tagebuch – in der passenden Form für Sie – führen und wozu die Eintragungen dienen?

☐ Haben Sie einen „Diabetes-Pass" in der Arztpraxis erhalten?

☐ Falls Sie an einem Disease-Management-Programm teilnehmen: Werden die darin vorgesehenen Untersuchungen regelmäßig gemacht und die Werte mit Ihnen besprochen?

☐ Können Sie ehrlich darüber reden, wenn Sie ein verschriebenes Medikamente nicht eingenommen haben und gemeinsam eine Lösung suchen?

☐ Nimmt man sich in der Praxis genug Zeit, um Ihre dokumentierten Blutzuckerwerte im Rahmen Ihrer Lebensführung zu besprechen?

Routineuntersuchungen

Bestimmte Untersuchungen sollten in der Praxis regelmäßig gemacht werden.

☐ Wird Ihr Blutdruck jedes Mal überprüft? Können Sie die Werte, die Sie Zuhause gemessen haben, besprechen?

☐ Werden Ihre Füße regelmäßig sorgfältig und von allen Seiten untersucht?

☐ Benutzt Ihre Ärztin oder Ihr Arzt eine Stimmgabel, um Ihre Nervenfunktion zu prüfen?

☐ Werden Sie daran erinnert, dass es angeraten ist, Ihre Augen einmal jährlich untersuchen zu lassen?

Zur Therapie

☐ Sind Sie ausreichend angeleitet worden, wie Sie Ihre Behandlungsziele überprüfen, den Urinzucker oder den Blutzucker messen?

☐ Wurden Ihnen die verschiedenen Therapieformen ausführlich erklärt?

☐ Haben Sie verstanden, welche Therapie in Ihrer Situation am geeignetsten ist?

- ☐ Wurde Ihnen erklärt, wie Ihre Tabletten wirken und auf welche unerwünschten Wirkungen Sie – insbesondere anfangs –achten müssen?
- ☐ Wurden Sie darüber aufgeklärt, unter welchen Bedingungen Sie die Dosis der Tabletten verändern können?
- ☐ Bei Insulinbehandlung: Wurden Ihnen die Unterschiede zwischen den Insulinarten und eine spezielle Schulung angeboten?
- ☐ Kontrolliert Ihr Arzt die Spritzstellen?

Allgemeines

- ☐ Haben Sie Anleitung bekommen, wie Sie im Alltag Ihren Diabetes „managen" können. Das heißt: Wie Sie Blutzucker, Blutdruck, Ernährung und Bewegung im Lot halten, damit keine Folgeschäden auftreten?
- ☐ Sind Sie über gesunde Ernährungsformen bei Diabetes informiert worden?
- ☐ Haben Sie erfahren, wie wichtig regelmäßige Bewegung für Ihren Stoffwechsel ist?
- ☐ Wurde Ihnen nahegelegt, eine Schulung zu besuchen?
- ☐ Hat man Ihnen den Kontakt zu einer Selbsthilfegruppe vorgeschlagen?

Je mehr Fragen Sie mit Ja beantworten können, desto besser. Mussten Sie häufig mit Nein antworten, sollten Sie überlegen, ob Sie nicht zusätzlich einen Diabetologen zu Rate ziehen wollen.

TIPP 24 Stunden-Diabetes-Gesundheitstelefon

Hier beantworten Fachkräfte Ihre Fragen rund um Diabetes. Sie informieren über spezialisierte Diabetes-Einrichtungen, Ärzte und Diabetes-Berater. Zudem können Sie spezielle Fragen zu Gesundheit, Lebensführung, Ernährung und Bewegung stellen:
Telefon: 01802 505 205.

Ein Anruf aus dem deutschen Festnetz kostet 0,06 Euro, aus dem Mobilfunk je nach Anbieter maximal 0,42 Euro pro Minute.
Das Telefon ist jeden Tag rund um die Uhr besetzt.
Weitere Informationen im Internet unter www.diabetesde.org

INFO Jährliches Mindestprogramm für Diabetiker:

- Nierenkontrolle: Harntest auf Eiweißteilchen (Mikro-/Makroalbuminurie)
- Augenarzt: Untersuchung des Zustands Ihrer Netzhaut
- Blutfettwerte: Bestimmung des Gesamtcholesterins, LDL/HDL-Cholesterins, der Triglyzeride
- Bei Insulin: eventuelle Verhärtungen an den Spritzstellen
- Körperliche Untersuchungen: Status von Herz und Blutgefäßen
- Fußinspektion: Durchblutung, Sensibilität, Wunden
- Allgemeinzustand: Gewichtskontrolle, Wohlbefinden, depressive Verstimmung (zum Beispiel mithilfe eines Fragebogens)
- Zahnarzt: Zähne und Zahnfleisch

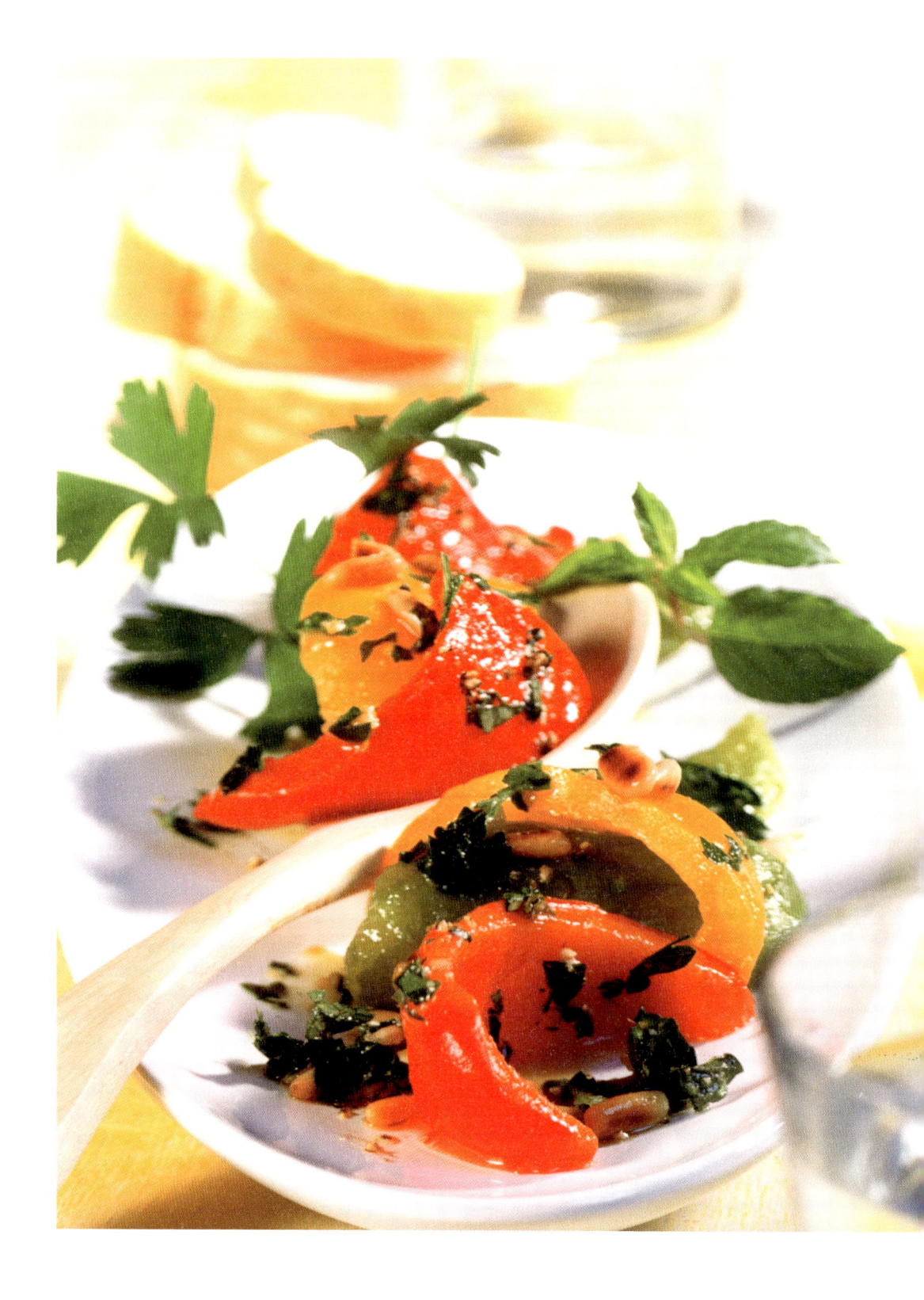

WERDEN SIE GOURMETIKER

Willkommen im neuen Club der GOURMETiker. Hier erfahren Sie, wie Diabetiker gutes Essen und Trinken ohne Reue genießen. Beispielsweise liefert die mediterrane Küche dafür das ideale Drehbuch und ist eine Möglichkeit für eine diabetesgerechte Ernährung. Mit frischem Gemüse, herrlichen Pastagerichten, gegrilltem Fisch und würzigen Kräutern. Wer dies mit allen Sinnen genießt, isst automatisch weniger und fühlt sich wohler.

DIE DIABETESKÜCHE IST DIE BESTE!

Wenn Sie jetzt lachen und an Schmalhans als Diätküchenchef denken, sind Sie nicht auf der Höhe der Zeit. Längst muss für Familienmitglieder mit Diabetes nicht mehr extra gekocht werden. Viel zu lange haben strikte Verbote und Diätkost Menschen mit Diabetes den Spaß am Essen verdorben. Deshalb dürfen Sie auf ein Motto vertrauen: Verbote sind verboten.

Gutes Essen gehört zu den schönsten Dingen des Lebens. Das finden wir doch alle. Und es macht noch mehr Spaß in geselliger Runde, die niemanden ausschließt.

Die Diabetesküche von heute ist möglichst frisch und abwechslungsreich. Sie achtet auf das richtige Verhältnis von Fett, Eiweiß und Kohlenhydraten, auf eine schonende Zubereitungsart und natürlich die passende Portionsgröße. Dann steht dem vollen Genuss nichts mehr im Weg.

Investieren Sie in Ihre Gesundheit

Wer die Erbanlagen für Diabetes in sich trägt, kann nicht so unbeschwert reinhauen wie andere. Das ist eindeutig. Die größte Herausforderung ist für die meisten die Gewichtskontrolle. Machen Sie es sich bewusst: Vererbt wird nicht das Übergewicht, sondern nur die Veranlagung dazu.

Diabetes ist ein lebenslanger Begleiter, der falsches Essen und zu große Portionen übelnimmt. Ebenso geht es ihm mit Stress, Bewegungsmangel, zu viel Alkohol und Rauchen. Deshalb müssen Menschen mit Diabetes besondere Vorsorge treffen, damit ihnen ihre Gesundheit erhalten

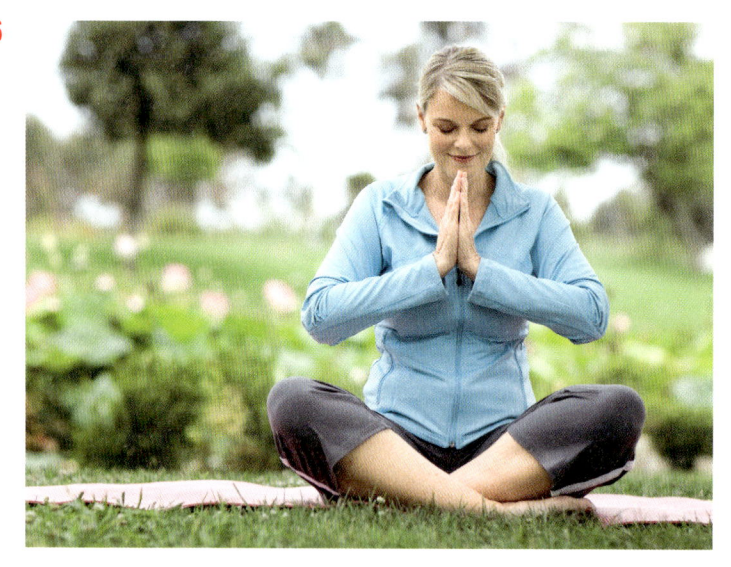

bleibt. Bei keiner Bank der Welt erhalten Sie so viel Zinsen wie Ihnen Ihr eigener Körper für einen gesunden Ernährungs- und Lebensrhythmus zurückzahlen wird. Seien Sie sicher, diese Anlage lohnt sich für Sie.

Ziehen Sie Bilanz

Zum Glück ist Diabetes eine Erkrankung, bei der man recht gut die Weichen neu stellen kann. Dies gelingt am besten, wenn Sie erst einmal Bilanz ziehen.

- Wie sind Ihre Blutdruck-, Cholesterin- und Zuckerwerte?
- Wie läuft ein durchschnittlicher Tag bei Ihnen ab?
- Was essen und was trinken Sie? Rauchen Sie?
- Sind Sie zufrieden mit Ihrem Gewicht und Ihrer Fitness?
- Und jetzt die wichtigste Frage: Wie viel sind Sie bereit, in Ihre Gesundheit zu investieren?

Denn Gesundheitsvorsorge kostet Zeit. Gerade am Anfang werden Sie mehr Zeit für sich brauchen, für Einkaufen, Kochen und ruhige Mahlzeiten. Für körperliche Aktivität und für Erholungsphasen, für Pflege und Muße. Und dafür, Neues aus-

zuprobieren. Ungünstige Lebensgewohn- heiten durch gesündere zu ersetzen.

Fruchtige Drinks anstelle von Cola & Co. oder pikante Zucchini-Tomaten-Snacks an- stelle von Chips und Nüssen. Irgendwann haben Sie die alten Gewohnheiten verges- sen, lieben Obst und Gemüse und können ohne den abendlichen Spaziergang kaum noch einschlafen.

Denken Sie langfristig und ohne Vorurteile

Denken Sie einfach daran, dass auch neue Geschäfte Zeit brauchen. Erst wenn man weiß, wie es läuft, fällt es leicht. So geht es auch mit unseren Essensgewohnhei- ten. Was und wie viel wir essen, wird im Laufe des Lebens mehr und mehr zur Ge- wohnheit. Essen hat ja nicht nur mit Hun- ger zu tun. Wir essen auch, weil es ein Ri- tual ist oder wir uns belohnen wollen.

Probieren Sie Verschiedenes aus. Zwin- gen Sie sich zu nichts. Nur das, was Sie mögen und Ihnen guttut, werden Sie langfristig beibehalten. Denn ums Lang- fristige geht es hier. Dies gilt besonders dann, wenn Sie, wie die meisten von uns, ein paar Pfunde zu viel auf die Waage bringen.

Investieren Sie in Ihre Gesundheit. Ihr Körper zahlt Ihnen Zinsen.

Bin ich wirklich zu schwer?

Im Grunde weiß jeder selbst am besten, ob er zu viele Pfunde mit sich rumschleppt oder nicht.

Doch Hand aufs Herz: Manchmal wollen wir es einfach nicht wahrhaben. Deshalb wurde der Body-Mass-Index (BMI) als neutraler Maßstab festgelegt. Der BMI oder Körpermassenindex beruht auf der Formel: Körpergewicht in Kilogramm geteilt durch das Quadrat der Körpergröße in Metern (siehe Seite 36). Dass der BMI ursprünglich amerikanischen Lebensversicherern diente, um den Gesundheitszu-

BEWERTUNG DES KÖRPERGEWICHTS VON ERWACHSENEN (NACH WHO 2000)

Kategorie	BMI (kg/m²)	Risiko für Begleiterkrankungen
Normalgewicht	18,5–24,9	niedrig
Übergewicht	ab 25	durchschnittlich
Adipositas (Fettleibigkeit)	ab 30	
Grad 1	30–34,9	erhöht
Grad 2	35–39,9	hoch
Grad 3	ab 40	sehr hoch

INFO **Gesucht: Hamburger mit Hochschulreife**

Überraschend: Im Bericht der Ernährungsforscher des Max Rubner-Instituts von 2008 heißt es, dass Fettleibigkeit in den unteren sozialen Schichten deutlich öfter vorkommt. Je höher der Schulabschluss und das Einkommen ausfallen, desto niedriger ist das Körpergewicht. Dies betrifft vor allem Frauen, die in unteren sozialen Schichten zu 35 Prozent fettleibig sind, in der Oberschicht dagegen nur zu 10 Prozent. Interessant ist auch, dass Singles am schlanksten sind. Bei Männern ist dies besonders deutlich: Männer in Partnerschaft haben zu 73 Prozent Übergewicht, Alleinlebende dagegen nur zu 51 Prozent.

Außerdem gibt es regionale Unterschiede: Während Hamburg mit „nur" 57 Prozent übergewichtiger Männer auf Platz eins rangiert, hält das benachbarte Schleswig-Holstein mit 70 Prozent übergewichtigen Männern die rote Laterne.

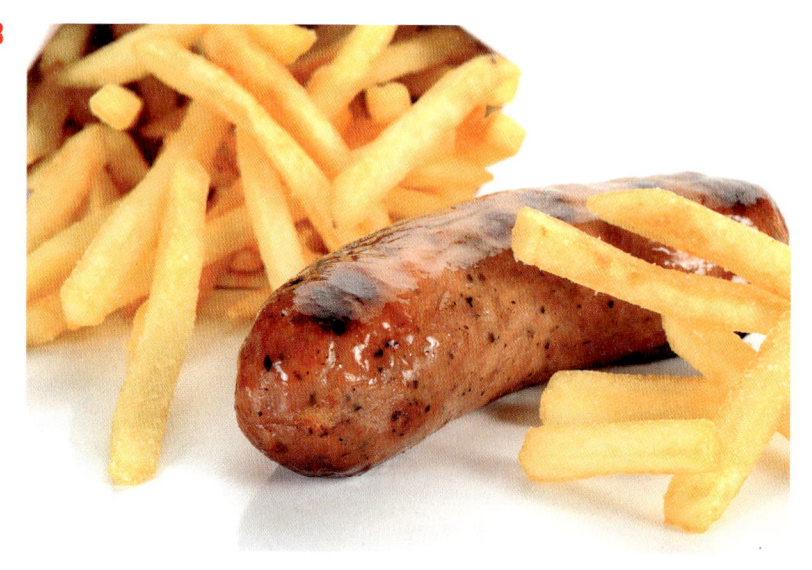

stand ihrer Versicherten zu beurteilen, belegt seine Aussagekraft. Die Weltgesundheitsorganisation (WHO) hat fünf Klassen daraus gemacht und diesen Gesundheitsrisiken zugeordnet (siehe Seite 77).

Leichtere Männer braucht das Land

Wie die Nationale Verzehrs-Studie aus dem Jahr 2006 belegt, sind zwei Drittel aller Männer (66 %) und die Hälfte aller Frauen (51 %) übergewichtig. Das heißt: Sie weisen mindestens einen BMI von 25 kg/m² auf. Verglichen mit einer Erhebung von 1998 haben vor allem junge Erwachsene an Gewicht zugelegt. Der Anteil der übergewichtigen jungen Männer im Alter von 18 oder 19 Jahren stieg von 20 auf 28 Prozent. Auch die Frauen haben in den zehn Jahren zugelegt, von 17 auf 23 Prozent.

Massives Übergewicht mit einem BMI über 30 kg/m² betrifft 20 Prozent der Deutschen. Also jeden Fünften. Fachleute sprechen von „Adipositas" oder Fettleibigkeit. Das übermäßige Körpergewicht erschwert nicht nur das Leben, sondern führt mit hoher Wahrscheinlichkeit zu Stoffwechselerkrankungen wie Diabetes, Bluthochdruck und Arteriosklerose. Sogar das Risiko, eine Krebserkrankung zu entwickeln, ist höher.

Wie viele Kalorien brauche ich?

Fast jeder hat irgendwann schon mal versucht, ein paar Pfunde loszuwerden. Doch wie hoch ist Ihr täglicher Kalorienbedarf? In der Nationalen Verzehrs-Studie von 2006 wussten es nur acht Prozent der fast 20 000 Befragten.

Dabei ist es gar kein Zauberwerk, seinen täglichen Energiebedarf in etwa zu berechnen. Die beiden Ärzte Dagmar und Hans Hauner aus München benutzen eine ganz einfache Formel:

Mein persönlicher Tageskalorienbedarf: Ihr Körpergewicht in kg …….. x 30 = ………… kcal.

Für alle, die weder Leistungssportler noch Schwerstarbeiter sind, ist diese Formel ausreichend, um annäherungsweise ihren Tageskalorienbedarf zu ermitteln.

Beispiel: Ein 100 Kilo schwerer Mann braucht 100 x 30 = 3 000 Kilokalorien (kcal) täglich.

Es gibt keine Verbote. Selbst Pommes und Bratwurst können Sie als Diabetiker ab und zu genießen, solange Sie Ihre Stoffwechselwerte und Ihr Gewicht im Auge behalten.

ABNEHMEN: DIE RECHNUNG GEHT AUF

Wenn Sie Pfunde loswerden wollen, geht dies natürlich nur mit einer negativen Energiebilanz. Das heißt: Sie müssen unter Ihrem täglichen Energiebedarf bleiben. Da gibt es zwei Möglichkeiten: Entweder Sie erhöhen Ihren persönlichen Verbrauch durch mehr körperliche Aktivität oder Sie essen weniger Gehaltvolles. Am besten kombinieren Sie beide Methoden.

Doch bleiben wir hier erst einmal beim Essen: Erfahrungsgemäß müssen Sie von Ihrem errechneten Energiebedarf mindestens 500 kcal abziehen, um langfristig einen Erfolg zu sehen. In unserem Beispiel des 100-Kilo-Mannes sind dies:

3 000 kcal – 500 kcal = 2 500 kcal/Tag. Um abzunehmen, sollte er also nicht mehr als 2 500 kcal pro Tag zu sich nehmen.

Denn so – wenn auch umgekehrt – ist das Übergewicht ja zuvor entstanden: Die Energieaufnahme war größer als der Verbrauch und der Körper hat die überschüssige Energie in Form von Fett gespeichert. Ob es jetzt andersherum geht, liegt allein in Ihrer Hand. Wenn Sie in diesem Moment zustimmend nicken, kann es losgehen. Fangen wir mit dem Fett in unserer Nahrung an. Da Fett die meisten Kalorien enthält, ist dies der erste und wichtigste Rat: Essen Sie weniger Fett und weniger fetthaltige Lebensmittel!

ALLE LIEBEN DIE „KALORIE"

Wenn es um den Energiegehalt unserer Nahrung geht, so dreht sich alles um Kalorien. Dabei sind es immer gleich Tausende von ihnen, nämlich Kilokalorien (kcal). Alle Versuche, stattdessen die neue internationale Einheit Kilojoule (kJ) einzuführen, stießen in der Praxis auf taube Ohren. Jetzt sagt eine neue EU-Richtlinie: Kilokalorien und Kilojoule dürfen weiterhin nebeneinander stehen. Die Kalorien bleiben uns also erhalten.
Zur Info:
4,1868 Kilojoule entspricht 1 Kilokalorie
1 Kilojoule entspricht 0,2388 Kilokalorien

FETT MACHT FETT

Wir essen alle zu viel Fett. Schließlich verbringen die meisten Menschen ihren Tag im Sitzen – im Auto, Zug, Büro und vor dem Fernseher, da ist der Kalorienbedarf gering und Fett bringt viele Kalorien mit sich. Der durchschnittliche Fettkonsum liegt in Deutschland zwischen 80 und 120 Gramm täglich, wie die Deutsche Gesellschaft für Ernährung (DGE) anhand verschiedener Studien herausgefunden hat. Rund 50 bis maximal 80 Gramm wären schon vollkommen ausreichend. Der Hauptanteil unseres Fettkonsums kommt von tierischen Fetten. Vor allem aus Wurst- und Fleischwaren von Rind und Schwein, von Milch- und Milchprodukten

BILD 1 und BILD 2: Sie haben die Wahl: Eine Forelle schonend in Wasser in Fett gebraten oder „blau" gedünstet.

sowie Eiern. Wenn Sie bisher rund 110 Gramm Fett pro Tag gegessen haben und zukünftig 60 Gramm weniger essen, haben Sie damit einen großen Schritt zum Abnehmen getan. Denn damit ist schon eine Kalorienreduktion von über 500 kcal erreicht: 60 x 9 = 540 kcal (= 2 261 kj). Allein dieser Fettverzicht wäre eine clevere Strategie, um langsam aber sicher abzunehmen. Wenn Sie abnehmen wollen, essen Sie möglichst wenig fette Lebensmittel und trinken Sie keinen oder sehr wenig Alkohol. Es gibt viele Tricks zum Einsparen von Fetten. Überlegen Sie doch mal, wo Sie sich leicht umstellen könnten. Fangen Sie da an, wo Ihnen die Veränderungen am leichtesten fallen, weil es praktisch den Geschmack kaum beeinträchtigt. So ist es für Sie kein Verzicht. Ein guter Anfang könnten fettärmere Milchprodukte oder leichtere Salatsoßen sein. Versuchen Sie es mal. Wenn Sie sich daran gewöhnen, ist das „Alte" schnell vergessen. Der Schlüssel liegt darin, Neues zur Routine werden zu lassen. Dann sind Sie auf der Siegerseite.

INFO   Das steckt drin:

Fett und Alkohol sind die größten Energielieferanten
- 1 g Fett = 9 kcal
- 1 g Alkohol = 7 kcal
- 1 g Eiweiß = 4 kcal
- 1 g Kohlenhydrate = 4 kcal

SO DRÜCKEN SIE DEN FETTKONSUM

- Schneiden Sie sichtbares Fett ab
- Essen Sie nicht die Haut von Geflügel
- „Schälen" Sie Paniertes und Frittiertes
- Meiden Sie fettreiche Würste und fettes Fleisch
- Bevorzugen Sie Gegrilltes und Gedünstetes
- Nehmen Sie fettreduzierte Butter oder Margarine, milden Senf oder Tomatenmark als Brotaufstrich
- Dämpfen Sie Ihren Hunger durch einen Vorspeisensalat
- Ersetzen Sie Vollmilchprodukte durch fettarme Produkte
- Binden Sie Saucen mit püriertem Gemüse statt Sahne
- Würzen Sie mit gekörnter Brühe statt mit fetten Brühwürfeln

Kochen Sie mit weniger Fett

Beim Kochen lässt sich eine ganze Menge Fett einsparen, ohne dass es überhaupt den Geschmack beeinträchtigt. „So braucht man beispielsweise Auflauf- und Backformen gar nicht einzufetten und kann Fleisch, Fisch und Geflügel fettfrei in einer beschichteten Pfanne, im Tontopf oder in Bratfolien garen", sagt Diätassistentin Kirsten Metternich, die in der Zeitschrift Diabetes-Journal für die Ernährung zuständig ist. Zusätzlich empfiehlt sie, Braten und Suppen einen Tag früher zu kochen, damit man das erkaltete Fett abschöpfen kann. Und für die Soße bitte weder Sahne noch Mehl. Ein kleiner Schuss

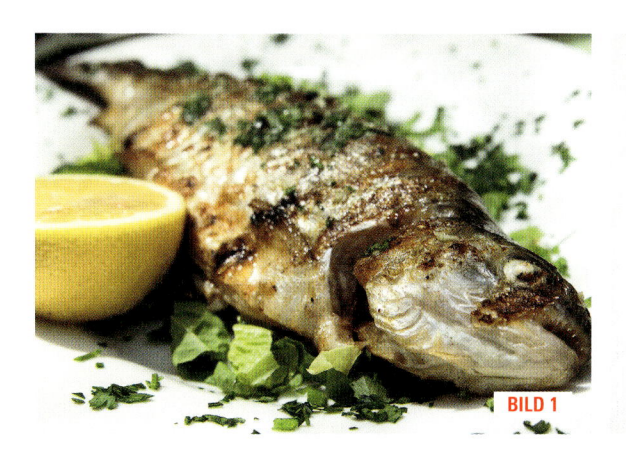
BILD 1

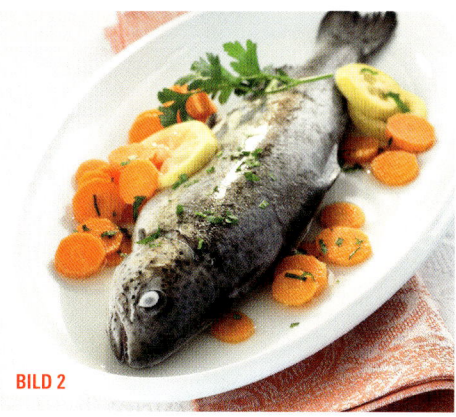
BILD 2

kohlensäurehaltiges Mineralwasser am Schluss peppt sie wunderbar auf. Probieren Sie es aus. Das Ergebnis ist verblüffend. Wenn Sie eine stärker gebundene Soße wollen, gelingt dies mit fettarmer Milch und püriertem Gemüse wie Zwiebeln, Sellerie und Karotten hervorragend. Falls Sie beim Spiegelei nicht auf den Klecks Butter verzichten wollen, nehmen Sie eine möglichst kleine Pfanne. Dann brauchen Sie weniger Fett.

Nur die Guten ins Töpfchen …

Fisch ist gesund (siehe Seite 95). Doch hat die starke Nachfrage nach Fisch dazu geführt, dass viele Fische von der Ausrottung bedroht sind. Zudem gefährden bestimmte Fangmethoden den Lebensraum der Meerestiere.

Leider ist die Alternative zum Wildfang, die Zuchtfischerei, auch nicht immer ohne negative Folgen für die Umwelt: Antibiotika und Abfälle können die umgebenden Gewässer belasten und große Areale zerstören. Wer mit gutem Gewissen Fisch essen will, sollte beim Fischkauf auf Produkte aus nachhaltiger Fischerei oder ökologischer Aquakultur achten. Organisationen wie der World Wide Fund for Nature (WWF) und Greenpeace bieten Fischrat-

TIPP **Gütesiegel helfen beim bewussten Fischkauf**

Wenn ein Fisch beispielsweise das Siegel des Marine Stewardship Council (MSC) trägt, kommt er laut WWF aus einer nachhaltigen Fischerei. Das heißt unter anderen, dass die Fischereibetriebe nicht mehr Fische fangen, als nachwachsen können. Laut Greenpeace sind Fischarten wie Dorade, Seeteufel, Tilapia oder Wolfsbarsch eher gefährdet, bessere Alternativen seien Zander, Karpfen, Pangasius und Regenbogenforelle. Doch sind nicht immer alle Fischbestände einer Art gleichermaßen gefährdet oder werden mit denselben Fangmethoden befischt. Man muss daher beim Fischkauf gezielt nachfragen. Bei Zuchtfischen kann man davon ausgehen, dass die Fische aus einer „nachhaltigen Produktion" stammen, wenn sie vom Verband Naturland beispielsweise ein Siegel für Produkte aus ökologischer Aquakultur tragen. Das Siegel gibt es mittlerweile für Lachs, Forelle, Saibling, Pangasius, verschiedene Mittelmeerfische sowie Garnelen. Leider ist die Kennzeichnung auf Verpackungen von Fischprodukten bisher lückenhaft, weil sie noch keine Pflicht ist.

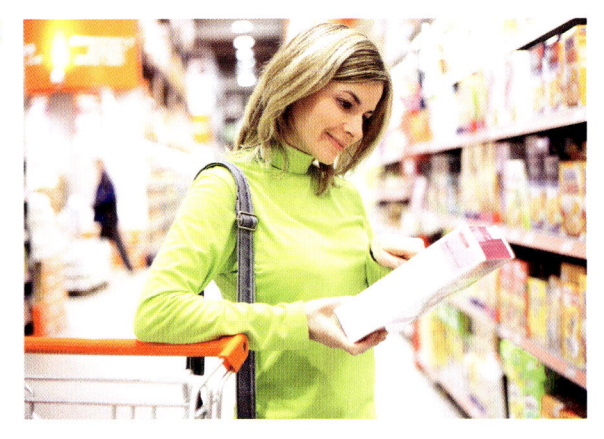

Der Blick auf die Zutatenliste lohnt sich.

geber an, die über gefährdete Fischarten in bestimmten Fanggebieten informieren, und geben Tipps für den Einkauf.

Augen auf fürs Kleingedruckte

Nicht nur bei Versicherungsverträgen, auch im Supermarkt kann das Kleingedruckte aufschlussreich sein. Darin können Sie anhand der Zutatenlisten potenzielle Fettfallen noch vor dem Einkauf erkennen. Denn bei allen abgepackten Lebensmitteln und Fertiggerichten müssen die Angaben auf der Zutatenliste ihrem mengenmäßigen Anteil entsprechend aufgeführt werden. Je weiter oben das Fett erscheint, desto mehr davon ist drin. Einige Hinweise zur Kennzeichnung finden sie unter www.test.de.

Wenn Sie nicht ganz schlau daraus werden, so werfen Sie einen Blick auf die Nährwert- und Brennwertangaben, die den Kaloriengehalt pro 100 Gramm oder 100 Milliliter ausweisen. Doch lassen Sie sich von den scheinbar niedrigen Angaben nicht täuschen. Die abgepackte Portion ist meistens größer als die angegebene Bezugsgröße von 100 Gramm. Dann wissen Sie sofort, ob Sie eine Kalorienbombe in der Hand halten.

Fast-Food oder Junkfood?

Die schnelle Küche ist Teil des modernen Lebens. Aber achten Sie bei Fertiggerichten darauf, ob darin der Geschmacksverstärker Glutamat enthalten ist. Er steht im Verdacht, den Appetit anzuregen. Falls dies stimmt, wären Geschmacksverstärker kontraproduktiv für Abnehmwillige.

Entgegen ihrem schönen Namen verstärken Geschmacksverstärker keines-

TIPP Lecker und leichter

- Hähnchen und Wild statt Gans und Schweinebraten
- Frikadelle statt Bratwurst
- Zander, Karpfen und Forelle statt Aal und Lachs
- Putenwurst und magerer Schinken statt Salami und Mettwurst

- Joghurt statt Sahne
- Spaghetti statt Eiernudeln
- Obstsalat statt Tiramisu
- Früchtequark statt Mousse
- Hefekuchen und Obstschnitte statt Torte
- Geschlagene Vanillesoße statt Sahne

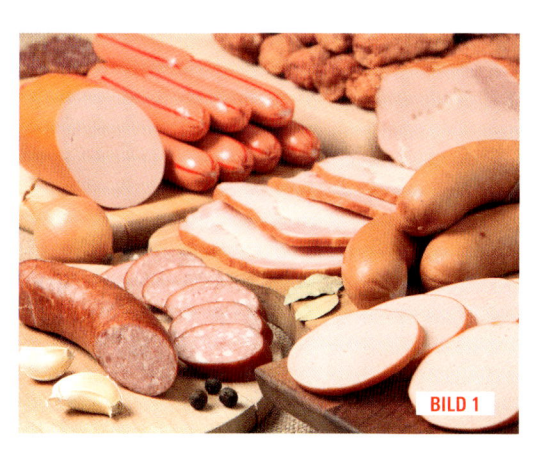
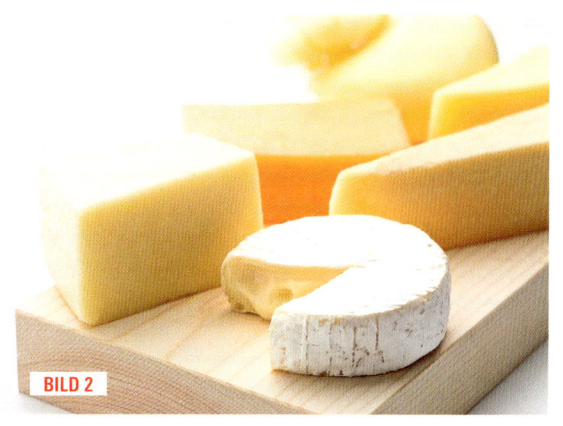

BILD 1 und **BILD 2**: Wurst hat es besonders dicke ... Beim Käse gilt das Fett in der Trockenmasse.

wegs den Eigengeschmack der Lebensmittel, sondern sorgen für einen Einheitsgeschmack. So ein Essen macht schon deshalb nicht satt, weil die Geschmacksnerven unbefriedigt bleiben. Wenn möglich, meiden Sie Fertiggerichte und Würzmischungen. Sie enthalten fast alle Geschmacksverstärker.

Die Pizza aus der Truhe zählt zu den beliebtesten Schnellgerichten. Doch seien Sie bei Billigprodukten besonders kritisch. Immer häufiger enthalten sie statt Käse ein Käseimitat aus Pflanzenfett, Milchpulver und Zusatzstoffen. Und statt echtem Schinken einen Ersatz aus Fleischstücken, Wasser und Geliermittel. An sich ist dies zwar nicht gesundheitsschädlich, wird aber selten korrekt deklariert.

Wer nur den Teig fertig kauft und ihn selbst belegt, hat trotzdem schnell eine fertige Pizza und weiß. was er isst. Und außerdem dürfte es besser schmecken.

Käse und Wurst: Die Geheimnisvollen

Wie viel Fett die Wurst enthält, entgeht uns leicht, wenn wir beim Metzger oder an der Frischtheke einkaufen. Leber- und Mettwurst zählen mit über 40 Gramm Fett in 100 Gramm Ware zu den Üppigsten. Salami, Gelbwurst und Leberkäse haben immer noch etwa 30 Gramm zu bieten. Vergleichsweise mager sind gekochter Schinken, Corned Beef, Rindfleischsülze und bestimmte Bockwürste mit rund 10 Gramm Fett in 100 Gramm Gesamtmasse.

TIPP

Wenn Sie Käse aus Kuhmilch nicht so gut vertragen, probieren Sie doch einmal Ziegenkäse. Er hat in der Regel eine günstigere Fettzusammensetzung und weniger Milcheiweiß. Für manche Menschen ist er besser verdaulich.

Beim Käse wird es etwas komplizierter, wenn es um den Fettgehalt geht. Lautet die Bezeichnung „18 % Fett absolut", so ist das noch einfach. In 100 Gramm Käse stecken 18 Gramm Fett. Viel häufiger ist allerdings die Angabe „i. Tr.", also in der Trockenmasse. Bei Käse ist diese Angabe üblich, weil dessen Wassergehalt vom Reifegrad abhängt. Der Fettgehalt bezieht sich also auf die reine Trockenmasse. Da Käse aber immer Wasser enthält, ist der tatsächliche Fettgehalt stets niedriger als der angegebene. Als Faustregel gilt: Bei Hart-, Schnitt- und Weichkäse können Sie die Fettwerte halbieren. Bei Mozzarella, Frischkäse und Quark bleibt von der angegebenen Fettmenge noch etwa ein Drittel.

„Ich fühle mich wohl und mache bei diesem ganzen Schlankheitszirkus nicht mit", sagen viele. Für Professor Hauner ist dies nicht immer glaubwürdig.

Warum soll ich überhaupt abnehmen?
Solange Sie nur wenige Kilos zu viel auf die Waage bringen und Ihr Stoffwechsel und der Blutdruck noch in Ordnung sind, besteht tatsächlich kein Grund für Veränderungen. Das subjektive Wohlbefinden ist dabei allerdings ein schlechter, weil nicht verlässlicher Ratgeber. Ich kenne nicht wenige sehr stark Übergewichtige, die Wohlbefinden angeben, aber keine Treppe ohne Pausen schaffen. Es kommt daher darauf an, inwieweit der BMI über 30 kg/m² hinausgeht oder – bei BMI zwischen 27 und 30 kg/m² – bereits begleitende Gesundheitsstörungen vorliegen. Es geht also nicht allein um das Gewicht, sondern auch um das Gesamtrisiko und den „Leidensdruck".

Wie viel muss ich abnehmen?
Je höher das Gewicht ist und je gravierender die begleitenden Störungen sind, desto notwendiger wird die Gewichtsabnahme. Meistens reicht aber eine Abnahme von wenigen Kilos, so zwischen 3 kg und 10 kg, um viele Störungen zu bessern oder zu beseitigen und das Wohlbefinden zu verbessern. Die Entscheidung über das richtige Abnehmziel hängt von vielen Faktoren und nicht zuletzt Ihrer persönlichen Motivation ab. Im Zweifelsfall sollte man mit seinem Arzt darüber sprechen.

Diäten haben mich bisher nur dicker gemacht. Wie kann ich es besser machen?
In der Tat sind Kurzzeitdiäten nicht die Lösung. Sie sind höchstens ein Einstieg. Es kommt vielmehr darauf an, seine Lebensweise insgesamt auf den Prüfstand zu stellen und gemeinsam mit einem Expertenteam zu überlegen, was sich im Einzelnen bei der alltäglichen Ernährung und Bewegung ändern lässt. Die Ernährungsumstellung ist für das Gewicht wirksamer als die Bewegung. Ziel sollte dabei immer eine langfristige Änderung der Lebensweise sein, um auf Dauer erfolgreich zu sein.

Helfen da keine Tabletten?
Derzeit gibt es keine wirklich empfehlenswerten Tabletten zur Gewichtsabnahme. Bei Diabetes ist es aber wichtig, die richtigen blutzuckersenkenden Medikamente zu wählen. Sulfonylharnstoffe, Pioglitazon und vor allem Insulin können das Gewicht erhöhen, Metformin und GLP-1-Mimetika senken es etwas, DPP-4-Hemmer und Acarbose sind gewichtsneutral. Die richtige Wahl kann bis zu 5 kg Unterschied machen.

Wie schaffe ich es, mein Gewicht zu halten?
Man sollte sich einen persönlichen Plan machen, der auch das Verhalten bei „Sünden" und in „Schwächephasen" vorsieht, und diesen langfristig einhalten. Dazu gehören regelmäßige Gewichtskontrolle und sofortige Reaktion, wenn sich ein Anstieg abzeichnet. Auch der ständige Kontakt zum Betreuungsteam kann sehr hilfreich sein. Ideal ist es, sich dauerhaft an einen neuen Lebensstil zu gewöhnen. Dies fällt mit der Zeit zunehmend leichter.

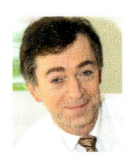

Professor
Dr. Hans Hauner

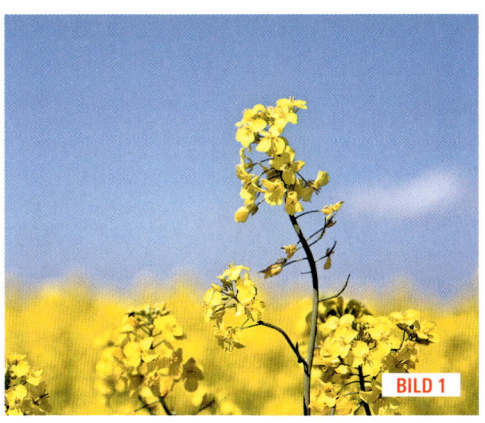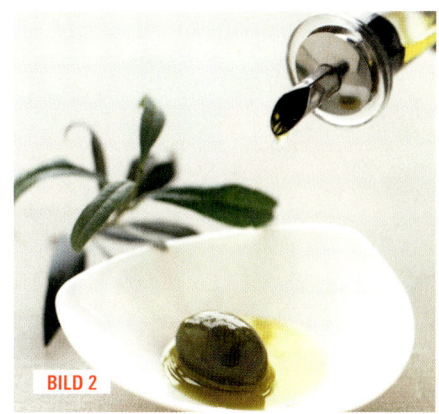

BILD 1 und **BILD 2**: Aus Ernährungssicht verdient Rapsöl die Goldmedaille unter den Ölen – noch vor Olivenöl.

Fett ist nicht gleich Fett

Traditionell essen wir viel tierisches Fett. Selbst Menschen, die nur wenig Fleisch und Wurst essen, aber Käse, Butter und Eier lieben, nehmen immer noch reichlich davon zu sich. Für unsere Blutgefäße sind tierische Fette ungünstiger als pflanzliche, weil sie viel Cholesterin und gesättigte Fettsäuren enthalten und die Arterienverkalkung (Arteriosklerose) fördern. Dabei kommt es zu Ablagerungen und Veränderungen an den Arterienwänden. Die Blutgefäße werden verengt und der Blutfluss behindert. Zu den gefürchteten Folgen zählen Herzinfarkt und Schlaganfall.

Auch die Transfettsäuren, in Deutschland gehärtete Fette genannt, haben eine ungünstige Wirkung auf den Fettstoffwechsel. Sie können diese Fettarten reduzieren, wenn Sie Ihren Fleisch- und Wurstkonsum senken, auf Fast-Food und Fertigprodukte weitgehend verzichten und fettreiche Süßigkeiten und Backwaren vermeiden.

Im Unterschied zu tierischen Fetten enthalten die meisten pflanzlichen Fette und Öle überwiegend ungesättigte Fettsäuren. Besonders günstig sind Lebensmittel mit einfach ungesättigten Fettsäuren, wie Rapsöl und Olivenöl. Sie schützen die Blutgefäße, weil sie dazu beitragen, das schädliche Cholesterin im Blut, das LDL (Low-Density-Lipoprotein), zu senken. Dass die Herzinfarktraten rund

---

INFO **Olivenöl, das Silber des Mittelmeers – Rapsöl, das Gold des Nordens**

Gourmets sehen in Olivenöl mehr als eine Zutat für Salate. Sie huldigen dem gelbgrünen Tropfen geradezu wie gutem Wein, schwören auf sein Aroma und setzen es als kulinarisches Highlight ein. Aus Ernährungssicht verdient das Olivenöl aber nur Silber. Gold geht an Rapsöl! Sein Fettsäurespektrum lässt es ganz oben auf dem Siegertreppchen stehen, auch wenn es im Geschmack nicht mithalten kann. Bei der Auswahl der besten Öle helfen Ihnen immer wieder aktuelle Testberichte. Die momentan aktuellsten Untersuchungen stammen für Rapsöle aus test 11/2009, für Olivenöle aus test 4/2010. Pflanzenöle sind zwar gesünder als tierische Fette, machen aber genauso dick. Bitte gehen Sie beim Kochen sparsam damit um.

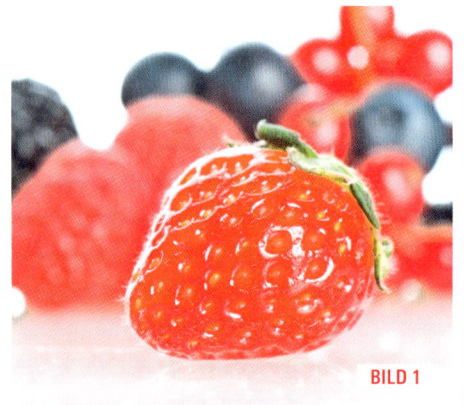
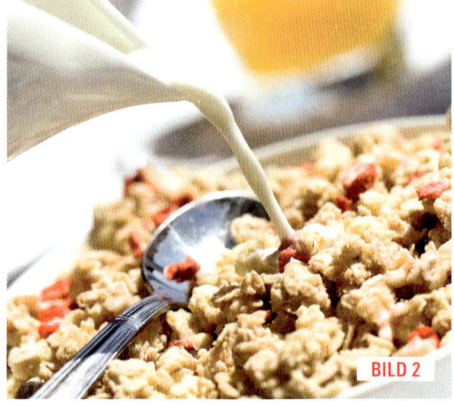
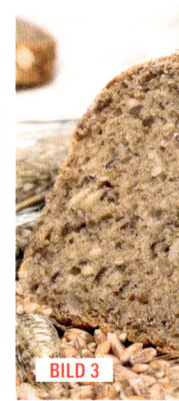

BILD 1 BILD 2 BILD 3

ums Mittelmeer sehr niedrig sind, könnte unter anderem an der Liebe zu guten Ölen liegen. Die Griechen verzehren im Durchschnitt 18 Liter Olivenöl im Jahr, die Italiener kommen auf elf Liter und die Deutschen gerade mal auf einen. Doch bei allem Hoch auf die mediterrane Küche sollte man mit Ölen ebenso haushalten wie mit Fetten.

Messen Sie auch bei Salatsoßen das Öl sorgfältig ab. Ein Teelöffel Öl ist ausreichend. Mit einem Schuss Apfelessig, kohlensäurehaltiges Mineralwasser, Grapefruitsaft, Senf, Kräutern, Knoblauch und Zitrone können Sie eine Supersoße zaubern. Daneben sehen fertige Dressings, Mayonnaise und fettreicher Joghurt ganz blass aus!

BITTE MEHR KOHLENHYDRATE – ABER DIE LANGSAMEN!

Nach den vielen Tipps zum Fetteinsparen fragen Sie jetzt wahrscheinlich, von was Sie sich zukünftig auf den Beinen halten sollen. Nur von Quark und Steaks? Das kann es ja nicht sein! Da liegen Sie vollkommen richtig.

Allein von fettarmem Quark und mageren Steaks werden Sie ganz bestimmt nicht satt. Dafür sollen ja auch die Kohlenhydrate sorgen: Machen Sie Kohlenhydrate zu Ihrer Hauptenergiequelle!

Wenn Sie diesem Rat jetzt nicht trauen, ist dies verständlich. Es liegt daran, dass in der Diabeteskost traditionell mit Kohlenhydrat-Portionen (KHP) oder Broteinheiten (BE) gerechnet wird (siehe Seite 90). Fast zwangsläufig bleibt der Eindruck: Kohlen-

hydrate sind schlecht für den „Zucker", und tatsächlich kann jeder erleben, dass eine größere Kohlenhydratmenge den Blutzucker deutlich ansteigen lässt.

So wundert es nicht, dass Diabetiker bei den Kohlenhydraten noch unter dem deutschen Durchschnittskonsum liegen, der um die 40 Prozent der Gesamtkalorienmenge pendelt. Das ist im Grunde nicht falsch, da sie instinktiv damit einen übermäßigen Blutzuckeranstieg vermeiden wollen. Dabei heißt es sogar in den Ernährungsempfehlungen der Deutschen Diabetes-Gesellschaft: „Kohlenhydrate können bis zu 60 Prozent der Gesamtenergie" betragen. Auch dieser Satz hat nach wie vor seine Gültigkeit.

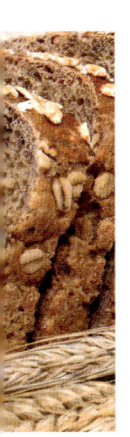

BILD 1: Macht Früchte erst zum Geschmackserlebnis – die Fruktose.
BILD 2 und **BILD 3**: Viele Diabetiker essen eher zu wenige Kohlenhydrate, obwohl sie bei richtiger Auswahl sättigen, ohne den Blutzucker zu belasten.

Kohlenhydrate richtig auswählen

Kohlenhydrate sind die einzigen Nährstoffe, die schnurstracks den Blutzucker ansteigen lassen. Allerdings machen sie es in ganz verschiedenen Tempos. Und dies ist entscheidend! Die Unterschiede in den Blutzuckeranstiegen sind fast so groß wie zwischen Roller und Rennwagen (siehe Seit 88). Deshalb wird Sie jetzt interessieren, worin eigentlich die Unterschiede zwischen den Kohlenhydraten liegen.

Zuckerketten: Je länger, desto besser

Die Geschmacksvorliebe für „süß" ist angeboren, weil zuckerhaltige Lebensmittel Energie liefern. Und zwar schnell verfügbare Energie. Denn Zucker bedeutet Kohlenhydrate pur. Ohne Zucker wären Bananen fad, Obstsäfte sauer, und Milch schmeckte wie Pappe. Unsere Babys würden sich lautstark beschweren!

Die Palette des Zuckers reicht von süß bis geschmacklos. In der Tat gibt es den Einfachzucker Glukose (Traubenzucker), der nur aus einem einzigen Kohlenhydrat-Teilchen besteht. Bei Zweifachzuckern

sind zwei einzelne Kohlenhydrate miteinander verknüpft. Das beste Beispiel ist der Haushaltszucker, die Saccharose. Dieser ist eine Verbindung aus Traubenzucker und Fruchtzucker. Auch Milchzucker, die Laktose, ist ein solcher Zweifachzucker.

Je länger die Zuckerketten werden, desto mehr verliert sich der süße Geschmack. So schmeckt Stärke, die aus vielen Zuckerbausteinen besteht, überhaupt nicht süß. Bei der Verdauung werden die langen Stärkeketten durch Enzyme im Dünndarm in einzelne Zuckerbausteine zerlegt, die erst so vom Körper aufgenommen werden können. Da die freiwerdenden Zuckerbausteine erst nach und nach ins Blut wandern, lassen sie den Blutzuckerspiegel nur langsam ansteigen.

Die schnellen und die langsamen Kohlenhydrate

Alle kohlenhydrathaltigen Lebensmittel wirken durch ihren Zuckergehalt direkt blutzuckersteigernd. Allerdings gelangen sie mit unterschiedlichem Tempo in den Blutkreislauf. Traubenzucker (Glukose) wird als Einfachzucker geradewegs ins

WELCHER ZUCKER STECKT WO DRIN?

Kohlenhydrate oder Zuckerarten	Beispiele
Einfachzucker (Monosaccharide)	Traubenzucker (Glukose), Fruchtzucker (Fruktose)
Zweifachzucker (Disaccharide)	Haushaltszucker (Saccharose), Milchzucker (Laktose), Malzzucker (Maltose)
Vielfachzucker (Polysaccharide)	Stärke (für Menschen unverdaulich: Zellulose)

Blut aufgenommen. Langsamer geht es bei Mehrfachzuckern und bei verarbeiteten oder ballaststoffreichen Lebensmitteln. Denn bei der Verdauung müssen sie erst zerlegt und in Einfachzucker aufgespalten werden. Sonst können sie nicht in die Blutbahn transportiert werden. Für uns hat dies ganz praktische Konsequenzen: Je nachdem, welche Kohlenhydrate wir gegessen haben, schießt der Blutzucker schnell oder langsam in die Höhe.

Schnell oder langsam?

„Langsame Kohlenhydrate" sind weitaus günstiger für den Blutzuckerverlauf. Sie lassen ihn nur verzögert und weniger hoch ansteigen als „schnelle Kohlenhydrate". Außerdem sättigen sie besser, weil sie in der Regel mehr Ballaststoffe enthalten. Für die langsamen Kohlenhydrate könnte ein Roller stehen. Er kommt zwar langsamer auf Touren, schafft sich aber zuverlässig voran. Ganz anders geht es im Rennwagen ab, der für die „schnellen Kohlenhydrate" steht. Denn ebenso flott kann Traubenzucker aus einer Cola in die Blutbahn rasen. Zu rasant für den Alltag.

Die Schnelligkeit der Kohlenhydrataufnahme kann allerdings recht individuell sein. Deshalb ist der GI (Abkürzung für glykämischen Index (siehe Kasten) ein Anhaltspunkt, aber nicht das Nonplusultra. So spielen Zusammensetzung und Verarbeitung jedes Lebensmittels ebenso eine Rolle wie die Höhe des Fett- und Ballaststoffanteils der gesamten Mahlzeit. Doch ist der GI eine gute Orientierungshilfe für die Auswahl der richtigen kohlenhydrathaltigen Lebensmittel, wenn man schnelle Blutzuckeranstiege vermeiden will.

Spaghetti, Gnocchi & Co.

Erinnern Sie sich, dass ein Gramm Kohlenhydrate nur 4 kcal enthält. Nahrungsfett aber 9 kcal? Demzufolge wäre folgende Strategie ideal zum Abnehmen: Weni-

DIE UNTERSCHIEDLICHEN KOHLENHYDRATE

Rennwagen	Roller
Beispiele für schnelle Kohlenhydrate = hoher GI	**Beispiele für langsame Kohlenhydrate = niedriger GI**
Traubenzucker (Glukose), Haushaltszucker	Vollkornbrot, Vollkornreis, Vollkornnudeln, Mais
Honig, Gummibärchen, Süßigkeiten	Kartoffeln, Kartoffelprodukte, Pommes, Klöße
Gesüßte Limonaden, Cola, Fruchtsäfte	Gemüse, Salat, Obst
Marmeladen, Wassereis	Milch, Milchprodukte, Milcheis
Kandierte Früchte, süße Schokolade	Plätzchen, Mürbeteig-, Hefekuchen

INFO Für was steht der GI?

Ob ein kohlenhydratreiches Lebensmittel schnell oder langsam in die Blutbahn aufgenommen wird, lässt sich über den sogenannten „Glykämischen Index" (GI) vorhersagen.

Zur Ermittlung des GI wird bei einer Versuchsperson, die 50 Gramm eines kohlenhydrathaltigen Testproduktes isst, der Blutzuckeranstieg nach dem Essen gemessen. Als Bezugsgröße (=100%) dient der Anstieg, der mit 50 Gramm reinem Traubenzucker gemessen wird.

Je niedriger der glykämische Index eines Lebensmittels, desto langsamer und moderater steigt der Blutzucker an. Lebensmittel mit niedrigem GI sind somit günstig für Menschen mit Diabetes und Übergewicht (Buchhinweis siehe Seite 201).

ger von dem Dickmacher Fett und mehr von dem Sattmacher Kohlenhydrate, und zwar von den langsamer verdaubaren. Für Liebhaber von Spaghetti und Co. ist dies die beste Nachricht. Nudeln machen ohnehin glücklich, nicht nur Kinder.

Diese Strategie wird allen Menschen, die Grundnahrungsmittel schätzen, leichtfallen. Kohlenhydratreich sind alle Getreideprodukte Nudeln, Spätzle, Reis und Mais. Zudem Kartoffeln, Knödel, grüne Bohnen, Erbsen Karotten, Brokkoli und Zucchini. Die Liste könnte unendlich fortgesetzt werden.

Konkret geht es um eine gesunde Mischkost. Zur Zusammensetzung aus Fett, Kohlenhydraten und Eiweiß gibt es eine anhaltende Diskussion, auch unter den Fachleuten. Richtig ist, dass es dabei viel stärker auf die Gesamtenergie, also die Kalorienzufuhr ankommt, und bei der

Aufteilung zwischen den 3 Kategorien durchaus Spielraum für persönliche Vorlieben gibt, solange die richtigen Fette und Kohlenhydrate ausgesucht werden. Viele Diabetiker machen aber gerne den Fehler, dass sie bei Kohlenhydraten zu sehr sparen und dies aber durch zu viel Fett wettmachen und dabei sicher nichts gewinnen.

Als Orientierung für die richtige Zusammensetzung von Fett, Kohlenhydraten und Eiweiß lassen sich in etwa folgende Zahlen nennen:

- Fette: 25 bis 40 Prozent, vorwiegend pflanzliche Fette oder Fischfett
- Kohlenhydrate, langsame: 40 bis 60 Prozent, vorwiegend aus Getreide, Gemüse, Kartoffel, Obst
- Eiweiß: 10 bis 20 Prozent

Und in der Summe sollten es nicht mehr Kalorien sein als Sie verbrauchen.

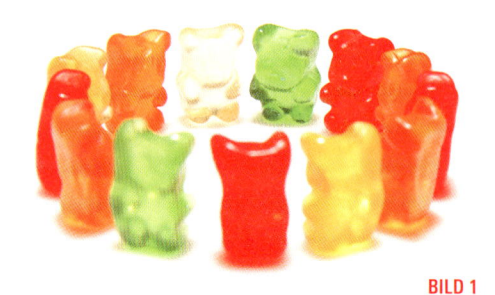 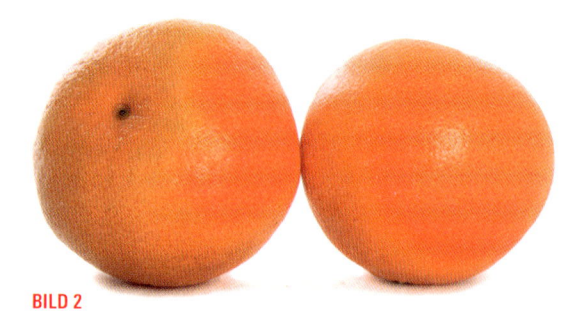

BILD 1   BILD 2

KHP und BE

Bei richtiger Auswahl der Kohlenhydrate und Verteilung über den Tag lassen sich Blutzucker und Gewicht günstig beeinflussen. Damit Sie dafür weder Lebensmittelchemie noch Mathematik studieren müssen, gibt es in der Praxis die bewährten Schätzmaße, die als Kohlenhydratportionen (KHP) oder Broteinheiten (BE) uns das Leben erheblich vereinfachen.

- 1 KHP = 10 bis 12 Gramm Kohlenhydrate
- 1 BE = 12 Gramm Kohlenhydrate

Wer an BE gewöhnt ist, kann diese Berechnung beibehalten. Der Unterschied ist ja minimal. Die Umbenennung in KH-Portionen erfolgte nach der Wiedervereinigung, weil in der DDR mit Kohlenhydrateinheiten, entsprechend zehn Gramm Kohlenhydraten, gerechnet wurde. Die BE mit 12 Gramm ist in den alten Bundesländern und Österreich ein Begriff. Sie können das eine wie das andere verwenden.

BEISPIELE FÜR EINE KHP (ODER BE):

- halbe Scheibe Mischbrot,
- halbes Brötchen,
- kleiner Apfel,
- halbe Banane,
- kleine Kartoffel,
- mittelgroße Orange.

Die Berechnung von Kohlenhydrateinheiten ist allerdings nur dann notwendig, wenn Sie Insulin spritzen oder Medikamente einnehmen, die speziell die Insulinproduktion forcieren. Dazu zählen Sulfonylharnstoffe (z. B. Glibenclamid, Glimepirid), die zu Unterzuckerungen führen können (siehe Medikamente Seite 142).

INFO **Gut, dass wir keine Wiederkäuer sind**

… sonst müssten wir die Zellulose auch noch in unsere Zuckerbilanz einbeziehen. Im Unterschied zur Stärke, die unser Körper leicht knacken und als Glukose nutzen kann, ist die in großen Mengen in der Pflanzenwelt vorkommende Zellulose für den Menschen unverdaulich. Sie dient Pflanzen als Gerüstsubstanz und kann nur von Wiederkäuern wie Rindern, Schafen und Ziegen verwertet werden. Die Zellulose wird in ihren Vormägen, dem Pansen, durch Bakterien zersetzt. Für uns ist die Zellulose ein Ballaststoff, der die Darmtätigkeit anregt, aber nicht den Blutzucker in die Höhe treibt.

BILD 1 und **BILD 2**: Beides ist eine Kohlenhydrateinheit:
Sechs Gummibärchen (15 g) oder zwei Mandarinen (100 g).

Die Verwendung dieser Einheiten ist hauptsächlich für Diabetiker wichtig, die Insulin spritzen. Nur auf diese Weise ist eine gute Abstimmung zwischen den gegessenen Kohlenhydraten und dem Insulinbedarf möglich. Für Diabetiker, die kein Insulin benötigen, sind diese Einheiten hilfreich, weil sie eine Orientierung über eine Mindestversorgung mit Kohlenhydraten bieten.

Kohlenhydratportionen statt Kalorienzählen

Wenn Sie jetzt verstehen, dass der Austausch von Dickmachern gegen fettarme Alternativen oder langsame Kohlenhydrate fast immer möglich ist, steht gutem Essen nichts mehr im Weg. Denn oft ist die Alternative sogar geschmacklich ein Gewinn. Das könnte sein, wenn Sie Parmaschinken statt fetter Teewurst, ein Rinderfilet statt Eisbein, Forelle statt Lachs, 200 g Erdbeeren statt sechs Gummibärchen oder eine Obstschnitte statt Buttercremetorte genießen.

Wichtig ist allerdings, dass Sie sich dies einmal klarmachen und bereit sind – zumindest für eine bestimmte Zeit –, bewusster zu essen. Dies gelingt sehr gut, wenn Sie sich mit dem System der Kohlenhydratbausteine vertraut machen.

Eine BE (KHP) = 50 kcal

Angenommen eine 70 Kilo schwere Person will die Hälfte ihrer täglichen Kalorienmenge durch Kohlenhydrate bestreiten, dann geht die Berechnung der Kalorien ganz einfach: 1600 kcal / 2 = 800 kcal für Kohlenhydrate. Und jetzt noch der letzte Rechenschritt: Da eine BE rund 50 kcal entspricht, gilt: 800 kcal / 50 kcal = 16 BE. Das heißt: Mit 16 BE pro Tag ist er in seinem Plan.

Selbst wenn Sie bei Ihrer Behandlung keine Kohlenhydratmengen berechnen, können die Kohlenhydratbausteine bzw. BE die Abschätzung der Kalorienmenge erleichtern. Für die Küche gibt es übrigens übersichtliche Nährwertposter, die Sie meist in der Schulung erhalten. Damit gehen die Werte schnell in Fleisch und Blut über. Solange Sie kein Insulin benötigen, geht es auch ohne Kohlenhydrat- und Kalorienzählen. Dann genügt es, wenn Sie auf die Lebensmittelauswahl und die Portionsgrößen achten.

In der Praxis wird es einfach

Keine Angst vor den vielen Informationen. Schritt für Schritt wird es zur Routine. Außerdem ist alles gar nicht so kompliziert. Gar nicht zählen beispielsweise Salate, Gurken, Tomaten und die meisten Gemüse wie Grüne Bohnen, Karotten, Rosenkohl, Brokkoli, Zucchini, Blumenkohl, Kohlrabi, Spinat, Zwiebeln und Pilze. Diese Lebensmittel enthalten viel Wasser, kein Fett und etwas Ballaststoffe. Doch keine Regel ohne Ausnahmen. Der Fettgehalt von Oliven und Avocados ist so hoch, dass Sie diese schon wegen des hohen Kaloriengehaltes nur in kleinen Portionen genießen sollten. Die meisten Ballaststoffe quellen im Darm und regen auf diese

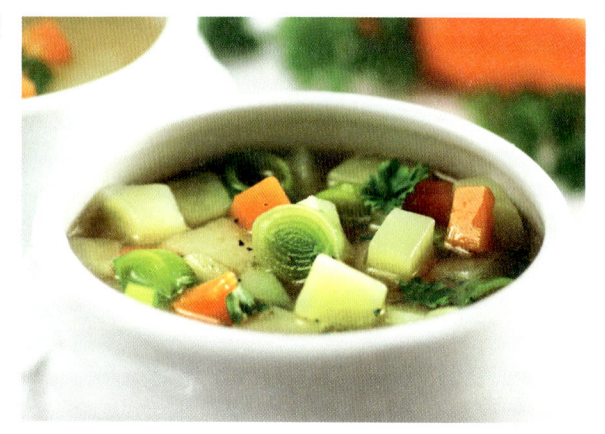

Hier brauchen Sie nur die kohlenhydratreichen Gemüse wie Kartoffeln, dicke Bohnen oder Erbsen zu berechnen.

Weise die Darmtätigkeit an. Deshalb ist es wichtig, täglich wenigstens 1,5 bis 2 Liter Flüssigkeit zu trinken. Am besten trinkt man Wasser oder auch Mineralwasser, ungesüßten Tee oder kalorienarme, d. h. stark verdünnte Fruchtsäfte. Wählen Sie je nach Geschmack. Natürlich auch Light-Getränke, die anstelle von Zucker Süßstoff enthalten.

Ballaststoffe sättigen und sind nahezu kalorienfrei

Lebensmittel mit einem hohen Ballast-stoffanteil, wie Vollkornprodukte, be-stimmte Gemüse sind von Hause aus günstig. Nicht nur für Diabetiker und Ab-nehmwillige, sondern für jeden. Sie hel-fen, den Cholesterinspiegel zu normalisie-ren und sind reich an Vitaminen und Mi-neralstoffen sowie sekundären Pflanzen-stoffen, die unser Immunsystem stärken. Zudem füllen sie den Magen und lassen nach kurzer Zeit ein Sättigungsgefühl ent-stehen. Ballaststoffreich sind beispielswei-se Linsen, Rosenkohl, Grünkohl, Möhren, Blumenkohl und Brokkoli. Auch verschie-dene Obstsorten enthalten relativ viele Ballaststoffe.

Ein weiteres Plus ist, dass Ballaststoffe den Blutzuckeranstieg nach einer Mahl-zeit verzögern. Nach den Ernährungsemp-fehlungen sollte die tägliche Ballaststoff-menge mindestens 30 Gramm ausma-chen. Je mehr, desto besser. Die deutsche Durchschnittskost liegt nur bei etwa 20 bis 25 Gramm.

VIEL ODER WENIG EIWEISS?

Vielleicht sind Sie ein Liebhaber von ei-weißreichen Lebensmitteln und fragen sich, warum diese erst jetzt und so stief-mütterlich am Schluss der drei Ernäh-rungsbausteine genannt werden. Nach den Kohlenhydraten und Fetten kommen sie praktisch erst als dritte Ernährungssäu-le dran. Das ist in der Tat so. Wenn wir rund 55 Prozent unseres Kalorienbedarfs mit Kohlenhydraten decken, rund 30 Pro-zent mit Fetten, dann bleiben gerade mal 15 Prozent für Eiweiß.

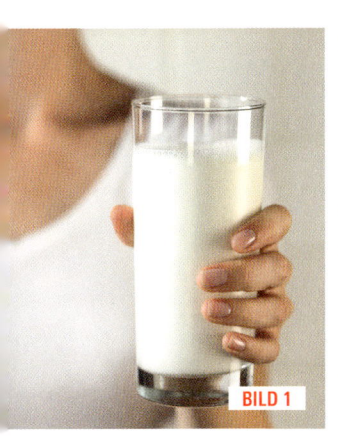
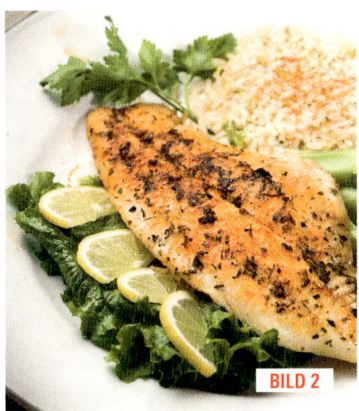
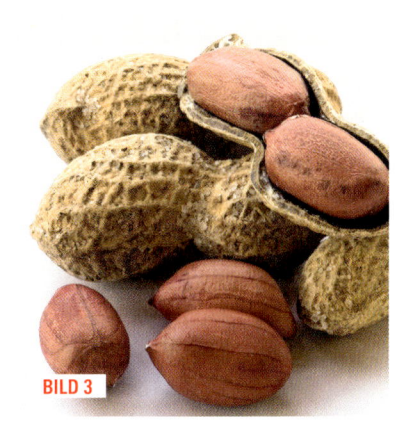

BILD 1   **BILD 2**   **BILD 3**

BILD 1, BILD 2 und **BILD 3**: Wer eiweißreiche Lebensmittel wie Milch, Fisch, Käse oder Nüsse liebt, sollte regelmäßig seine Nierenfunktion testen lassen.

Viele Diabetiker lieben eiweißreiche Kost

Da Diabetiker bei eiweißreichen Nahrungsmitteln gern stärker zugreifen, liegt der Proteingehalt ihrer Ernährung meist über der Durchschnittskost. Der Grund ist, dass sie bei den Kohlenhydraten fälschlicherweise auch bei den „langsamen Kohlenhydraten" zu sehr sparen und dann einfach noch hungrig sind. Die „Klassiker" Fleisch und Milchprodukte stehen schließlich in gutem Ruf.

In der Tat besteht Eiweiß aus lebensnotwendigen Bausteinen, den Aminosäuren. Sie sind für den Körper die Grundbausteine, um Zellen, Hormone und Abwehrstoffe zu bilden. Doch genügen für den täglichen Bedarf schon mäßige Mengen davon. Überschüssiges Eiweiß muss der Körper abbauen und über die Nieren entsorgen.

Wenn Sie eiweißreiche Kost lieben, sollten Sie aber zwei wichtige Dinge beachten: Zum einen müssen Ihre Nieren in Ordnung sein. Da eiweißreiche Lebensmittel bei einer diabetesbedingten Nierenschädigung die Ausscheidungsfunktion der Nieren belasten, kann ein hoher Eiweißkonsum schädlich sein. Zum anderen enthalten viele eiweißreiche Lebensmittel

gleichzeitig noch viel Fett. Also unbedingt auf den Fettgehalt achten! Bevorzugen Sie fettreduzierte Milch und Milchprodukte. Ebenso ins Gewicht fällt der Fettgehalt von Fleisch und Wurst. Daher sind auch fetter Fisch, wie Lachs und Makrele, mit Vorsicht zu genießen. Ähnliches gilt für Nüsse.

Was viele gar nicht wissen: Der Körper kann Eiweiß in Zucker umwandeln, teilweise zumindest. Es geht langsam, doch könnte es der Grund dafür sein, falls der Blutzucker drei bis vier Stunden nach einem eiweißreichen Essen unerwartet hoch sein sollte.

Regelmäßiger Nierencheck

Nach längerer Diabetesdauer und schlecht eingestelltem Zucker nimmt die Niere leicht Schaden. Besonders gefährlich für die Nieren ist ein schlecht eingestellter Bluthochdruck. Deshalb sollten Diabetiker Ihre Nierenfunktion mindestens einmal im Jahr testen lassen. Getestet wird mit einem Teststäbchen im Harn.

Der Teststreifen verfärbt sich, wenn Eiweiß (Albumin) im Harn ist. Fachleute sprechen in diesen Fällen von Mikroalbuminurie. Bei einer Eiweißausscheidung besteht der Verdacht auf eine frühe Nie-

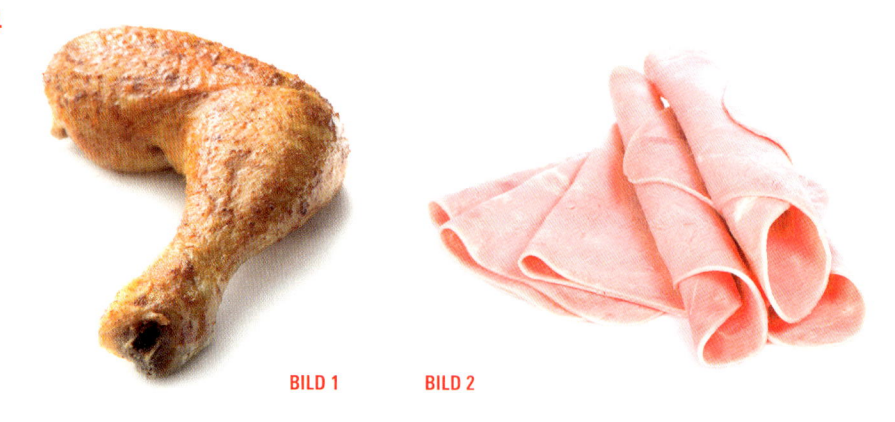

BILD 1   BILD 2

BILD 1 und **BILD 2**: Weißes Fleisch von Geflügel und Fisch wird vermutlich von den Nieren besser vertragen als rotes Fleisch (Rind-/Schweinefleisch). Warum, ist allerdings noch nicht erforscht.

renschädigung. Zur Sicherheit sollten Sie den Test noch ein- bis zweimal wiederholen. Denn auch in bestimmten Situationen wie Fieber, Harnweginfektionen und nach körperlicher Anstrengung kann Eiweiß im Harn sein. In einem solchen Fall ist dies aber nur vorübergehend und kein Beweis für eine geschädigte Niere.

Albumin ist ein wichtiges Eiweiß im Blut und wird normalerweise von den Nieren zurückgehalten. Der Test reagiert darauf sehr empfindlich und kann deshalb als Frühwarnsystem für eine beginnende Nierenschädigung dienen. Besprechen Sie mit Ihrem Hausarzt, ob die Überweisung zum Nierenfacharzt (Nephrologen) sinnvoll ist. Je früher Nierenschädigungen erkannt werden, desto höher sind die Chancen, eine weitere Verschlechterung zu verhindern.

TIPP   **Was steckt wo drin?**

Schnelle Information über Fett, Eiweiß, Kohlenhydrate, Broteinheiten und Kaloriengehalt bietet das Internet mit detaillierten Tabellen und fixer Suchfunktion unter: www.lebensmittel-tabelle.de

Wie Sie Ihre Nieren schützen können

Wenn das Testergebnis auf eine Nierenschädigung hinweist, sollten Sie Ihre Nieren vor unnötigen Belastungen bewahren. Dazu gehört es, die Eiweißmenge in der Nahrung zu begrenzen. Zudem spielen Blutdruck und Blutzucker eine wichtige Rolle. Falls Sie Bluthochdruck haben, nehmen Sie Ihre Medikamente sehr regelmäßig ein und führen Sie Blutdruckmessungen durch. Die Blutdruckwerte sollten jetzt nicht über 130/85 mmHg liegen. Zudem sollten Sie bei der Blutzuckereinstellung ebenfalls ehrgeizig sein. Und falls Sie rauchen, versuchen Sie bitte davon loszukommen. Es schädigt die Blutgefäße ganz enorm.

Die Frage bleibt, wie Sie Eiweiß einsparen können. Am einfachsten geht es, wenn Sie weniger Fleisch und Wurst essen. Ein mittelgroßes Steak von 200 Gramm enthält schon rund 40 Gramm Eiweiß. Interessant ist, dass pflanzliches Eiweiß aus Nüssen und Soja beispielsweise von den Nieren besser vertragen wird. Zudem scheint der Konsum von rotem Fleisch, also Rind- und Schweinefleisch, für die Nieren schlechter zu sein als Geflügelfleisch und Fisch.

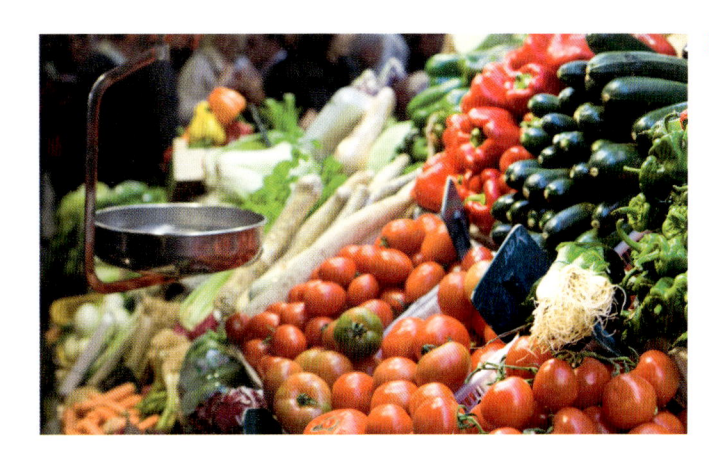

Beim Einkauf stellen Sie die Weichen für eine gesunde Ernährung. Bekommen Sie bei diesem Anblick nicht Lust auf knackfrisches Obst und Gemüse?

Weiterhin wäre es gut, nicht zu viele Eier zu essen. Ein Hühnerei enthält rund 13 Gramm Eiweiß. Genauso viel wie 100 Gramm Quark, ganz egal um welche Fettstufe es sich dabei handelt. Natürlich enthalten auch alle Milchprodukte Eiweiß, allen voran Quark und Käse.

EIWEISSREICHE LEBENSMITTEL

- Fisch
- Fleisch, Schinken und Wurst
- Eier
- Milchprodukte, vor allem Quark, Käse
- Linsen, Erbsen, Bohnen, Soja
- Nüsse, vor allem Erdnüsse, Cashewnüsse

Falls Sie rechnen wollen, so setzen Sie sich das Ziel, höchstens zehn Prozent der täglich benötigten Energiemenge durch Eiweiß zu decken. Wie Sie dabei im Einzelnen vorgehen können, lassen Sie sich am besten bei einer persönlichen Ernährungsberatung erklären.

Dies ist spätestens dann empfehlenswert, wenn die Störung der Nierenfunktion sich verstärken sollte. Wie viel Eiweiß für Sie gut ist, hängt ganz von Ihrer persönlichen Nierenfunktion ab.

Für die Nieren ist allerdings die konsequente, langfristig gute Blutzucker- und Blutdruckeinstellung wichtiger als die Eiweißbeschränkung.

WENN SCHON WENIGER, DANN BITTE VOM BESTEN!

Wo bleibt das versprochene Dolce Vita?, fragen Sie sich womöglich schon eine ganze Weile. Sie haben recht damit. Es ist allerhöchste Zeit, den Blick auf die vielen guten Dinge des Lebens zu werfen. Wenn Sie schon weniger essen, dann essen Sie bitte beste Ware. Und mit Herzenslust.

Einkaufen und Kochen ohne Stress

Beim Einkauf stellen Sie die Weichen für eine gesunde Ernährung. Haben Sie Lust auf knackfrisches Obst und Gemüse? Dann gehen Sie doch mal wieder auf den Wochenmarkt oder direkt zu einem Erzeuger. Gesundes Geflügel und Eier vom Hof, backfrisches Steinofenbrot vom Bäcker

BILD 1 und **BILD 2**: Wenn schon weniger, dann bitte vom Besten: Fleisch von „glücklichen" Tieren.

und würzigen Käse aus dem Käselädchen um die Ecke. Und in der Saison Spargel und Erdbeeren, Kirschen und Äpfel direkt vom Erzeuger.

Gehen Sie einfach mal neue Wege und nehmen das Leben wieder mit allen Sinnen wahr. So ganz ohne Supermarktblick Regale durchforsten und Kühlthekenaroma. Nicht immer, aber immer öfter!

Wenn Sie eher zu viel als zu wenig kaufen, machen Sie sich vorher eine Einkaufsliste und halten Sie sich weitgehend daran. Dies gelingt am ehesten, wenn Sie nicht hungrig einkaufen gehen. Falls Sie

für die Liste keine Zeit hatten, so halten Sie vor dem Geschäft kurz inne und fragen Sie sich, was Sie nachher essen oder kochen wollen.

Fleisch und Fisch: Klasse statt Masse!

Falls Sie Lust auf Fleisch und Fisch haben, sollten Sie auf gute Qualität achten. Wählen Sie lieber eine kleinere Portion oder dünnere Scheibe. Überlisten Sie sich selbst. Die schmalere Fleischportion ist kein Verzicht, wenn Sie den Teller mit schmackhaften Beilagen füllen, leckeren

INTERVIEW Über Vollkornprodukte, Vitamine & Co.

Einige überraschende Ergebnisse lieferte die Potsdamer EPIC-Studie (European Prospective Investigation into Cancer and Nutrition) über die Ernährungsgewohnheiten von 27.500 Erwachsenen. Darüber sowie über andere Untersuchungen berichtet Professor Joost vom Deutschen Institut für Ernährungsforschung in Potsdam-Rehbrücke. Vollkornbrot und Vollkornprodukte sind nicht nur gesund, sondern können auch das Risiko für Typ 2 Diabetes senken. Dies ist keine Überraschung und bereits in vielen Studien belegt. Wenig bekannt ist, dass ein hoher Verzehr von Rind-, Kalb-, Schweine- oder Lammfleisch mit einer Risikoerhöhung verbunden ist. Die Deutsche Gesellschaft für Ernährung empfiehlt, nicht mehr als 300 bis 600 Gramm Fleisch und Wurstwaren pro Woche zu essen. Vor allem beim roten Fleisch sollte man sich zurückhalten.

Was raten Sie Kaffeefreunden?
In der Potsdamer EPIC-Studie konnten wir beobachten, dass Menschen, die regelmäßig Kaffee tranken, im Vergleich zu Menschen, die keinen oder nur sehr wenig Kaffee konsumierten, ein geringeres Risiko für Typ 2 Diabetes hatten. Allerdings wissen wir noch nicht, warum dies so ist.

Daher kann ich auch nicht empfehlen, das Diabetesrisiko durch eine Erhöhung des Kaffeekonsums zu senken. Ebenso wenig kann ich Alkoholkonsum als Vorsorgemaßnahme empfehlen. Wissenschaftlich gesichert ist dagegen der Rat, auf das Rauchen zu verzichten. Damit senkt man nicht nur das Diabetesrisiko, sondern beugt auch ganz massiv Herz-Kreislauf-Erkrankungen und Krebs vor.

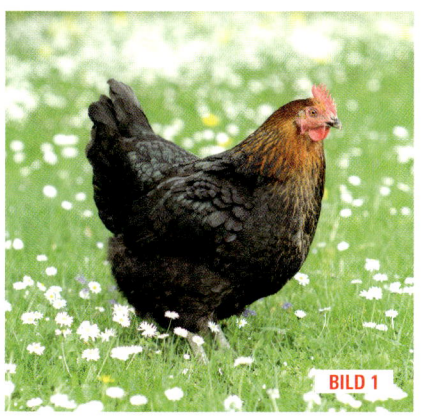

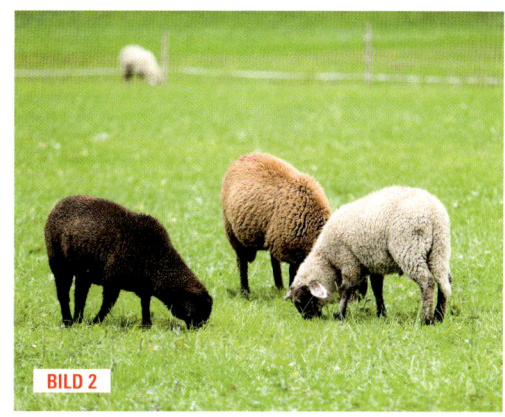

BILD 1   BILD 2

Kräutertomaten, gedünsteten Zucchini, Paprika, Gurkenscheiben, Spargel und Sprossen. Damit zaubern Sie Farben und Vitamine hinzu.

Weniger Fleisch und Wurst ist auch dann sinnvoll, wenn Sie eine erbliche Anlage zu Gicht haben. Gicht, wie Diabetes eine Stoffwechselkrankheit, wird begünstigt durch Übergewicht sowie hohen Fleisch- und Alkoholkonsum. Denn

Fleisch ist sehr purinhaltig und Alkohol erhöht die Harnsäurebildung und bremst deren Ausscheidung über die Nieren. Generell gesünder ist es, statt Fleisch öfter Fisch zu essen (siehe Seite 81). Ein bis zwei Fischmahlzeiten die Woche wären ideal. Fisch enthält viel Eiweiß, Jod, Mineralstoffe, Vitamine und gesunde Fette. Deren hoher Anteil an Omega-3-Fettsäuren schützt vor Arterienverkalkung. Doch Vor-

Erhöhen Süßstoffe das Krebsrisiko?

Gegen Süßstoffe ist in der üblichen Dosierung nichts einzuwenden. Süßstoffe können helfen, die Energieaufnahme zu beschränken. Denn vielen Menschen fällt es z. B. schwer, auf süße Getränke zu verzichten.

Schützen Vitamine, Mineralstoffe oder Zimt vor Typ 2 Diabetes?

Generell sind besonders angepriesene Substanzen sowie Vitamin- oder Mineralstoffpräparate mit Vorsicht zu betrachten. So kommen Studien, welche die Wirksamkeit von Zimtauszügen untersucht haben, zu sehr widersprüchlichen Ergebnissen. Auch die schützende Wirkung von antioxidativen Vitaminen bei Patienten mit Typ 2

Diabetes und/oder Herz-Kreislauf-Erkrankungen konnte in großen Studien nicht gesichert werden. Im Gegenteil – z. T. wurde über gesundheitsschädliche Wirkungen berichtet. Man sollte also primär versuchen, durch eine gesunde, ausgewogene Ernährung und ausreichend Bewegung eine schmale Taille zu behalten. Studien belegen, dass eine Reduktion des Taillenumfangs und damit der Körperfettmenge im Bauchraum das Diabetes-Risiko deutlich senken kann.

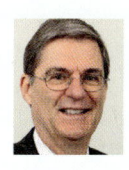

Professor
Dr. Hans-Georg Joost

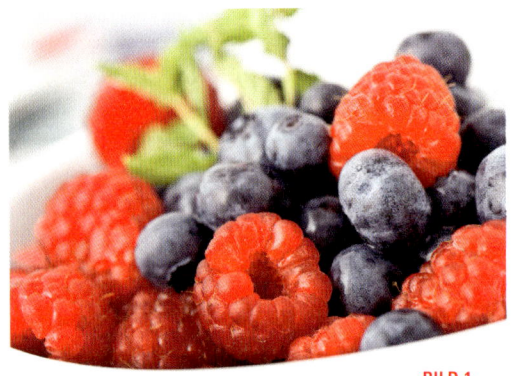

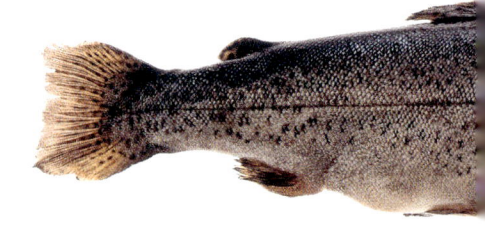

BILD 1   BILD 2

BILD 1: Tiefkühlprodukte sind eine gesunde Alternative, wenn die Zeit knapp ist.
BILD 2: Und bringen Sie öfter Fisch auf den Tisch – am besten aus nachhaltiger Fischerei.

sicht. Fischfett ist zwar gesünder, kann aber auch dick machen. Fett- und damit kalorienreiche Sorten sind Lachs, Thunfisch, Makrele, Aal und Hering. Wenn Sie abnehmen wollen, so sind Seelachs, Forelle, Heilbutt, Rotbarsch, Kabeljau, Zander und Scholle die bessere Wahl.

Erntefrisch aus der „Schatztruhe"

Fehlt die Zeit zum Einkaufen und Gemüseputzen, ist Tiefkühlkost eine hervorragende Alternative. Ideal sind tiefgekühlte Produkte mit erntefrischem Gemüse, fettfrei und ungewürzt. Falls sich der Beutel wieder verschließen lässt, können Sie bedarfsweise kleine Portionen entnehmen und haben im Nu eine Pilz-, Brokkoli- oder Spinatbeilage. Gleiches gilt für Obst, Beeren und Kräuter. Auch reife Tomaten aus der Dose sind zum Kochen besser geeignet als jede geschmacksarme Supermarktware.

Gutes gegen den Durst

Seien Sie besonders anspruchsvoll bei Getränken. Obst- und Gemüsesäfte sind zwar gesund, enthalten aber häufig viel Zucker. Ein Glas Apfelsaft (0,2 Liter) hat beispielsweise von Natur aus rund 22 Gramm Zucker, etwa 95 Kilokalorien. Da der Körper Zucker aus Flüssigkeiten schnell aufnimmt, sind Obstsäfte bei einer drohenden Unterzuckerung ein ideales Getränk.

Doch wenn keine Unterzuckerung zu beheben ist, sind sie Kalorienbomben. Mit etwa sechs Gramm enthält ein Glas Tomatensaft (0,2 Liter) vergleichsweise wenig Zucker (je nach Produkt auch deutlich mehr!), bei einem Glas Karottensaft kann es allerdings schon wieder doppelt so viel sein. Mineralwasser ist ein ideales Getränk. Doch gibt es auch hier Unterschiede. Das gilt sowohl für den Mineraliengehalt als auch den Geschmack. Schmecken

TIPP   Kräuter als Krönung

Was halten Sie von einem kleinen Kräutergarten vor Ihrem Küchenfenster? Töpfchen von Rosmarin, Thymian und Petersilie, Minze, Basilikum und

Schnittlauch liefern im Balkonkasten den ganzen Sommer über Frisches. Die Kapuzinerkresse ist mit ihren essbaren, roten Blüten sogar eine Augenweide.

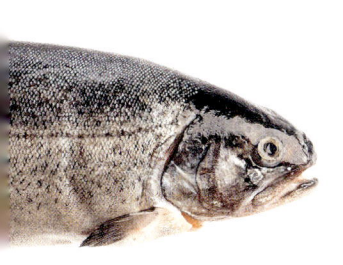

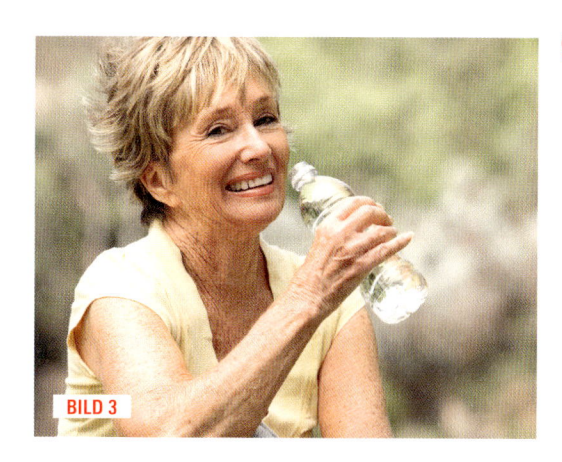

BILD 3

BILD 3: Seien Sie selbst beim Wasser wählerisch. Wenn Sie eines mit viel Kalzium wählen, beugen Sie dem Knochenabbau vor.

Sie ruhig hin und testen Sie die Bekömmlichkeit. Wasser mit weniger Kohlensäure ist Magenempfindlichen zuträglicher. Zudem ist bei Bluthochdruck ein Mineralwasser mit niedrigem Kochsalzgehalt (NaCl) günstig, bei Osteoporoserisiko trägt eines mit hohem Kalzium- und Magnesiumgehalt zur Krankheitsverhütung bei.

Wie viel trinken Sie?

Je nach Alter und Körpergewicht bestehen wir zwischen 50 und 70 Prozent aus Wasser. Schon bei einer relativ kleinen Verschiebung der Flüssigkeitsbalance um zwei bis fünf Prozent kann unsere Leistungs- und Konzentrationsfähigkeit erheblich sinken. Doch selten kommen wir auf die Idee, dass ein Flüssigkeitsdefizit dahinterstecken könnte.

Bei Flüssigkeitsmangel fließt das Blut langsamer. Die Gehirn- und Muskelzellen werden schlechter mit Sauerstoff und Nährstoffen versorgt. Dies erklärt, wieso Kopfschmerzen nach einem großen Glas Wasser wie durch ein Wunder verschwinden können. Deshalb ist es wichtig, über den Tag ausreichend zu trinken. Optimal sind 1,5 bis 2 Liter täglich. Doch nicht alles auf einen Sitz. Und nicht zu viel abends, weil Sie dann nachts auf die Toi-

lette müssen. Vorsicht müssen aber diejenigen walten lassen, die an Herzschwäche (Herzinsuffizienz) leiden. Mehr als 1 bis 1,5 Liter täglich sollten sie nicht trinken. Fragen Sie Ihren Arzt! Unser Körper kann nur etwa einen halben Liter auf einmal verwerten. In diesem Punkt sind uns Kamele weit überlegen. Sie können in wenigen Minuten über 100 Liter aufnehmen und damit über eine Woche auskommen.

Viel trinken macht schön

Ob Sie genug trinken, sehen Sie an der Farbe ihres Urins. Je heller und durchsichtiger er ist, desto besser ist Ihre Flüssigkeitsbalance. Viel Trinken ist besonders wichtig in Abnehmphasen. Doch bevorzugen Sie alkoholfreie und kalorienarme Getränke zur Deckung Ihres Flüssigkeitsbedarfs. Damit unterstützen Sie den Stoffwechsel – und erhöhen Ihr Wohlbefinden. Auch die Haut wird besser durchblutet und verhilft Ihnen zu einem strahlenden Aussehen. Wenn Sie es nicht glauben, so lassen Sie sich von dem Umkehrschluss überzeugen: Wer zu wenig trinkt, sieht fahl, faltig und müde aus, das fällt jedem schnell auf. Abwechslung erfreut. Falls Sie nicht immer Mineralwasser pur trinken wollen, können Sie das Wasser mit einem

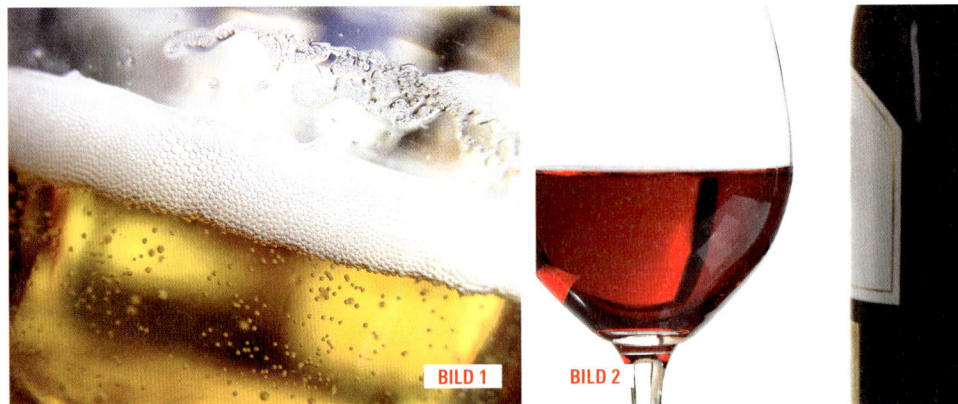

BILD 1   BILD 2

Schuss reinem Fruchtsaft aufpeppen. Apfel- oder Grapefruitsaft ohne Zuckerzusatz ist dafür ideal. Doch trauen Sie keinen Fertigmixturen. Die Apfelsaftschorle ist häufig gesüßt. Mixen Sie lieber selbst. Und variieren Sie, bevor Sie eines Getränkes müde werden. Es gibt ja viele Limos und Cola mit null Kalorien. Auch ungezuckerter Eistee ist im Sommer eine erfrischende Alternative. Für Fans von Kräutertee-Mischungen ist das Angebot in den letzten Jahren förmlich explodiert. Sie schmecken heiß und kalt.

Ein Gläschen in Ehren …

Ein Gläschen in Ehren ist natürlich willkommen. Aber trinken Sie keinen Alkohol zum Durstlöschen. Es würde nicht nur den Stoffwechsel durcheinanderbringen, sondern auch den Harnsäurespiegel belasten. Machen Sie es lieber so wie viele Südeuropäer, aus kleinen Gläsern und nur zu Mahlzeiten. Energetisch ist Alkohol in jedem Fall ein Schwergewicht. Er enthält sieben Kilokalorien pro Gramm. Je hochprozentiger, desto kalorienreicher. Hinzu kommt der Zuckergehalt des jeweiligen Getränkes. Ausschlaggebend ist immer die Gesamtmenge von Alkohol und Zucker. Trockener Wein wird häufig unterschätzt. So hat man nach einem Liter trockenen Weißwein ein Plus von 700 bis 800 kcal. Der berühmte Kurze hat es aller-

dings auch in sich, er liegt zwischen 40 bis 50 kcal /0,2 cl. Außerdem bremst Alkohol die Fettverbrennung, weil die Leber zuerst den Alkohol abbaut. Bei Frauen wird er außerdem deutlich langsamer abgebaut als bei Männern. Hinzu kommt die appetitsteigernde Wirkung alkoholhaltiger Getränke. Deswegen werden sie ja oft als Aperitif vor dem Essen gereicht.

Alkohol: Weniger ist mehr

Ein Glas Weißwein zu einem guten Fischgericht und ein Glas Rotwein zum Wild ist ein Ritual, auf das kaum jemand verzichten will. Auch zum Grillabend gehört die Flasche Bier traditionell dazu. Doch sollten Bierfans zu „Light-Bieren" greifen oder ein Alkoholfreies wählen. Clever ist es, stets Wasser dazu zu trinken, weil man dann den Alkoholkonsum besser steuern kann.

Die Alkoholkonzentration in Wein und Sekt liegt meist zwischen 11 und 13 Prozent. Ob Rotwein für Menschen mit Diabetes besonders günstig ist, wird immer wieder diskutiert. In der roten Traube sind zahlreiche Inhaltsstoffe, welche die Insulinempfindlichkeit verbessern und Entzündungen entgegenwirken sollen. Doch ist auch hier Vorsicht geboten. Denn Alkohol ist für Diabetiker in vielerlei Hinsicht tückisch. Alkohol wirkt nämlich blutzuckersenkend und kann zu gefährlichen Unterzuckerungen führen, wenn Sie Insulin

BILD 1 und **BILD 2**: Alkohol enthält jede Menge Kalorien.
Bei den Bieren gibt es bereits eine große Auswahl kalorienarmer und alkoholfreier Alternativen.
Auch beim Wein wird man schon fündig.

spritzen oder Tabletten mit Unterzuckerungsrisiko einnehmen (siehe Seite 147). Das Teuflische ist allerdings, dass Sie aufgrund der Alkoholwirkung die typischen Signale für eine Unterzuckerung, wie Schwitzen und Zittern, nur verzögert oder gar nicht wahrnehmen.

Wer sich „alkoholbetäubt" ins Bett legt, kann nachts in Schwierigkeiten geraten. Das liegt daran, dass unser körpereigenes „Sicherheitssystem" nicht mehr richtig funktioniert, wenn Alkohol im Spiel ist. Denn normalerweise wird bei niedrigen Blutglukosewerten der Speicherzucker Glykogen aus der Leber freigesetzt und gleichzeitig neuer Zucker produziert. Weil die Leber der Alkoholentgiftung jetzt aber Vorrang einräumt, fehlt es an Zucker. Des

halb besteht noch Stunden nach dem Alkoholgenuss ein Unterzuckerungsrisiko.

Also lieber Alkohol nur mäßig und zu den Mahlzeiten. Wenn man doch mal einen über den Durst getrunken hat und zu den Risikopersonen mit den genannten Medikamenten zählt, sollte man vor dem Zubettgehen den Blutzucker messen und eventuell eine entsprechende Kohlenhydratmenge essen.

Diätprodukte sind out

Diätprodukte jeglicher Art halten selten, was sie versprechen. So heißt „zuckerfrei" z. B. noch lange nicht kalorienarm. Prüfen Sie die Nährwertangaben genau. Insbesondere Diätschokolade und Diätgebäck haben den gleich hohen Fettanteil wie

INFO **Heißhunger auf Süßes?**

In der Diabetesküche gibt es kein Zuckerverbot mehr. Doch die Freiheit ist nicht grenzenlos. Sie liegt bei zehn Prozent der täglichen Kalorienmenge. Bei 2 000 Kilokalorien pro Tag sind dies etwa 50 Gramm Zucker. Damit der Stoffwechsel allerdings nicht zu sehr beein

trächtigt wird, ist „verpackter Zucker" günstiger. Also in Pudding, Obstkuchen, Eis und Schokolade. Zuckerhaltige Getränke sind weitgehend tabu, weil sie einen sofortigen Blutzuckeranstieg bringen. Alternativen sind Getränke, die mit Süßstoff gesüßt sind.

INFO **Keine Angst vor Süßstoffen**

Wenn Sie befürchten, dass Süßstoffe gesundheitsschädlich sind, so kann Sie Professor Hans Hauner von der Technischen Universität in München beruhi

gen: „Trotz früherer Berichte bergen Süßstoffe selbst bei reichlichem Verzehr kein Krebsrisiko und steigern nicht den Appetit."

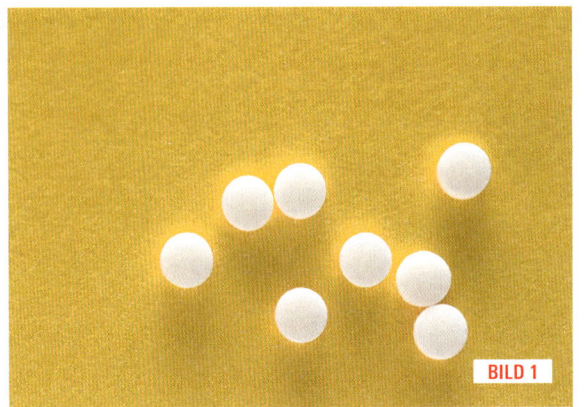

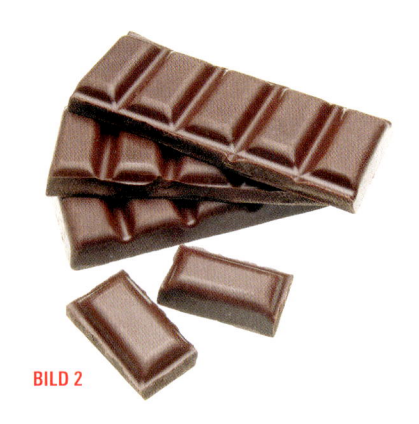

BILD 1   BILD 2

normale Produkte. Vor kurzem wurde allerdings von der EU beschlossen, dass diese Produkte, die zuvor als „für Diabetiker geeignet" gekennzeichnet werden konnten, ab 2013 nicht mehr in dieser Form gekennzeichnet und beworben werden dürfen. Dennoch ist und bleibt die Kennzeichnung vieler Lebensmittel und ihre Bewerbung ein Ärgernis, weil oft ein Etikettenschwindel betrieben wird.

ZUCKERAUSTAUSCHSTOFFE SIND ÜBERFLÜSSIG

Zuckeraustauschstoffe sind Fruchtzucker, Mannit, Maltit, Sorbit, Xylit, Lactit und Isomalt. Sie haben zwar etwas weniger Kalorien, aber auch nur halb so viel Süßkraft wie Haushaltszucker. Viele dieser Zuckeraustauschstoffe wie z. B. Fruktose können in größeren Mengen Magen-Darm-Beschwerden wie Blähungen und Durchfall auslösen. Für Diabetiker sind sie nicht empfehlenswert. Im Unterschied dazu liefern Süßstoffe hohe Süßkraft bei null Kalorien.

Süße ohne Reue

Die kleinen Süßstofftablettchen kennt jeder. Weniger bekannt sind immer noch Flüssig- und Streusüße, die für die Zubereitung von Süßspeisen gut geeignet sind. Süßstoffe sind kalorienfrei und haben eine enorme Süßkraft. Den Blutzucker erhöhen diese Substanzen nicht. Zugelassene Süßstoffe sind Acesulfam-K, Aspartam, Acesulfam-Aspartam-Salz, Cyclamat, Neohesperidin DC, Saccharin, Sucralose und Thaumatin. Die Süßkraft ist unterschiedlich, aber immer ein Vielfaches von Haushaltszucker.

Aspartam ist in vielen koffeinhaltigen Getränken, Kaugummis und Bonbons enthalten. Zur Optimierung des Geschmacks werden Süßstoffe und Zuckeraustauschstoffe häufig miteinander kombiniert. Damit will man den Geschmack verbessern und einen bitteren oder metallischen Beigeschmack vermeiden, der bei hoher Dosierung leicht entsteht.

VIEL KAKAO, WENIG FETT

Überkommt Sie manchmal die Lust auf Schokolade? Jede Ablenkung ist zwecklos? Jetzt muss Schokolade her! – Dann genießen Sie sie. Lassen Sie sie ohne schlechtes Gewissen und voller Genuss auf der Zunge zergehen. Schließlich soll Schokolade glückssteigernde und lustfördernde, ja sogar antidepressive Wirkungen haben. Auf jeden Fall ist Schokolade ein Hochgenuss, den sich auch Diabetiker leisten dürfen, vor allem wenn sie eine Sorte mit möglichst viel Kakao wählen. Dann steht dem täglichen Genuss nichts im Wege. Zumindest von zwei Stückchen, rund acht Gramm …

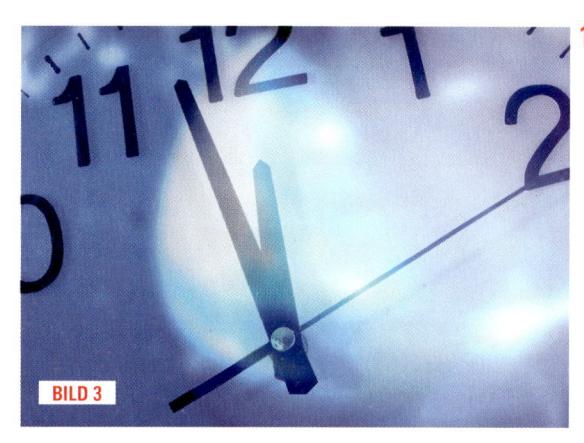

BILD 3

Viele Mahlzeiten können verführen

Ein Wort zu den Mahlzeiten. Vermutlich kennen Sie die Empfehlung, dass Menschen mit Diabetes viele kleine Mahlzeiten einnehmen sollen? Dies gilt nicht mehr. Es sei denn, eine Behandlung mit Insulin erfordert dies. Dann müssen aber die „Hauptmahlzeiten" kleiner gehalten werden, sonst droht eine Gewichtszunahme.

Hinter dieser Empfehlung der vielen kleine Mahlzeiten steckte die Vorstellung, die Bauchspeicheldrüse zu entlasten und ein zu starkes Hungergefühl gar nicht erst aufkommen zu lassen. Es hat sich jedoch herausgestellt, dass häufiges Essen weder auf die Blutzuckereinstellung noch auf das Körpergewicht günstig wirkt. Wer nicht so leicht mit dem Essen wieder aufhören kann, kommt mit weniger Mahlzeiten besser klar. Gewöhnen Sie sich an bestimmte Essenszeiten und essen Sie sich ausreichend, aber nicht übermäßig satt. Das gilt vor allem für Menschen, die abnehmen wollen. Erfahrungsgemäß kriegen diejenigen, die sich an feste Mahlzeiten halten, ihre Kalorien leichter in den Griff. Wer nach einer Mahlzeit satt ist, nascht nicht zwischendurch. Unter dem Strich essen Sie auf diese Weise weniger.

Finden Sie einen Essensrhythmus, der zu Ihrem Tagesablauf passt. Falls Sie tagsüber viel unterwegs sind und wenig Zeit zum Essen haben, können Sie die Schwerpunkte auf den Morgen und den Abend legen. Egal, ob Sie blutzuckersenkende Tabletten einnehmen oder Insulin spritzen, Ihre Medikamente können entsprechend angepasst werden. Besprechen Sie es mit Ihrem Arzt.

Diätterror – Nein Danke!

Strapazieren Sie sich nicht mit einseitigen Diäten. Die Vorher-Nachher-Bilder aus der Werbung sind Augenblicksaufnahmen. In der Realität ist die Traumfigur schnell wieder dahin. Was nützt Ihnen die beste Blitzdiät aus Hollywood oder sonst woher, wenn Sie nach grandiosen Anfangserfolgen die strikten Vorgaben nicht mehr einhalten können und schließlich wieder in die alten Gewohnheiten zurückfallen und eventuell mehr Pfunde als vorher auf die Waage bringen? Das Schwierigste ist nämlich nicht der kurzfristige, sondern der langfristige Erfolg. Das erreichen Sie nicht mit Diät, sondern mit vielen kleinen Veränderungen Ihrer Ernährungsgewohnheiten. Und zwar langsam und ganz ohne Druck.

Kirsten Metternich, eine erfahrene Diätassistentin und Ernährungsberaterin gibt hier Antworten auf oft gestellte Fragen.

Was hilft gegen Heißhungerattacken?

Heißhunger kennt jeder. Nicht immer kann man standhaft bleiben. Testen Sie zuerst Ihren Blutzucker, vielleicht liegt es an zu niedrigen Werten. Ist der Blutzucker okay: Drücken Sie den Daumen auf die Mulde über der Oberlippe und halten diese 30 Sekunden. Dabei Augen schließen und tief durchatmen. Trinken Sie dann ein bis zwei Gläser Mineralwasser. Wenn alle Stricke reißen: Essen Sie Schokolade, am besten einzeln verpackte Riegel, die Sie langsam im Mund zergehen lassen. Dies vermittelt ein Gefühl, viel mehr genascht zu haben, als man hat. Vorbeugend gegen Heißhungerattacken empfehle ich regelmäßiges Knabbern von knackfrischem Gemüse. Damit kann so mancher Essanfall verhindert werden.

Nichts geht mehr – welche Tipps haben Sie bei hartnäckigem Abnehmstillstand?

Nicht verzagen und freundlich mit sich selbst umgehen. Wer sich ständig unter Druck setzt, stresst seinen Körper und blockiert sich selbst. Wer sich vor Augen hält, was er schon geschafft hat, ist motiviert, am Ball zu bleiben. Ganz wichtig sind kleine Schritte. Praktisch heißt das: Denken und arbeiten Sie in Zwei- bis Vier-Kilo-Etappen. Wenn gar nichts mehr geht und die Motivation sinkt, kann auch eine begrenzte Auszeit helfen. In dieser Zeit geht es nur ums Gewichthalten. Das schaffen Sie leichter, wenn Sie täglich mindestens zwei Liter Wasser trinken, ballaststoffreich essen und für ein Bewegungsplus sorgen.

Wie bewerten Sie Sojaprodukte?

Sojaprodukte gibt es inzwischen in zig Versionen. Von der joghurtähnlichen, laktosefreien Variante über Drinks mit und ohne Zucker, kalorienfreundlichen Desserts bis hin zu Fleischersatz und Tofu. Für den Körper ist das pflanzliche Eiweiß der Sojaprodukte ähnlich wertvoll wie tierisches. Sojaprodukte sind zudem meist fettarm und liefern hochwertige Fettsäuren.

Honig wird oft als sehr wertvoll bewertet. Wie sieht es damit für Diabetiker aus?

Honig bietet im Vergleich zu Zucker einen besonderen Geschmack. Er kommt in verschiedenen Kuchen und Keksen sehr gut zur Geltung. Allerdings ist seine Wirkung auf den Blutzucker vergleichbar mit Zucker, egal ob weiß oder braun. Deshalb muss Honig genauso als blutzuckerwirksame Kohlenhydrateinheit, insbesondere bei Insulintherapie, berechnet werden.

Haben Sie einen Tipp, wie man Omas Backrezepte ummodelt?

Backen mit künstlichen Süßstoffen ergibt nicht immer das beste Ergebnis. Besser geht es mit der Faustregel, passend für die Teigmenge einer Spring- oder Kastenform: Rühren Sie in den Teig 100 g Zucker, um z. B. Eier schaumig zu schlagen. Dann geben Sie alle weiteren Zutaten hinzu und machen den Teig komplett fertig. Jetzt schmecken Sie ihn ganz nach Lust mit flüssigem Süßstoff ab.

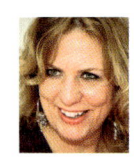

Kirsten Metternich

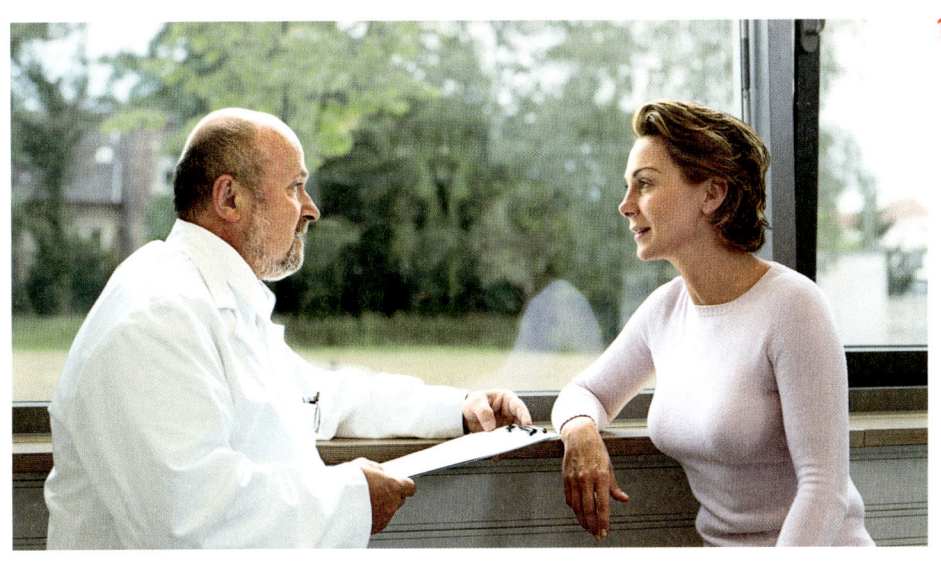

Suchen Sie Rat. Dann werden Sie leichter Ihren Weg zur Erhaltung Ihrer Gesundheit finden.

DER ALLTAG IST DIE GROSSE HERAUSFORDERUNG

Nach all den vielen Tipps und Informationen mangelt es Ihnen jetzt vermutlich nicht an guten Vorsätzen. Doch bleibt die Frage: Wie packe ich es am besten an, damit nicht wieder alles im Sand verläuft? So wie es Ihnen und uns allen schon mit manchem guten Silvestervorsatz oder Diätprojekt ergangen ist ...

Selbstvorwürfe sind jetzt so sinnlos wie das Weinen über verschüttete Milch. Ganz sicher waren es notwendige Erfahrungen, damit Sie nicht mehr an die Märchen vom schnellen Schlankwerden glauben. Jetzt wissen Sie, es funktioniert nicht. Wenn der Weg nicht stimmt, nutzt der beste Wille nichts. Vertrauen Sie darauf, dass Sie dieses Mal Ihre Ziele erreichen. Denn jetzt werden Sie behutsam vorgehen und sich keine Blitzaktion mehr zumuten. Es geht nämlich nicht um Durchhalten. Sondern darum, krankmachende Programmierungen durch neue, gesundmachende zu ersetzen. Und zwar immer nur eine. Peu à peu.

Es gibt viele Königswege

Machen Sie sich erst einmal klar, dass Sie hier das Zepter in der Hand halten: Deshalb sollten Sie auch keine Vollkornnudeln essen, wenn Sie diese partout nicht mögen. Und auch nicht ins Hallenbad gehen, wenn sie Umkleidekabinen hassen. Es gibt immer mehrere Wege zum Ziel.

Nur Sie entscheiden, was Sie ändern und was Sie beibehalten wollen. Es nützt niemandem, wenn Sie anderen zuliebe etwas tun, aber selbst unglücklich dabei sind. Wenn Sie Rat brauchen, nehmen Sie professionelle Angebote wahr. In der Praxis, bei der Krankenkasse oder einer Ernährungsberatung. Versuchen Sie offen zu sein. Doch bleiben Sie stets souverän. Gehen Sie nur Wege, die zu Ihnen passen. Es gibt nicht nur einen Erfolgsweg.

Wenn Sie etwas umstellen, so geben Sie sich Zeit, um sich daran zu gewöhnen. Vielleicht wird es zu einer neuen Routine, sodass Sie die alte Gewohnheit gar nicht mehr vermissen. Hilfreich ist es, wenn Sie keine Angst vor Veränderungen haben und ein bisschen Experimentierfreude entwickeln. Schließlich können Sie alles auch wieder umstellen. Es ist Ihr Projekt. Suchen Sie so lange, bis Sie die besten Wege für sich gefunden haben.

Nehmen Sie Ihren Alltag unter die Lupe

Eine „Ist-Analyse" wäre ein guter Start. Und zwar in Form eines Tagesprotokolls, in dem Sie notieren, was Sie wann an die-

sem Tag gegessen haben. Am besten für ein oder zwei Wochen. Keine Angst. Es klingt aufwendiger als es letztendlich ist, wie das Beispiel zeigt:

Auch wenn Sie jetzt denken, dass so ein Protokoll wenig bringt und nur Zeit kostet, lassen Sie sich trotzdem einmal darauf ein. An so einem Essprotokoll ist nämlich nicht nur die tatsächliche Essensmenge interessant, sondern auch das, was Sie zum Essen veranlasst. Es geht darum, dass Sie die äußeren Anreize, die Sie

ESSEN UND TRINKEN IM TAGESPROTOKOLL

Datum	Uhrzeit	Essen und Getränke mit Mengenangabe	Anlass
1. März	07.30	1 T Kaffee, 2 EL Milch (1,5 %)	Zur Zigarette
	08.30	Croissant	Frühstück mit Kollegen
	10.30	1 T Kaffee, 2 EL Milch (1,5 %)	
	11.15	1 Mars	Frust
	12.00	0,5 l Cola	Durst
	13.00	Bratwurst, Brötchen, Senf	Mittagessen
		0,3 Apfelsaft	
		Espresso, Tl Zucker	
		Magnum Eis	
	15.00	Nusshörnchen	Teambesprechung
		2 T Kaffee, 4 EL Milch (1,5 %)	
	19.30	Pizza, 1 Fl Bier	Hunger
	21.00	Nüsse, 1 Fl Bier…	Entspannung
	22.30	Apfel	Vitamine

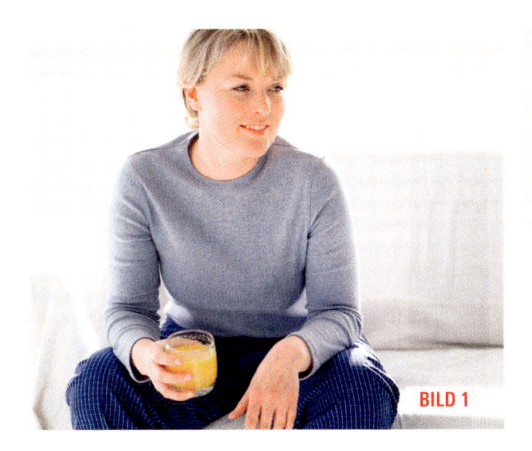

BILD 1

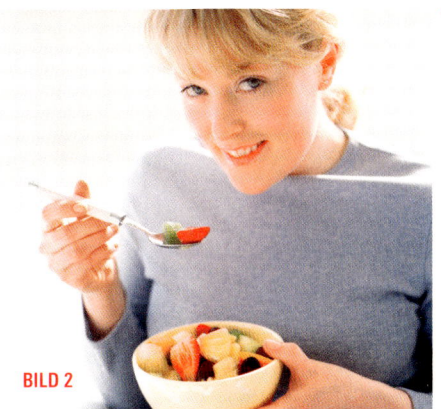

BILD 2

zum Essen verleiten, reflektieren. So ganz nebenbei sind natürlich die meisten Menschen auch erstaunt, was sie zwischendurch oder nebenher so alles essen. Diese „kleinen Portionen" blenden sie häufig vollkommen aus.

Doch wenn ihnen dann – so schwarz auf weiß – ihre Essensmenge kolossal erscheint, gibt es keinen Zweifel: Das Übergewicht kommt vom vielen und falschen Essen. Die Energieaufnahme liegt über dem Energieverbrauch. Damit wird klar, dass Sie etwas ändern müssen, wenn Sie Gewicht abnehmen wollen.

Essen bis die Sonne scheint

Nur wenigen Menschen sind ihre eigenen Essgewohnheiten und Gelüste bewusst. Manche Menschen essen besonders viel, wenn sie traurig und frustriert sind. Vielleicht um sich zu stärken. Oder weil jetzt sowieso alles egal ist. Andere essen aus Geselligkeit. Viele aus Gewohnheit oder Langeweile. Oder weil man das gute Essen nicht länger aufheben kann. Viele essen einfach nebenbei, am Computer, beim Lesen oder Fernsehen.

Wie sieht es bei Ihnen aus? Vielleicht essen Sie immer brav auf, damit das Wetter schön wird – so wie wir es in der Kindheit gelernt haben. Jetzt sind Sie erwachsen. Testen Sie Petrus und lassen einfach mal etwas auf dem Teller. Vielleicht sorgt er ja trotzdem für Sonnenschein.

Lassen Sie die Gewohnheit nicht länger König über den Verstand sein. Wenn Sie wissen, wo Ihre Versuchungen lauern, können Sie diese austricksen. Falls beispielsweise das Biertrinken abends vor dem Fernseher zu Ihren großen Versuchungen gehört, ersetzen Sie es immer öfter durch Alkoholfreies.

Damit der Alkoholverzicht nicht so absolut ist, genehmigen Sie sich eine Wo-

TIPP Machen Sie einen erfolgreichen Neustart

- Räumen Sie in Ihren Vorratsschränken auf.
- Kaufen Sie kleinere Portionen und mehr Gesundes, Fettarmes.
- Halten Sie sich an feste Mahlzeiten.
- Trinken Sie viel, vor allem Kalorienfreies.

- Essen Sie von kleineren Tellern.
- Kauen Sie jeden Bissen gründlich und machen Sie Pausen.
- Hören Sie auf, wenn Sie keinen Hunger verspüren.
- Lassen Sie bewusst etwas übrig und werfen es in den Mülleimer.

chenration. Beispielsweise eine Flasche Wein oder wenige Flaschen Bier. Schreiben Sie es auf und halten Sie sich daran.

Alkoholfreie Abende überbrücken Sie leichter, wenn Sie andere Getränke kühl stellen. Kreieren Sie neue Rituale. Lenken Sie Ihr Interesse auf kalorienarme Snacks und Getränke.

Planen Sie den Abend. Sortieren, reparieren oder handarbeiten Sie etwas. Gehen Sie aus, verabreden Sie sich zum Tanzen, besuchen Sie ein Konzert oder gehen Sie mal wieder ins Kino oder ins Theater.

Hauptsache aktiv. Forsten Sie auch mal das Volkshochschulprogramm durch. Ganz sicher ist etwas für Sie dabei.

Falls unachtsames Essen nebenher Ihr Problem ist, lassen Sie keine Knabbereien oder Süßigkeiten sichtbar herumstehen. Fragen Sie sich vor jedem Snack, ob Sie wirklich Hunger oder eher Durst haben. Wenn Sie es nicht so genau wissen, so trinken Sie in jedem Fall erst einmal ein Glas Mineralwasser. Kauen Sie mal wieder bewusst und versuchen Sie den Geschmack zu ergründen. So als wollten Sie

INTERVIEW **Einer, der es angepackt hat**

Für Hans Lauber, der selbst betroffen ist und Autor mehrerer Bücher zum Thema, ist Typ 2 Diabetes „Lebensstil-Diabetes". Also keine Krankheit, sondern eine Stoffwechselstörung, die sich mit einem gesünderen Lebensstil bezwingen lässt. Immerhin ist sein eigener HbA1c von einst 10 auf 6 Prozent gefallen. Doch räumt er heute ein, dass so manches extrem war …

Meine Werte sind seit zehn Jahren rundum gut. Allerdings: Auf dem Höhepunkt meiner „Zuckerkarriere" lag mein HbA1c sogar über zehn Prozent. Diese Zeiten sind zum Glück vorbei. Doch messe ich heute noch täglich meinen Nüchternwert und bin nur zufrieden, wenn er unter 100 mg/dl liegt. Das tägliche Messen ist für mich genauso wichtig wie das Wiegen. Dabei

halte ich keineswegs Diät oder mache eine Kur. Es ist einfach meine gesunde „Lebensweise", die übrigens auch genussvoll ist.

Wie haben Sie es geschafft?
Geschafft habe ich es, weil ich eines Tages beschlossen habe, meinem Diabetes keine Chance zu geben. Und weil mich mein persönliches Umfeld vorbehaltlos dabei unterstützt hat. Der entscheidende Punkt, dass es bis heute klappt, ist aber der weitgehende Verzicht auf die schnellen Kohlenhydrate, also auf Zucker, Schokolade und Cola. Sobald ich sie wieder esse, explodiert der Blutzucker. Die Balance der Kohlenhydrate ist mein „Königsweg", den Diabetes zu beherrschen. Meine Messwerte bestätigen mich.

jemandem Ihr Essen beschreiben. Machen Sie immer wieder kleine Pausen. Horchen Sie auf Signale aus dem Bauch. Forschen Sie nach, ob Sie Hunger oder Sattsein spüren. Das ist kein Scherz. Viele Menschen sind so in der Alltagsroutine, dass sie beides kaum wahrnehmen.

Iss, wenn du isst!

Hektik und Termindruck sind Teil des modernen Lebens. Doch überlegen Sie mal, wie wenig Zeit es kostet, sich zum Essen erst hinzusetzen und eine Sekunde auf

den Teller zu schauen. Wann immer möglich, tun Sie es.

In der chinesischen Zen-Philosophie gibt es eine klassische Weisheit. Sie lautet: „Wenn ich gehe, dann gehe ich. Wenn ich esse, dann esse ich." Damit ist gemeint, dass wir nichts unachtsam und nebenher tun sollen. Es geht darum, mit allen unseren Sinnen im Augenblick zu sein. Also das Essen zu riechen, zu schmecken, zu kauen und zu schlucken. Voll dabei zu sein und das Tempo runterzufahren. Versuchen Sie mal, die nächste

Sie haben auch viel Sport getrieben!

Mit dem Sport habe ich es eher übertrieben. Heute würde ich nie wieder Marathon laufen, das ist für die Gelenke nicht gesund. Doch bin ich dauernd in Bewegung. Das Auto steht mitunter drei Wochen am selben Platz, weil ich alles zu Fuß oder mit dem Rad mache. Zusammengerechnet kommen so pro Tag an die zehn Kilometer „Bewegung" zusammen, das reicht. Wenn die große Linie stimmt, darf man ruhig auch mal über die Stränge schlagen, der Körper pendelt sich schon wieder ein.

Gab es einen Wendepunkt?

Als mein Arzt vom Insulinspritzen sprach, war dies der entscheidende Kick für mich. Da wusste ich, dass ich einen anderen Weg gehen will. Nicht

verbissen, aber konsequent. Dass ich meinen Weg aufgeschrieben habe, hat mich zu einem erfolgreichen Buchautor gemacht. Außerdem veranstalte ich regelmäßig Kochshows für Diabetiker. Da bin ich immer wieder erschrocken, wie wenig die Leute von Ernährung und vom Kochen verstehen. Und wie wenig sie auf die Verteilung der Essensportionen über den Tag achten. Daher fordere ich Kochen in der Schule als benotetes Fach für Jungen und Mädchen einzuführen. Am besten mit einem Schulgarten, aus dem geerntet werden kann.

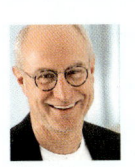

Hans Lauber

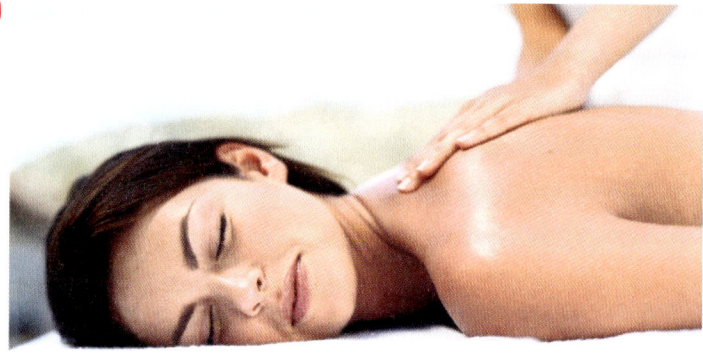

Gabel oder den nächsten Löffel erst dann wieder vollzuladen, wenn Ihr Mund leer ist. Gründliches Kauen erhöht das Geschmackserlebnis und macht das Essen bekömmlicher.

Im Prinzip verfolgt die moderne Slow-Food-Bewegung ähnliche Vorstellungen: Geruhsames Genießen statt ungesunder Hektik – bei einem der schönsten Dinge des Lebens, dem Essen.

Setzen Sie sich realistische Ziele

Vergessen Sie alle Schönheitsideale der Laufstege und Fernsehshows. Genauso wie Sie sich vom Diätterror verabschiedet haben, sollten Sie auch nicht länger von Idealmaßen und -gewichten einschüchtern lassen, die wirklich weltfremd sind.

Ihre Ziele heißen Wohlfühlen, bessere Blutzuckerwerte, normaler Blutdruck und ausgewogene Cholesterin- und Fettwerte.

Das alles erreichen Sie schon, wenn Sie fünf bis sieben Prozent Ihres aktuellen Gewichtes weniger auf die Waage bringen. Ganz egal wie hoch Ihr Ausgangsgewicht ist. Dies haben wissenschaftliche Untersuchungen über Jahre hin gezeigt. Eine moderne, verhaltensorientierte Diabetesschulung könnte begleitend vielleicht jetzt nützlich sein. Zudem kann Ihnen bei der Frage, wie Sie Ihre Ziele am besten erreichen, eine Ernährungsberatung gute Tipps liefern. Es geht ja nicht

um Diät, sondern um Veränderung. Für den Start in gesündere Lebensjahre wäre es ideal, wenn Sie jetzt einen Gesundheitscheck machen lassen, falls dies nicht ohnehin schon regelmäßig gemacht wird, z. B. im Rahmen des DMP. Danach wissen Sie, wie hoch Ihr Blutdruck ist, wie es um ihre Blutfette steht und wie ihre Blutzuckereinstellung ist. Zukünftige Verbesserungen gehen auf Ihr persönliches Erfolgskonto.

Forsten Sie Ihre Essensgewohnheiten durch und überlegen Sie, wo Sie etwas ohne Verzicht umstellen oder austauschen wollen. Bei den Getränken, der Zubereitung oder den Essenszeiten. Doch nehmen Sie sich immer nur eins vor. Probieren Sie es in Ruhe aus und machen Sie erst dann den nächsten Schritt, wenn der erste quasi Routine ist.

Feiern Sie Etappensiege

Legen Sie kleine Etappenziele fest und gönnen Sie sich Belohnungen. Und zwar nach jedem der erreichten Ziele. Ganz egal in welcher „Währung", ob in Gramm, Kilogramm, Milligramm/Deziliter oder HbA1c-Prozentpunkten. Auch eine Verhaltensänderung für eine bestimmte Zeit oder soundso viele Schritte/Tag zählen natürlich dazu. Denken Sie immer in kleinen Etappen und legen diese konkret fest, am besten schriftlich. Bitte notieren Sie stets

Belohnen Sie sich selbst. Jeder kleine Etappensieg ist es wert.

das konkrete Datum, an dem Sie Bilanz ziehen wollen.

Bremsen Sie Ihren Ehrgeiz und gönnen Sie sich lieber viele kleine Erfolgserlebnisse. Schließlich ist die Zeit der Crashdiäten vorbei. Doch wählen Sie Belohnungen, die nichts mit Essen und Trinken zu tun haben. Wie wäre es mit einer Massage, einem Nachmittag in der Therme, einem Konzert, einer neuen Uhr oder Kamera? Oder einem Wellness-Wochenende? Wenn es nicht gerade zur Hauptsaison sein muss, sind preisgünstige Schnäppchen leicht zu ergattern. Doch schieben Sie es nicht auf. Belohnen Sie sich nach jedem Etappensieg!

Alles, was Ihnen Spaß macht, ist willkommen. Mit Freude bleiben Sie am Ball. Selbst dann, wenn es mal zäh wird und der Körper jedes Gramm verteidigt. Dann scheint das Gewicht wie festgefroren, weil der Körper auf Energiesparmodus geschaltet hat. Jetzt ist es schon super, wenn Sie Ihr Gewicht halten. Am besten, Sie legen eine Verschnaufpause ein, deren Ende Sie ebenso festlegen wie die Etappenziele. Danach haben Sie wieder die Kraft, Ihren Weg fortzusetzen. Zu guter Letzt: Keine Regel ohne Ausnahmen. Je mehr Sie sich verkneifen, desto schwieriger wird das Ganze. Sagen Sie zu sich selbst niemals „nie". Bei einem freudigen Anlass oder einem Fest sind Kompromisse einfach mal notwendig.

Schwieriger wird es, wenn Sie aus Ärger und Enttäuschung essen. Das kann schnell zum doppelten Frusterlebnis werden. Zum einen fühlen Sie sich vielleicht als Versager und zum anderen wäre es eine falsche Ess-Programmierung. Möglicherweise reagiert Ihr Körper auf den nächsten Ärger dann sofort mit Hungergefühlen. Steuern Sie solchen Mustern rechtzeitig entgegen.

Anders ist es, wenn Sie einfach mal Lust auf Schokolade haben. Dann genehmigen Sie sich halt eine Portion. Und Sie wissen ja: Je höher der Kakaoanteil, desto kleiner die Sünde. Schließlich können Sie noch an einer weiteren Schraube drehen. Erhöhen Sie Ihren Energiebedarf durch Muskelarbeit. Wie effektiv dies ist und wie es am besten geht, erfahren Sie im nächsten Kapitel.

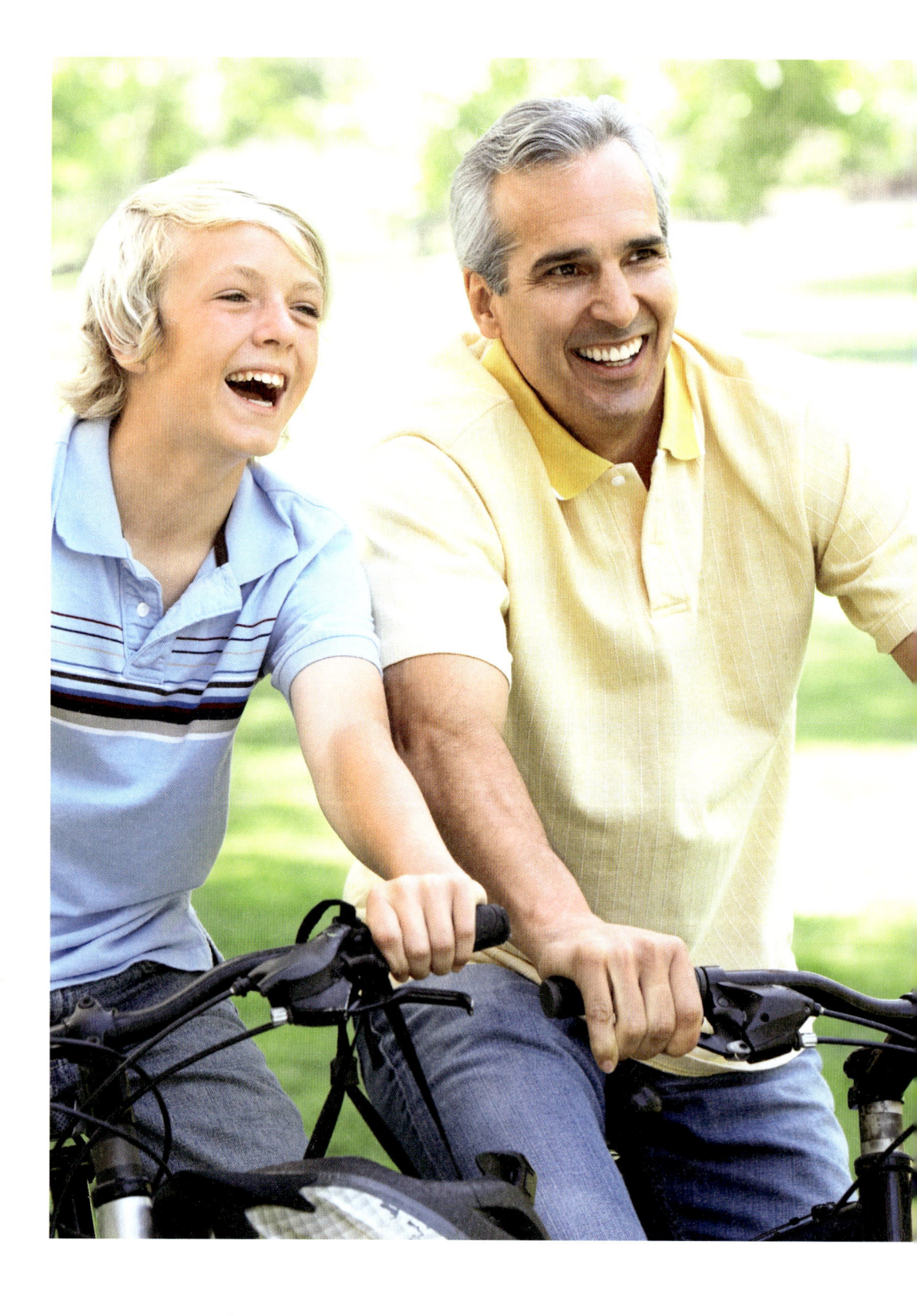

SCHACH DEM DIABETES

Aktiv werden! — „Sport ist Mord", soll Winston Churchill gesagt haben. Ein oft zitiertes Alibi fürs Nichtstun. Dabei stimmt es nicht einmal. Churchill war zeitweise aktiver Ruderer. Vergessen wir also alle falschen Vorstellungen! Raus aus dem Sessel. Rein in die Kraft. Aber bitte Schritt für Schritt. Die heilende Kraft des Sports ist ein Gewinn für Körper, Gehirn und Seele. ... und danach macht es doppelt Spaß, es sich gemütlich zu machen.

BRINGEN SIE BEWEGUNG IN IHREN ALLTAG

Erinnern Sie sich noch daran, wie viel Zeit Sie als Kind aktiv an der frischen Luft verbracht haben? Mindestens den halben Tag. Morgens zu Fuß zur Schule, nachmittags zum Ballspielen in den Hof, auf dem Fahrrad zu Einkäufen, ins Schwimmbad und dann sogar noch auf den Sportplatz mit Freunden.

Das „Mama-Taxi" war noch nicht erfunden, ebenso wenig wie die Computerspiele und das Internet. Und beim Fernsehen war die Programmauswahl doch noch sehr überschaubar. „Selbst in den 1970er-Jahren waren Kinder noch drei bis vier Stunden am Tag an der frischen Luft, heute ist es kaum noch eine Stunde", so die Ärztin und Sportwissenschaftlerin Christine Graf von der Deutschen Sporthochschule in Köln.

Modernes Leben – faules Leben

Mit dem wirtschaftlichen Aufschwung kam der technische Fortschritt, der das Leben immer leichter und komfortabler machte. Nicht nur in Beruf und Haushalt, sondern auch in der Freizeit. So scheint die Fernbedienung beim Fernseher ebenso unverzichtbar wie das schnurlose Telefon. Diese Errungenschaften möchte wohl niemand missen! Doch der Körper nimmt uns die Faulheit übel.

Wohlstand hinterlässt Spuren

Für den Körper heißt modernes Leben: Sitzen, essen, sitzen. So manche Tage reduziert sich das Bewegungsprogramm auf die kurzen Wege zum Auto, zur Toilette und zum Kühlschrank. Wenn dann noch Stress und Ärger hinzukommen, beginnt

„Für ein langes gesundes Leben gibt es in unserer bewegungsarmen Zeit keinen besseren Garanten als regelmäßige, körperliche Aktivität", sagt Dr. Wolf-Rüdiger Klare vom Diabeteszentrum Hegau-Bodensee am HBH-Klinikum Radolfzell. Doch wie kann sich ein Bewegungsmuffel selbst aktivieren? Der Internist und Diabetologe hat dazu einige Tipps:

Das Ganze muss im Kopf anfangen. Bewegung gehört ebenso in den Alltag wie Zähneputzen. Entscheidend ist, sich realistische Dinge vorzunehmen. Einen Spaziergang beispielsweise. Den kann man fast immer und überall machen. Doch sollte man sich prinzipiell Bewegungsformen aussuchen, die Spaß machen. Sonst verliert man zu schnell die Lust.

Eine ideale „Sportart" für Typ 2 Diabetiker ist sicher das Nordic Walking, da es niemanden überfordert, die Gelenke schont und nicht nur Stoffwechsel und Kreislauf trainiert, sondern auch die Nacken- und Rumpfmuskulatur stärkt. Wer nicht gern läuft, hat vielleicht mehr Freude am Radfahren oder am Schwimmen. Hilfreich gegen den inneren Schweinehund sind Verabredungen mit Gleichgesinnten, die man einhalten muss. Oder feste Termine wie einen Walkingtreff.

Woran erkennt man einen qualifizierten Trainer für Nordic Walking?

Ein guter Nordic-Walking-Trainer beherrscht nicht nur die Technik, er kann diese auch gut vermitteln. Wichtig ist, dass er niemanden überfordert. Weniger ist mehr! Das gilt gerade für den Anfang. Wenn Diabetiker aktiv werden, kann es nach Einnahme bestimmter Tabletten (Sulfonylharnstoffe, siehe Seite 147) oder bei Verwendung von Insu-

lin zu Unterzuckerungen kommen. Auch damit sollte der Trainer sich auskennen. Deswegen gibt es eine spezielle Ausbildung „Nordic-Walking-Trainer Diabetes". Auf der Webseite der Arbeitsgemeinschaft Diabetes & Sport der Deutschen Diabetesgesellschaft www.diabetes-sport.de kann man erfahren, wo der nächste Nordic-Walking-Trainer Diabetes zu finden ist.

Was kostet so ein Kurs?

Kurse mit 8 Kurseinheiten kosten in der Regel 75 Euro, meist übernehmen die Krankenkassen den Großteil davon.

Was bringt Menschen mit Typ 2 Diabetes die Bewegung?

Wer es schafft, sich regelmäßig zu bewegen und Übergewicht abzubauen, kann trotz ungünstiger Erbanlagen Diabetes verhindern. Das haben große wissenschaftliche Studien bewiesen. Wer schon an Diabetes erkrankt ist, erreicht durch Bewegung wieder bessere Blutzuckerwerte. Dann kann die Medikamentendosis gesenkt werden. Manche Menschen erreichen sogar so gute Werte, dass sie ganz ohne Tabletten oder Insulin auskommen.

Ein weiteres Plus ist, dass Bewegung vor den gefürchteten Folgen der Zuckerkrankheit – den Herz-Kreislauf-Erkrankungen wie Herzinfarkt oder Schlaganfall schützt. Körperlich Aktive leiden übrigens auch seltener an Depressionen und Krebserkrankungen.

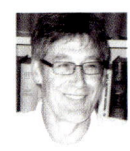

Dr. Wolf-Rüdiger Klare

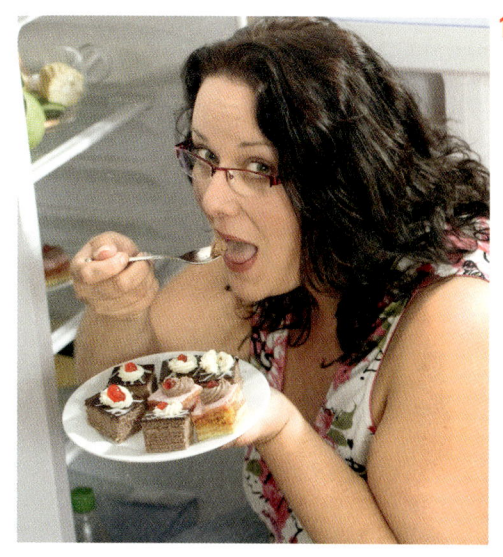

Aktiv werden statt den Kühlschrank zu leeren, hilft den Diabetes in Schach zu halten.

eine Zeitbombe zu ticken. Denn mit Gewichtszunahme, ungesunden Cholesterinwerten, hohem Blutdruck und Diabetes wächst das Risiko für Herzinfarkt und Schlaganfall rapide. Wer jetzt im Schongang bleibt und nicht gegensteuert, hat schlechte Karten.

Alles dreht sich um den Stoffwechsel

Selbst Ärzten war lange Zeit nicht klar, wie sehr alles miteinander verbunden ist: Körpergewicht, Bauchfett, Blutdruck, Zucker, Blutfette, Arterienverkalkung und Nervenschäden. Die einzelnen Faktoren bedingen sich gegenseitig und bringen den gesamten Stoffwechsel in Schieflage.

Zum Glück funktioniert es auch umgekehrt. Und das ist das Gute daran: Wie das tapfere Schneiderlein können wir alle

sieben auf einen Streich wieder in den Griff kriegen. Die Diabetesuhr quasi zurückdrehen. Mit Bewegung und gesunder Ernährung!

Dazu sind keine sportlichen Spitzenleistungen notwendig. Sie erreichen schon viel, wenn Sie sich in ihrem Alltag mehr bewegen. Doch dazu müssen Sie sich neu programmieren. Oder besser gesagt: motivieren. Betrachten Sie Bewegung im Alltag als Gewinn und nicht als Arbeit.

Keine Angst vor Unterzuckerung

Wenn Sie kein Insulin spritzen und auch keine Tabletten mit Unterzuckerungsrisiko einnehmen (siehe Seite 147), besteht so gut wie keine Gefahr, dass Sie bei der körperlichen Aktivität in eine Unterzuckerung geraten. Bei sportlicher Belastung eines stoffwechselgesunden Menschen stoppt

INFO **Fußballnation Deutschland?**

Während Millionen selbst ernannter Bundestrainer vor den Bildschirmen fiebern, kickt kaum noch einer selbst. 90 % der Erwachsenen spielen niemals Fußball, weiß die Gesellschaft für Konsumforschung. Wegen der hohen Verletzungsgefahr erscheint dies zumindest im fortgeschrittenen Alter klug. Sportbegeisterte soll das nicht stoppen: Es gibt viele andere Sportarten!

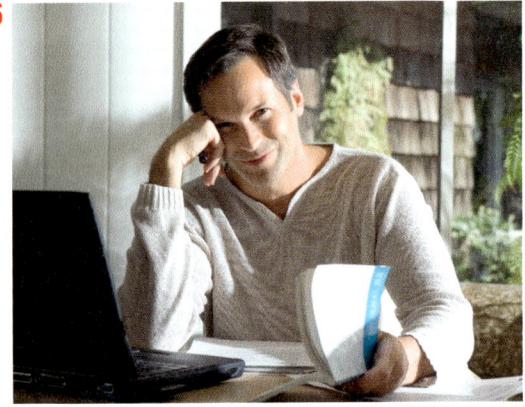

der Körper sofort die Insulinausschüttung und stellt Glukose aus der Leber sowie Fettsäuren aus den Fettdepots für den Stoffwechsel zur Verfügung. Außerdem setzt er eine Vielzahl aktivierender Hormone frei. Im Prinzip funktioniert dieses Regulationssystem bei Menschen mit Typ 2 Diabetes auch, solange kein Insulin oder Tabletten mit Unterzuckerungsrisiko im Spiel sind.

Was vorsorglich bei Sport zu tun ist, wird in Schulungen ausführlich „trainiert".

Es geht dabei um die vorsorgliche Blutzuckerkontrolle, die Reduktion der Insulindosis und die richtige Ration schneller und langsamer Kohlenhydrate. Alles kein Hexenwerk, sondern leicht zu verstehen.

 WAS BRINGT KÖRPERLICHE AKTIVITÄT?
- Verbesserte Insulinwirkung
- Niedrigere Blutzuckerwerte
- Reguliert den Blutdruck
- Bessere Blutfettwerte

KALORIENVERBRAUCH BEI BEWEGUNG

Bewegungsart 30 Min. bei mittlerer Intensität	Körpergewicht	
	60 kg	80 kg
Nordic Walking	300 kcal	400 kcal
Wandern	180 kcal	240kcal
Bergwandern	220 kcal	290 kcal
Radfahren	180 kcal	240 kcal
Joggen	350 kcal	460 kcal
Spazierengehen	100 kcal	130 kcal
Krafttraining	200 kcal	270 kcal
Gymnastik	120 kcal	160 kcal
Schwimmen	290 kcal	390 kcal
Tanzen	90 kcal	120 kcal

Quelle: Bundesverband der Gesundheitsinformation und Verbraucherschutz – Info Gesundheit e. V. Bonn

Los geht es. Vom Kaffeeholen bis zum Kopien machen, jeder Schritt zählt.
Nicht nur der Weg zur Arbeit, auch der Berufsalltag bietet jede Menge Bewegungsmöglichkeiten. Und: Nutzen Sie die Mittagspause zu Spaziergängen.

INFO **Wie viele Schritte machen Sie?**

Je nach Berufssituation absolviert ein Mensch ein tägliches Laufpensum von etwa:

- 1500 Schritten im Büro
- 3000 Schritten im Sekretariat
- 5000 Schritten im Verkauf
- 12000 bis 18000 Schritten beim Kellnern oder Postzustellen

- Gesteigerter Kalorienverbrauch mit langfristiger Gewichtsabnahme
- Bessere Herz- und Lungenleistung
- Mehr Fitness und Ausdauer durch Muskelaufbau
- Gestärktes Selbstvertrauen und mehr Lebensfreude

Es lohnt sich also, gleich anzufangen.

Jedes Fitnesshäppchen zählt

Vielleicht denken Sie jetzt: „Das liest sich zwar gut, ist aber übertrieben!" In der Tat ist mit einer kurzen Gehstrecke noch nicht viel gewonnen. Doch können Sie durch konsequenten Einbau von mehr Bewegung in Ihren Alltag „pro Tag zwischen 200 und 400 Kilokalorien zusätzlich verbrennen", berechnete der Übergewichts- und Diabetesexperte Prof. Hauner.

Egal ob es nur der Weg zum Briefkasten oder zehn Minuten Gymnastik in der Fernsehwerbepause sind, jedes einzelne „Fitnesshäppchen" geht positiv auf Ihr Bewegungskonto und hilft Ihnen beim Gewichthalten.

Es läppert sich nämlich, wenn Sie sich angewöhnen, Aufzüge und Rolltreppen zu ignorieren und stattdessen Treppen zu steigen. Wenn Sie immer öfter das Auto stehen lassen und Besorgungen zu Fuß oder mit dem Fahrrad erledigen. Oder ein paar Haltestellen früher aus dem Bus aussteigen. Wenn Sie selbst Renovierungsarbeiten übernehmen. Balkonkästen neu bepflanzen oder Gartenbeete anlegen. Obst ernten und Marmelade kochen. Und wozu Sie sonst Lust haben. Vielleicht den Enkel vom Kindergarten abholen. Oder machen Sie dem Hund die Freude, noch mal mit ihm rauszugehen. Sehen Sie die Welt als kostenloses Fitnessstudio voller Bewegungsangebote.

Hauptsache Sie sind aktiv und bringen den Kreislauf in Schwung. Das hebt die Stimmung. Die zusätzliche Bewegung im Alltag kostet Sie kaum mehr Zeit. Und doch tragen die vielen kleinen Veränderungen dazu bei, Körpergewicht und Stoffwechsel besser in Balance zu halten.

Jeder Schritt zählt

Unser Körper ist ein Bewegungsapparat, der fürs Laufen konzipiert ist. So wurde er auch genutzt, als der Mensch noch Jäger und Sammler war. Doch die Realität der motorisierten Welt von heute ist anders. Schritte zählen ist einfach. Dafür gibt es

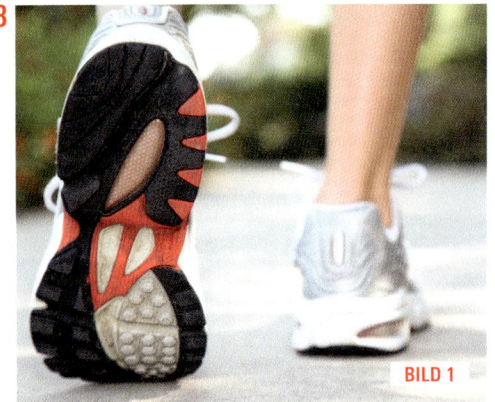

BILD 1

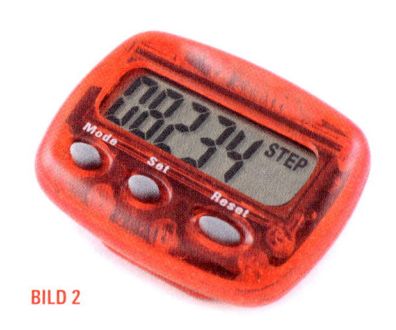

BILD 2

spezielle Schrittzähler. Zuverlässige, kleine Geräte sind schon für etwa 15 Euro erhältlich. Sie sind nur so groß wie eine Armbanduhr und addieren die gemachten Schritte anhand eines Sensors. Man heftet die Leichtgewichte entweder am Gürtel fest oder steckt sie sich einfach in die Tasche. Da jeder seine eigene Schrittlänge hat, muss diese eingestellt werden: Dazu gehen Sie einfach zehn normale Schritte geradeaus und messen anschließend die zurückgelegte Strecke. Wenn Sie diese Strecke durch die Schrittzahl von zehn teilen, haben Sie schon Ihre Schrittlänge. Nun können Sie direkt am Schrittzähler die zurückgelegte Strecke ablesen. Die meisten Geräte geben nach Eingabe des Körpergewichts auch die verbrauchten Kalorien und sogar die verbrannte Fettmenge an.

Schrittzähler spornen an

Haben Sie schon einmal einen Schrittzähler getragen? Sie werden staunen, wie sehr so ein kleiner Zähler motiviert. Allein die Tatsache, dass die Schritte gezählt werden, spornt dazu an, sich mehr zu bewegen. Untersuchungen zeigen: Wer einen Schrittzähler trägt, unternimmt häufiger Erledigungen zu Fuß, läuft Treppen und geht abends noch einmal raus, falls etwa zu wenige Schritte auf dem „Konto" stehen. Schließlich haben Sie damit einen unbestechlichen Spiegel Ihrer körperlichen Tagesaktivität.

Mit der richtigen Ausrüstung machen Bewegungsprogramme doppelt so viel Spaß. Vielleicht bekommen Sie auch Lust, ein Tagebuch zu führen, in das Sie jeden Abend die zurückgelegten Schritte eintragen. Dann können Sie Ihre Fortschritte sehen und sich jede Woche ein neues Ziel vornehmen. Denn am Anfang, wenn Sie noch untrainiert sind, brauchen sie vergleichsweise viel Energie. Mit wachsender Fitness fällt das Training leichter und der Kalorienverbrauch nimmt ab. Deswegen ist es gut, die Latte stets ein bisschen höher zu hängen. Sonst schaltet der Körper auf Energiesparmodus um und verteidigt zäh seine Speckpolster. Jetzt müssen Sie auf der Hut sein. Nur keinen Durchhänger, sonst droht der gefürchtete Jojo-Effekt.

Schritt für Schritt gesünder

Starten Sie mit dem Ziel, jeden Tag mindestens 3 000 bis 5 000 Schritte zu gehen. Das gilt langfristig als mäßige Bewegungsaktivität. Und dieses Pensum ist mindestens notwendig, um sich vor Übergewicht, Bluthochdruck, Typ 2 Diabetes, Osteoporose und Herzinfarkt zu schützen sowie die Behandlung wirksam zu unterstützen. Auch ohne technisches Hilfsmittel können Sie die Schrittzahl ungefähr einschätzen. Als Faustregel gilt: In einer

BILD 1 und BILD 2: Es spornt an, wenn Sie Ihre Schritte zählen lassen.
Beginnen Sie mit dem Ziel von 5 000 Schritten pro Tag und versuchen Sie sich zu steigern, von Woche zu Woche.

halben Stunde gehen Sie bei normalem Tempo rund 3 000 bis 4 000 Schritte, oder ungefähr 2,5 Kilometer. Wenn Sie das schaffen, versuchen Sie die Schrittzahl allmählich – oder wenigstens ab und zu – zu steigern. Jeder Schritt zählt, um Muskulatur und Knochen fit zu halten. Der Körper dankt es mit Wohlbefinden und Leistungsfähigkeit. „Bewegte" Menschen werden darüber hinaus nicht so schnell von depressiven Stimmungen heimgesucht. Generell gelten 10 000 Schritte als optimale Tagesleistung. Doch lassen Sie sich am Anfang von diesem großen Ziel nicht entmutigen. Die Motivation wächst, wenn Sie sehen, was Sie alles schaffen und nach zwei Treppen noch immer nicht aus der Puste geraten.

EINMAL DIE WOCHE – WOZU HÄTTE ICH LUST?

Tägliche Bewegung im Alltag ist die Basis. Jetzt gilt es, zusätzliche Fitnessaktivitäten zu finden und diese wöchentlich einzuplanen. Das sollten Sie ebenso wichtig nehmen wie andere Verabredungen und in Ihren Kalender eintragen.

nessstudio können Sie sehr gut allein trainieren. Für gesellige Menschen, die feste Zeiten einhalten können, sind Termine in Sportvereinen und Lauftreffs prima. Bewegung führt Menschen zusammen und bereichert das Leben.

Was liegt mir am meisten?
Welche Bewegungsart könnte Ihnen Spaß machen? Haben Sie früher etwas besonders gern gemacht? Tanzen, Radfahren, Tennis, Skifahren, Schwimmen oder Wandern?

Es gibt zwar keinen klassischen Sport für Diabetiker, doch sind Ausdauersportarten besonders geeignet. Entscheidend ist jedoch Ihre Vorliebe und dass Sie am Ball bleiben. Es geht nicht darum, die Beste oder der Schnellste zu sein, sondern um Gesundheit, Entspannung und Spaß.

Wenn Sie möglichst unabhängig sein wollen, sind beispielsweise Nordic Walking und Radfahren optimal. Auch im Fit-

Das nasse Element
Schwimmen ist ein hervorragender Ausdauersport. Es schont Ihre Gelenke und birgt praktisch kein Verletzungsrisiko. Eine halbe Stunde Schwimmen entspricht einem Energieverbrauch von 150 bis 300 Kilokalorien. Wenn Sie einen Teil der Zeit mit Wassergymnastik verbringen, ist der Energieverbrauch intensiver.

Schwimmen kann enorm erholsam sein. Versuchen Sie einfach mal alles Schwere, an dem Sie tagsüber so kolossal tragen, in Gedanken an das Wasser abzugeben. Gleiten Sie wie schwerelos dahin und spüren Sie die wohltuende Wirkung des weichen Wassers. Legen Sie sich in

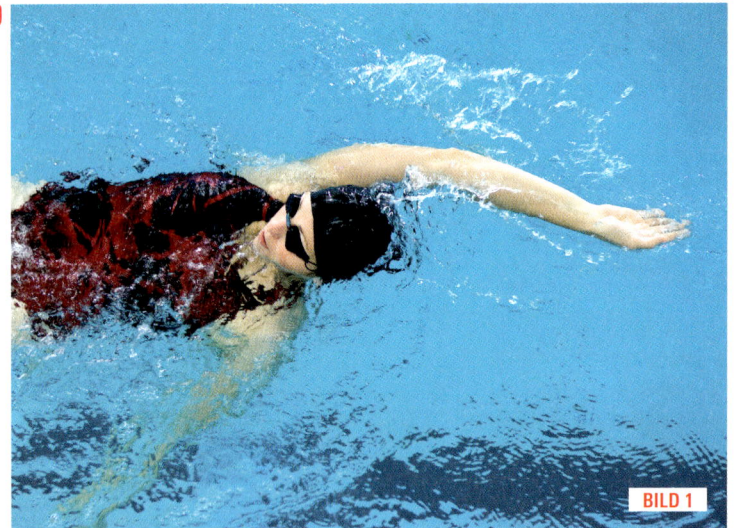

BILD 1

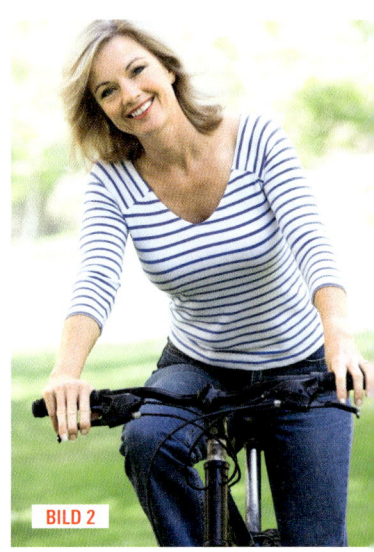

BILD 2

Rücken- und Seitenlage, strecken Sie sich und lockern Schultern und Nacken. Genießen Sie es einfach.

Rückwärts geht es auch

Das Eintauchen des Gesichts ins Wasser ist nicht jedermanns Sache. Da bietet sich als Alternative das Rückenschwimmen an. Lassen Sie sich mit leichtem Beinschlag durch das Nass gleiten oder paddeln Sie einfach ein bisschen mit den Armen. Hauptsache bewegen.

Überfordern Sie sich nicht. Wechseln Sie die Schwimmstile ab, doch nehmen Sie sich jedes Mal konkret soundso viele Bahnen vor, damit Sie einen Ansporn haben. Außerdem können Sie an der wachsenden Bahnenzahl bei den nächsten Schwimmbadbesuchen Ihre wachsende Fitness erkennen.

Radfahren: Ein idealer Ausdauersport

Ebenso gesund wie Schwimmen ist Fahrradfahren. Fast jeder kann es und hat einen Drahtesel in Keller oder Garage stehen. Fahrradfahren fördert den Kreislauf und regt den Stoffwechsel an. Es stärkt Herz und Muskeln und hilft Fettpolster abzubauen. Außerdem bewegen Sie sich an der frischen Luft und verbrauchen dabei ein paar Kilokalorien zusätzlich. Im Vergleich zum Krafttraining werden bei einem sportlichem Fahrstil ähnlich viele Kalorien verbrannt.

Vielleicht verlockt Sie sogar eins der neuen Fahrräder mit extra niedrigem Einstieg. Bei diesen Rädern können Männer und Frauen ohne Verrenkungen leichter auf- und absteigen. Testen Sie einmal ein Fahrrad mit aufrechter oder nur leicht

TIPP Tauchen Sie ein

Brustschwimmen hat den Vorteil, dass Sie den Kopf immer über Wasser halten. Doch kann dabei der Nacken überstreckt werden und sich nach längerem Schwimmen verspannen. Wer sich mit jedem Zug flach ins Wasser legt und mit dem Kopf eintaucht, kann längere Strecken entspannt schwimmen. Dann ist Brustschwimmen genauso gut wie kraulen.

BILD 1 und **BILD 2**: Körper wiegen im Wasser nur so viel wie die Wassermenge, die sie verdrängen. Deshalb fühlen wir uns im Wasser federleicht und können ohne die Gelenke zu belasten sogar auf Zehenspitzen hüpfen. So leicht wie nie. Auch Radfahren entlastet die Gelenke.

INFO **So treten Sie leichter in die Pedale**

Wichtig ist, dass Sie auf Ihrem Fahrrad wirklich bequem sitzen. Falls Sie längere Zeit nicht mehr gefahren sind und nach kurzer Strecke Probleme haben, könnte es am Fahrrad liegen. Vielleicht stimmt der Abstand zwischen Sattelhöhe und Lenker nicht. Falsche Einstellungen können Beschwerden im Handgelenk, in Schritt und Schultern sowie im Nacken verursachen. Am besten, Sie lassen Ihr Rad beim Fahrradhändler checken oder informieren Sie sich beim Allgemeinen Deutschen Fahrrad-Club, unter www.adfc.de.

nach vorn gebeugter Sitzposition. Darauf haben Sie eine Sitzposition wie auf dem klassischen Hollandrad und müssen keinen Rundrücken mehr machen.

Strampeln an der frischen Luft
Wenn die Ausrüstung und Einstellungen stimmen, ist Radfahren sowohl für ältere Menschen als auch für Übergewichtige ideal. Schließlich trägt das Fahrrad das Körpergewicht und entlastet so die Gelenke. Günstig ist es, sich einen „runden Tritt" anzugewöhnen und kontinuierlich in einem leichten Gang zu strampeln. Bei hoher Trittfrequenz werden Muskeln, Sehnen und Gelenke deutlich weniger belastet als bei einer kraftbetonten Fahrweise. Kraftvolles Reintreten und dann Laufenlassen ist weniger effektiv und auf längeren Strecken mit Steigungen ohnehin kaum durchzuhalten.

Radfahren ist der Gesellschaft für Konsumforschung (GfK) zufolge die mit Abstand beliebteste sportliche Betätigung in Deutschland. Von den Erwachsenen schwingen sich fast ein Drittel regelmäßig aufs Rad, 44 Prozent immerhin noch gelegentlich. Wenn Sie Freude am Radfahren haben, so planen Sie doch mal mit Freunden eine längere Tour entlang von Flüssen oder auf stillgelegten Bahntrassen. Diese Strecken sind ohne nennenswerte Steigungen und auch für Ungeübte entspannt zu fahren. Als Zugabe gibt es Natur pur. Unter dem Stichwort „Bett & Bike" bietet der Allgemeine Deutsche Fahrrad-Club (ADFC) im Internet unter www.adfc.de zahlreiche Touren und Unterkünfte mit radfahrerfreundlichem Service an.

ANSCHUBHILFEN VOM FEINSTEN: Elektrofahrräder sind inzwischen der große Hit. Es sind Fahrräder mit Lithium-Akku, die Sie mit und ohne Motorunterstützung fahren können. Wenn Sie noch genug Power haben, können Sie den Motor weglassen. So können Sie sich allmählich trainieren und ihre Leistung steigern – ohne Angst, irgendwann nicht mehr den Heimweg meistern zu können. Wenn Sie sich so ein Rad anschaffen wollen, lesen Sie den Testbericht im test 8/2011.

Über Nordic Walking – das Klack-Klack mit Stöcken – lacht heute niemand mehr. Es ist Trendsport. Und für Menschen mit Diabetes eine ideale Bewegungsart.

NORDIC WALKING: IDEAL BEI DIABETES

Unter den jüngeren Sportarten hat sich Nordic Walking in Deutschland einen Spitzenplatz erobert. Auch wenn das Klack-Klack anfangs belächelt wurde, hat es zusehends mehr Fans gefunden. Heute ist es ein anerkannter Ausdauersport, der immer mehr Menschen begeistert und von vielen Ärzten empfohlen wird.

Nordisch laufen – mit zwei Stöcken

Eigentlich wurde Nordic Walking in Skandinavien als Sommer-Training für Skilangläufer und nordische Kombinierer entwickelt. Es ist leicht zu erlernen und das Wetter spielt bei entsprechender Bekleidung keine Rolle. Mit der richtigen Technik und den passenden Stöcken wird es durchaus zu einem herausfordernden Training. Allein und in der Gruppe, auf Asphalt, Rasen oder Waldwegen.

Ein besonderes Plus: Sie können die Belastung jederzeit Ihren persönlichen Fähigkeiten anpassen. Je nach Fitness und Ausdauer. Wer kann, geht schneller und holt weiter aus. Wer es gemütlicher angehen will, kann bei langsamerem Tempo die Natur genießen oder sich unterhalten.

Warum nicht einfach zügig marschieren?

Natürlich ist jede Form der Bewegung willkommen, um den Zuckerstoffwechsel und das Gewicht zu stabilisieren. Wer täglich seine halbe Stunde stramm geht, senkt sein Herzinfarktrisiko, weil er damit gleichzeitig Blutdruck, Blutzucker und die Blutfette verbessert. Durch mehrere große Untersuchungen ist belegt, dass körperlich aktive Menschen länger leben. Selbst dann, wenn sie nichts von ihrem Gewicht abbauen.

Wenn Sie beim Gehen Nordic-Walking-Stöcke hinzunehmen, wird der Stoffwechseleffekt noch größer, weil Sie über den Stockeinsatz viel mehr Muskeln aktivieren. Wie die beiden Nordic-Walking-Trainer Dr. Rüdiger Klare und Volker Schildt aus Radolfzell erläutern, werden durch die aktive Beteiligung von Armen, Schultergürtel

INFO   Nordic Walking begeistert

So wie Professor Thomas Haak, Chefarzt des Diabetes Zentrums Bad Mergentheim, ist es vielen ergangen: „Ich konnte mir kaum vorstellen, dass Nordic Walking ein echter Sport sein sollte. Wie hatte ich mich doch getäuscht! Nach wenigen Metern spürte ich, dass der ganze Körper in Bewegung ist und dass man gut vorankommt. Und Sie werden es nicht glauben. Ich bin heute ein begeisterter Nordic Walker."

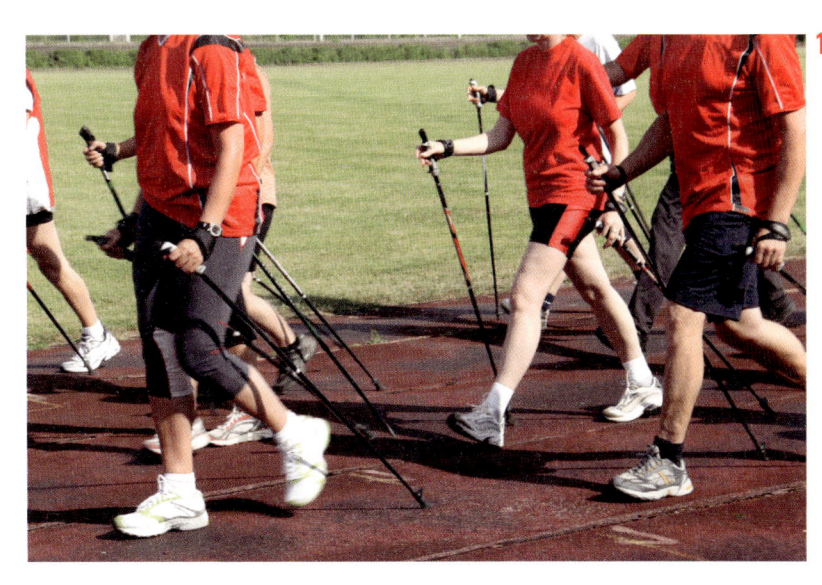

und Rumpfmuskeln im Vergleich zum flotten Gehen deutlich mehr große Muskelgruppen beansprucht. Bei gleichem Zeitaufwand und gleichem Gehtempo können Sie so etwa 20 Prozent mehr Kalorien verbrauchen. Wer überschüssigen Pfunden zu Leibe rücken will, kommt mit Nordic Walking besser ans Ziel.

Powerwalking – aber bitte mit Stöcken

Beim Nordic Walking sinkt der Blutzucker stärker als beim flotten Gehen. Und das, obwohl die meisten Nordic Walker das Gehen mit Stockeinsatz nicht als höhere körperliche Belastung empfinden. Vielleicht liegt es daran, dass Laufen mit Stöcken nur ein herzfreundliches Tempo zulässt. Die Herzfrequenz steigt dabei selten über 120 bis 130 Schläge pro Minute.

Zudem ist die Gelenkbelastung geringer, weil das Körpergewicht durch den Stockeinsatz auf Ober- und Unterkörper verteilt wird. Dadurch belasten Sie den Bewegungsapparat gleichmäßiger. Weder Knie, Füße oder Wirbelsäule werden übermäßig beansprucht.

Für die Technik ist es wichtig, dass Sie die Fersen nicht zu weit vorn aufsetzen, also nicht zu große Schritte machen. Die Schrittlänge ist dann optimal, wenn das Knie noch leicht gebeugt ist. Nach dem Aufsetzen der Ferse gilt es, die ganze Fußsohle abzurollen. Und zwar gerade, also nicht über den großen Zeh. Wenn Sie dann noch die Schultern locker lassen und den Brustkorb so heben als wollten Sie jemandem eine dort angeheftete Medaille zeigen, ist die Haltung perfekt.

Das dynamische Gehen bringt Herz und Kreislauf in Schwung, stärkt die Muskeln und härtet die Knochen. Damit beugen Sie gleichzeitig Osteoporose vor, mindern Rückenschmerzen und stärken Ihre Abwehrkräfte. Nicht zuletzt kommt die bessere Durchblutung der geistigen Fitness zugute.

Wenn Sie dies alles überzeugt hat, können Sie gleich loslegen. Jetzt brauchen Sie nur noch passende Stöcke, gute Schuhe und für den Einstieg einen Trainer.

Ohne Stock nix los

Die alten Ski- und Wanderstöcke sind leider für das Nordic Walking völlig ungeeignet. Denn Sie passen weder in der Höhe noch sind sie mit den richtigen Schlaufen für die Hände versehen.

„Lieber fit und fett als schlapp und schlank"

Wer seine Muskulatur kräftigt und stärkt, fühlt sich nicht nur wohler, sondern hat auch einen besseren Stoffwechsel. Warum dies für Menschen mit Diabetes besonders wichtig ist, erklärt der Internist und Diabetologe Dr. Wolf-Rüdiger Klare aus Radolfzell.

Bei Übergewichtigen, die sich kaum bewegen, muss Insulin Schwerstarbeit leisten. Aufgrund der größeren Fett- und geringeren Muskelmasse fehlt es diesen Menschen an funktionstüchtigen Glukosetransportern. Je weniger von diesen Transportern zur Verfügung stehen, desto schlechter kann das Insulin den Zucker (Glukose) aus dem Blut in die Muskulatur schleusen. Das Insulin hat es somit schwer: Um die gleiche Glukosemenge wie bei Schlanken oder besser Trainierten in den Muskel zu schaffen, ist mehr Insulin nötig. Der Fachbegriff dafür lautet: Insulinresistenz.

Am Anfang versucht die Bauchspeicheldrüse den gestiegenen Insulinbedarf durch eine höhere Insulinproduktion auszugleichen. Doch schafft sie dies bei Menschen mit den Erbanlagen für einen Typ 2 Diabetes nur wenige Jahre.

Was passiert dann?
Die allmähliche „Erschöpfung" der Bauchspeicheldrüse zeigt sich darin, dass sie immer weniger und immer

langsamer das Insulin produziert. Bei Insulinmangel bleibt der Blutzucker dann häufig hoch. Irgendwann ist der Diabetes manifest.

Ist dies dann die Endstation?
Keineswegs! Durch regelmäßige körperliche Aktivität kann jeder seine Muskeln aufbauen und Glukosetransporter aktivieren. Dank verschiedener Anpassungsprozesse reagiert der Körper dann wieder empfindlicher auf Insulin und der Blutzucker wird besser reguliert. Sogar die Bauchspeicheldrüse erholt sich.

Ein Zitat von Ihnen ist: Lieber fit und fett als schlapp und schlank. Wie ist dies zu verstehen?
Dieses Zitat bringt es kurz und prägnant auf den Punkt: Wer länger gesund leben will, sollte für seine körperliche Fitness sorgen und weniger auf die Pfunde schauen. Mehrere große Studien zeigen, dass übergewichtige Menschen, die körperlich fit sind, länger leben als schlanke mit schlechter Fitness.

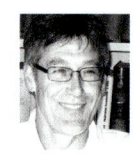

Dr. Wolf-Rüdiger Klare

Gewusst wie. Auf den richtigen Griff kommt es ebenso an wie auf die passende Stocklänge.

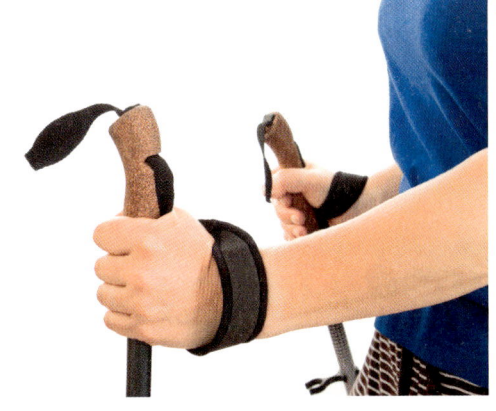

MACHEN SIE EINEN SCHNUPPERKURS

Testen Sie vor dem Kauf von speziellen Nordic-Walking-Stöcken, ob Ihnen diese Sportart überhaupt liegt. Dafür reichen erst einmal ausgeliehene Stöcke und ganz normale Laufschuhe. „Schnupperkurse bieten viele Sportvereine, Volkshochschulen und Hotels.

Nordic-Walking-Stöcke kosten zwischen 20 und 90 Euro. Die große Preisspanne ist durch die unterschiedlichen Stockmaterialien bedingt. So kosten Stöcke mit hohem Carbon- und Graphitanteil meist etwas mehr, sind dafür deutlich leichter und bieten eine gute Dämpfung. Teleskopstöcke haben den Vorteil, dass sie höhenverstellbar sind, bringen aber mehr Gewicht und weniger Dämpfung mit sich.

Genauso wichtig wie der Stock selbst sind die passende Handschlaufe und ein rutschfester Griff. Fast jede Firma hat ein eigenes Schlaufensystem. Probieren Sie selbst aus, welche Handschlaufe in welcher Größe und Materialbeschaffenheit Ihnen am besten zusagt. Sie sorgt dafür, dass der Stock gut in Ihrer Hand liegt, weil sie ihn beim Nordic-Walken rhythmisch loslassen und greifen. Mit falsch sitzender Schlaufe können Sie den Stock schlechter führen und holen sich dadurch leicht Blasen.

So hat der Stock die richtige Länge

Die Stocklänge ist ganz entscheidend für die Technik. Das richtige Maß finden Sie, wenn Sie sich gerade hinstellen und den Arm im rechten Winkel abbeugen. Befindet sich der Griff des Stockes vier bis fünf Zentimeter tiefer, ist es optimal. Ein zu langer Stock könnte Sie zum Schulterhochziehen veranlassen, ein zu kurzer macht die Stockarbeit weniger effektiv. Leider hat man noch vor wenigen Jahren längere Stöcke empfohlen. Falls Ihre Stöcke zu lang sind, können Sie diese vom Fachmann kürzen lassen.

Gute Sportschuhe mit gedämpfter Sohle sind bei allen Laufsportarten notwendig. Ob Sie spezielle Walking-Schuhe kaufen wollen, hängt davon ab, wie Sie sich darin fühlen. Wichtig ist, dass die Schuhe bequem sitzen, am besten eine Nummer größer als die gewohnte Schuhgröße. Außerdem ist eine gute Dämpfung notwendig, damit Sie gelenkschonend über Stock und Stein laufen können.

Zudem müssen die Socken einen guten Sitz haben und dürfen nicht reiben. Darauf sollten gerade Diabetiker achten, damit sie jegliche Druckstellen und Blasen vermeiden. Kontrollieren Sie nach dem Lauf die Füße und Hände, damit Sie auch kleine Verletzungen entdecken. Wenn Sie sich nicht mit den Stöcken verheddern, ist es eine sehr sichere Sportart.

Ein Training für den richtigen Schwung

Im Unterschied zum Fahrradfahren, das die meisten von Kindesbeinen an beherrschen, ist richtiges Nordic Walking etwas ganz Neues und Ungeübtes. Auch wenn Sie im ersten Moment denken, das kann doch jeder, sollten Sie einen Kurs bei einem ausgebildeten Trainer besuchen, bevor sie loslegen. Wer die Technik des korrekten Stockeinsatzes beherrscht, hat auf die Dauer deutlich mehr Spaß und läuft müheloser seine Tour. Zudem ist der körperliche Gewinn größer, weil die Stockarbeit effektiver ist und so das Laufen erleichtert.

Die meisten Trainings finden in kleinen Gruppen statt, die gemeinsam eine Tour laufen, auf der vom Trainer nach und nach die richtigen Techniken erklärt werden. So lernen und üben Sie Schritt für Schritt, auf was es ankommt. Ohne solche Anleitung können sich sich schnell falsche Laufmuster einschleichen.

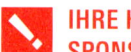

IHRE KRANKENKASSE SPONSERT KURSE

Wussten Sie schon, dass viele gesetzliche Krankenkassen Sie in Ihrer Gesundheitsvorsorge durch Zuzahlung zur Kursgebühr unterstützen? Diese Regelung gilt sogar bei mehreren Kursen pro Jahr. Voraussetzung für die Rückerstattung ist zumeist die Teilnahme an 80 Prozent oder mehr der Termine. Fragen Sie Ihre Krankenkasse nach geprüften und gut bewerteten Trainern. Einen Überblick über die Vielzahl der Kursangebote bietet das Internet unter www.gesundheitsbonus.de. Von Aquagymnastik bis Yoga.

Puls im grünen Bereich

Wie intensiv Ihre körperliche Belastung ist, kann man indirekt über den Pulsschlag und die Herzfrequenz messen. Beim Nordic Walking, Schwimmen und Freizeitradeln bewegen Sie sich von Haus aus eher im grünen Bereich. Eine Pulsuhr brauchen Sie dazu normalerweise nicht.

TIPP　**Die Top 10 des Nordic Walking**

- Steigert die Insulinwirkung durch Muskelaufbau
- Kräftigt das Herz und verbessert die Durchblutung
- Trainiert Beine und Oberkörper
- Mildert Rückenschmerzen und Haltungsschäden
- Löst Verspannungen im Schulter- und Nackenbereich
- Schont die Gelenke und senkt das Arthroserisiko
- Verbessert die Lungenfunktion und hilft bei chronischer Bronchitis
- Stärkt die Abwehrkräfte und baut Stress ab
- Gibt Sicherheit beim Gehen
- Schenkt Spaß und Geselligkeit

TIPP **Viele Ideen im Netz**

Wenn Sie noch nicht das Passende gefunden haben, kann Sie vielleicht das Internetportal www.in-form.de auf Ideen bringen. Die Seiten stellen den Nationalen Aktionsplan: „IN FORM – Deutschlands Initiative für gesunde Ernährung und mehr Bewegung" vor und listet dabei alle bislang einbezogenen Projekte auf. So entsteht z. B. unter www.zukunft-finden.de eine Liste von Plätzen, sogenannten Seniorenspielplätzen, die älteren Menschen die Gelegenheit bieten, sich körperlich zu betätigen und die Feinmotorik zu trainieren. Weitere Anregungen finden Sie unter www.richtigfitab50.de, wo der Deutsche Olympische Sportbund spezielle Sport- und Bewegungsprogramme sowie praktische Tipps und Informationen für Menschen ab 50 Jahren bietet.

Es sei denn, Ihr Arzt hat Ihnen eine bestimmte Herzfrequenz als Obergrenze genannt. Es könnte dann der Fall sein, wenn Sie bereits einen Herzinfarkt hatten. Dann sollten Sie sich anfangs einer Herzsportgruppe anschließen.

Ihren Puls können Sie leicht selbst messen. Sie benötigen dazu lediglich eine Uhr mit Sekundenzeiger. Legen Sie Mittel- oder Zeigefinger einfach mit leichtem Druck an das Handgelenk neben dem Daumenballen. Dort fühlen Sie Ihren Puls meist optimal. Alternativ können Sie ihn auch an der Halsschlagader zählen. Egal wo, zählen Sie die Anzahl der Pulsschläge während zehn Sekunden und nehmen diese Zahl mal sechs. So haben Sie Ihre Pulsschläge pro Minute, also die aktuelle Herzfrequenz. Als Faustregel gilt: Ihr Puls sollte einen Wert von 180 Schlägen minus Lebensalter nicht überschreiten. Wenn Sie also 60 Jahre alt und kein Supersportler sind, sollte Ihr Herz beim Sport nicht mehr als 120 Schläge pro Minute machen: 180 – 60 = 120 Schläge.

Einfacher ist es, wenn Sie sich an Ihrem Atem orientieren. Wenn Sie genug Luft haben, um sich zu unterhalten und nur leicht schwitzen, sind Sie automatisch im richtigen Belastungsbereich, in dem Ihr Körper den Fettreserven zu Leibe rückt. Dieser Bereich liegt bei etwa 60 bis 75 Prozent der maximalen Herzfrequenz.

Bei dieser Trainingsintensität ist die Fettverbrennung hoch. In den ersten Minuten wird zwar noch vorrangig Glukose aus den Glykogenreserven geholt, doch dann geht es schon recht zügig an die Fettreserven. Fälschlicherweise hört man immer wieder, dies sei erst nach etwa zwanzig Trainingsminuten der Fall. Stimmt aber nicht. Kurze Belastungen von 15 Minuten sind schon wirksam, auch wenn der Körper bei einem längeren Bewegungstraining verhältnismäßig mehr Energie aus den Fettdepots bezieht.

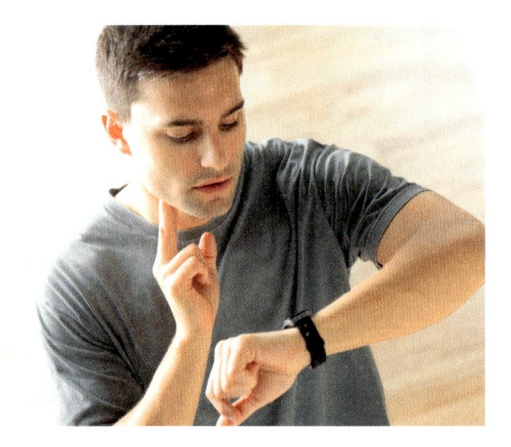

Der ideale Trainingspuls liegt bei 60 bis 75 Prozent Ihrer maximalen Pulsfrequenz.

ALTERSABHÄNGIGER TRAININGSPULS	
Alter (Jahre)	**Idealer Trainingspuls** (Schläge/min)
70	90–120
60	95–125
50	100–130
40	105–145

mod. nach Klare/Schildt

BAUEN SIE MUCKIS AUF

Jenseits der 30 Jahre verlieren wir kontinuierlich an Muskelkraft, wenn wir nichts dagegen unternehmen. Davon sind Muskeln, die wir im Alltag weniger belasten, besonders betroffen. Bei den meisten sind dies die Arm-, Brust-, Schulter-, Bauch- und Rückenmuskeln. Sie werden bei moderner Lebensweise wenig gefordert. Doch lässt sich der Abbau aufhalten und sogar rückgängig machen. Und das in jedem Alter.

Mit Nordic Walking, Radfahren und Schwimmen trainieren Sie in erster Linie Ausdauer und Beweglichkeit. Ganz nebenbei werden natürlich auch die Muskeln gestärkt. Um einen deutlichen Muskelaufbau zu erreichen, müssen Sie allerdings viel und regelmäßig trainieren. Schneller geht es mit gezieltem Krafttraining. Es ist deswegen empfehlenswert, weil eine gut trainierte Muskulatur die Gelenke schützt und die Wirbelsäule stützt.

Jede Bewegungsart fördert verschiedene Muskelpartien. Wer häufig Rad fährt, verfügt über eine ausgeprägte Bein- und Gesäßmuskulatur, während die Muskeln des Oberkörpers verhältnismäßig wenig trainiert sind. Beim Tennisspieler sind es dagegen Hand-, Arm- und Schulterpartien. Dieses Ungleichgewicht kann man

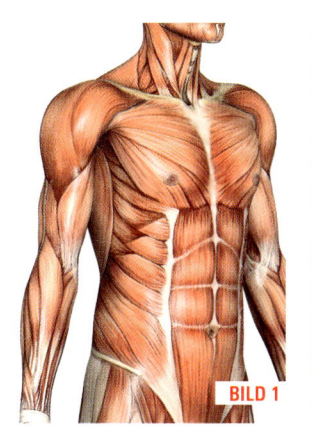
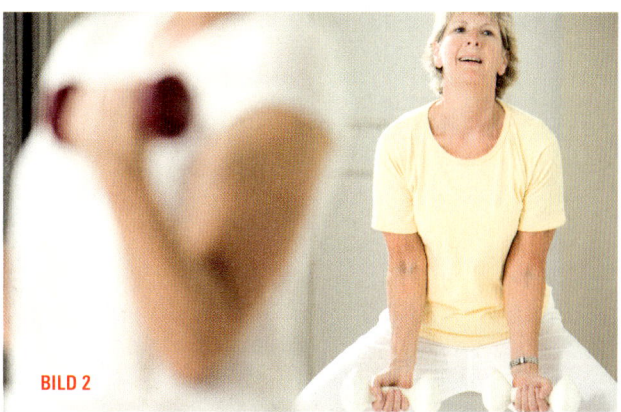

BILD 1 BILD 2

BILD 1 und **BILD 2**: Muskeln lassen sich in jedem Alter aufbauen.

durch gezielte Trainingsprogramme in einem Fitnessstudio ausgleichen.

Dabei geht es darum, für jeden Muskel den jeweiligen Gegenspieler zu kräftigen. Also zum Beispiel nicht nur die Rücken-, sondern auch die Bauchmuskulatur. Erst dann ist ein entspannter aufrechter Gang möglich. Während die Rückenmuskeln die Wirbelsäule aufrichten und stabilisieren, sorgen die Bauchmuskeln für die richtige Balance zwischen Hohlkreuz und Rundrücken. Wenn Sie also Ihre Muskelkraft gezielter aufbauen wollen, ist Krafttraining ideal. Ausdauer- und Krafttraining ergänzen sich. Dreimal die Woche Nordic Walking und ein- bis zweimal Krafttraining wären optimal.

Krafttraining ist kein Bodybuilding

Lange Zeit glaubte man, dass Kraftsport für ältere Menschen nicht geeignet sei. Dabei profitieren gerade diese davon. Es beugt dem altersbedingten Muskelabbau vor und verhindert, dass Fett- und Bindegewebe an die Stelle von Muskelmasse treten. Deren Verlust ist schon deswegen problematisch, weil mit der nachlassenden Muskelkraft das Sturzrisiko erheblich ansteigt. Schließlich werden ohne Training nicht nur die Muskeln schwächer, sondern auch die Knochen brüchiger (Osteoporo-

se). Wenn unsere Muskeln gefordert werden, beispielsweise durch Anheben oder Wegdrücken eines Gewichtes, werden Zug-, Druck und Biegebelastungen auf die jeweiligen Knochen übertragen. Je nach Dauer und Intensität der Belastung versteht der Körper das Training als Impuls, auch seine Knochen zu stärken. So lagert er vermehrt Mineralsalze in die Knochen ein und erhöht auf diese Weise langsam seine Knochenmasse und Knochendichte. Eine wichtige Voraussetzung dafür ist allerdings die ausreichende Kalzium- und Vitamin-D-Versorgung des Körpers. Beides ist reichlich in Milch und Milchprodukten enthalten, auch in der Forelle und im Thunfisch. Und viele Mineralwässer sind sehr kalziumreich.

Wem es nicht gelingt, genügend Kalzium mit der Ernährung zu sich zu nehmen, kann zusätzlich Brausetabletten einnehmen. Diese sollte man in einem großen Glas Wasser auflösen und bevorzugt abends einnehmen, weil dann Kalzium besonders gut verarbeitet wird. Wenn die Muskeln und Knochen schwach sind, fällt es schwerer, das Gleichgewicht zu halten und Bewegungen zu koordinieren. Fälschlicherweise machte man bis vor einiger Zeit überwiegend Herz-Kreislauf-Störungen und Schwindel dafür verantwortlich,

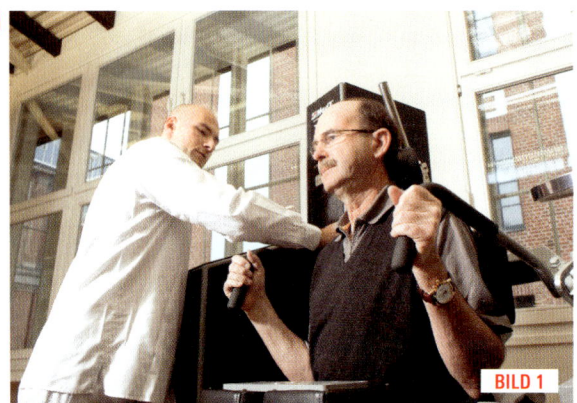
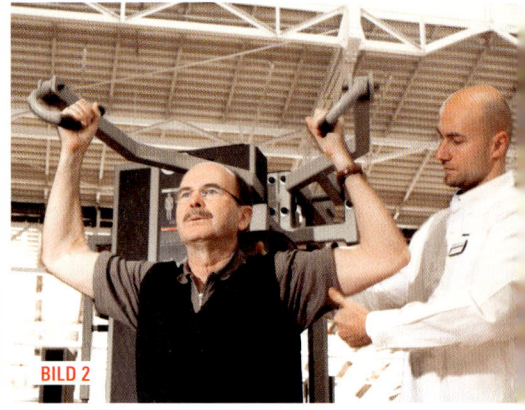

BILD 1   BILD 2

INTERVIEW   Kraft ist bis ins hohe Alter trainierbar

Eine Ursache zahlreicher Altersbeschwerden ist die fehlende Muskelkraft. Die Frage, ob Krafttraining auch für unsportliche, ältere Menschen mit Übergewicht noch sinnvoll ist, beantwortet Werner Kieser. Sein Feld ist das Krafttraining als Vorsorgemaßnahme.

Je älter ein Mensch ist, desto wichtiger ist das Training. Denn eine der Ursachen verschiedener Altersbeschwerden ist der Verlust an Kraft und Muskelmasse. Aufgrund vieler Studien weiß man heute, dass die Kraft bis ins hohe Alter trainierbar ist.

Wie würde sich das Training aufbauen? Wie ließe es sich steigern?
Grundsätzlich müssen ältere Menschen nicht anders trainieren als junge Menschen. Lediglich die Steigerung der Belastung sollte etwas langsamer erfolgen. Außerdem ist in den ersten Monaten vor allem auf den Wiedergewinn der Beweglichkeit zu achten, die bei älteren Menschen meistens wegen Nichtgebrauchs eingeschränkt ist.

Welche Betreuung ist notwendig?
Das ist individuell verschieden, genauso wie bei Jüngeren. Es geht vor allem

darum, die Übungen einwandfrei durchzuführen. Die einen kapieren es schnell, andere brauchen etwas länger, bis sie die Übungsabläufe beherrschen. Kontrolltrainings mit Trainerkontrolle helfen dabei.

Unterstützt Krafttraining das Abnehmen?
Man könnte sagen, es gibt die Kraft zum Abnehmen. Wer hungert ohne Sport zu treiben, verliert hauptsächlich Muskelmasse. Darum sehen die meisten nach einer Hungerkur oft schlechter aus als zuvor. Wer jedoch gleichzeitig die Kraft trainiert, verliert Fett, während die Muskeln erhalten bleiben oder sogar entwickelt werden. Krafttraining akzeleriert den Aufbaustoffwechsel, d. h. es wird weniger Fett gespeichert, dafür werden Muskeln und Knochen aufgebaut. Trainierte Muskeln verbrauchen auch in Ruhe mehr Kalorien als untrainierte. Dies hilft langfristig zumindest das Gewicht zu halten.

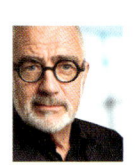

Werner Kieser

BILD 1 und **BILD 2**: In guten Trainingstudios sind ärztliche Trainingsberater vor Ort und können bei Unsicherheiten weiterhelfen.

dass ältere Menschen häufiger stürzen. Doch scheinen viele Unfälle im Alter eher durch schwache Muskeln und Gangunsicherheit verursacht zu werden.

STURZPROPHYLAXE

Jede Form der Bewegung mindert den altersbedingten Muskelabbau. Doch stärkt Krafttraining in besonderem Maße die Muskeln und trägt zur Stabilisierung bei, weil es auch die Koordination verbessert. Manche Stürze können so leichter abgefangen werden.

Heute weiß man, dass Krafttraining die Mobilität älterer Menschen stärkt und zum Erhalt der Selbstständigkeit erheblich beitragen kann. Im Unterschied zu Jungen sollten sie allerdings mit leichteren Trainingsgewichten anfangen und es dann langsamer angehen lassen. Wichtig ist eine qualifizierte Anleitung. Die Übungen müssen so durchführbar sein, dass der Atem noch gleichmäßig fließen kann.

Mehr Muskeln, mehr Energie

Lange Zeit wurde vergessen, dass unsere Muskulatur das größte Stoffwechselorgan ist. Wir haben weit über 600 Muskeln, die nicht nur zahlreiche Botenstoffe abgeben, sondern auch jede Menge Energie verbrauchen. Menschen mit ausgeprägter Muskelmasse verbrauchen schon im Ru-

hezustand mehr Glukose als diejenigen mit weniger Muskelpaketen.

Daher hat Muskelaufbau einen direkten positiven Effekt auf den gesamten Stoffwechsel und unterstützt die Blutzuckereinstellung. Man kann es sich so vorstellen, dass der arbeitende Muskel mehr von dem Energieträger Zucker braucht. Mit jedem Zuwachs an Muskelmasse wird mehr Zucker aus dem Blut in die Muskeln geschleust. Dadurch sinkt der Blutzucker und die Bauchspeicheldrüse fährt automatisch ihre Insulinproduktion zurück, weil sich die Insulinwirkung durch die Muskelarbeit verbessert.

Unsere Knochen leben

Langsam rieselt der Kalk … Im übertragenen Sinn stimmt dies leider. Mit dem Alter nimmt unsere Knochenmasse kontinuierlich ab. In Deutschland leiden Millionen Menschen am Knochenschwund, der Osteoporose. Der Rückgang der Knochenmasse liegt zwischen 0,5 und 1 Prozent pro Jahr. Bei Frauen in den Wechseljahren geht es noch schneller.

Wenn mit den Wechseljahren der Östrogengehalt im Blut sinkt, bleiben positive Wirkungen auf den Knochenstoffwechsel aus. Denn Hormone fördern normalerweise die kontinuierliche Erneuerung der Knochensubstanz. Auch wenn Osteoporose häufiger Frauen jenseits der 60 Jahre betrifft, so können auch bei älteren Männern die Knochen brüchig werden. Zum Glück reagieren Knochen ähnlich wie Muskeln auf Training: Sie erhöhen ihre Masse. Denn das Knochengewebe ist kein totes Gerüst, sondern sehr lebendig und stoffwechselaktiv. Auf- und Abbauprozesse sind permanent im Gange. Bis zum 30. Lebensjahr überwiegt der Aufbau, danach der Abbau. Durch Krafttraining können Sie dies aktiv verhindern. Wenn über Muskulatur und Sehnen Kräfte auf den Knochen einwirken, stimuliert das den Aufbau von Knochenmasse und -dichte. Nichts anderes geschieht beim Krafttraining. Unterstützen Sie Ihre Knochen zusätzlich durch Kalzium- und Vitamin D und verzichten Sie auf „Knochenräuber" wie Nikotin und Alkohol.

> **WICHTIG: DAS O. K. DES ARZTES**
> Bevor ältere Menschen ein Krafttraining starten, muss eine ärztliche Untersuchung grünes Licht geben.

WICHTIGES FÜR UNGEÜBTE UND DIABETIKER

Wenn Sie jahrzehntelang Mitglied im Club der Bewegungsmuffel waren, so dürfen Sie jetzt keinen abrupten Kaltstart hinlegen. Es gilt klug vorzugehen, damit Sie sich nicht zu viel vornehmen und nach zwei Wochen alles wieder über Bord werfen. Am besten, Sie schöpfen zunächst die Bewegungsangebote des Alltags aus, also Gehen, Treppenlaufen, Gartenarbeit und dergleichen.

Einsteigerprogramm: Entwickeln Sie eine Strategie

Lassen Sie, bevor Sie mit dem Training beginnen, einen Check beim Arzt machen. Vor allem wenn Sie längere Zeit keinen Sport mehr getrieben haben, ist eine ärztliche Untersuchung zur Abschätzung Ihrer Herz- und Bewegungsleistung notwendig. Dabei geht es nicht nur um Ihre Herzfunktion und die Laborwerte, sondern auch gezielt um andere Leistungseinschränkungen. Bluthochdruck, diabetesbedingte Sehstörungen und Gehbehinderungen könnten Sie sonst bei zu schneller Belastungssteigerung gefährden.

Wenn Sie Diabetiker sind, befinden Sie sich sicher sowieso in kontinuierlicher ärztlicher Versorgung und sind vielleicht bei Ihrer Krankenkasse in einem strukturierten Behandlungsprogramm (DMP) eingeschrieben (siehe Seite 69). Bitten Sie bei Ihrem nächsten Besuch in der Praxis um gezielte Untersuchungen und die Unterstützung Ihres Bewegungsvorhabens.

Fitness nach Maß

Dafür wäre die Anschaffung eines Schrittzählers sinnvoll (siehe Seite 118). Bewegung sollte messbar sein, damit Sie Ihre

Trainingsfortschritte sehen. Alternativ können Sie auf die Uhr schauen und die Aktivitätszeiten kontrollieren und steigern. Doch machen Sie sich einen Plan und bleiben Sie am Ball. Ein Bewegungsprogramm von dreimal wöchentlich einer halben oder dreiviertel Stunde reicht bereits aus. Die positiven Wirkungen von Bewegung halten bis zu 72 Stunden nach dem Training an.

Dann wird es spätestens wieder Zeit für neue Aktivität. Wenn Sie Ihren Körper zwei oder drei Wochen gar nicht sportlich fordern, geht die gewonnene Kraft leider wieder verloren.

Spezielles für Diabetiker

Jeder Anfang ist schwer. Gerade wenn Sie sich lange kaum bewegt haben und unsicher sind, könnte es in einer Gruppe mit fachlicher Betreuung einfacher sein. In diesem Fall könnte die Arbeitsgemeinschaft Diabetes & Sport der Deutschen Diabetes-Gesellschaft (DDG) die richtige Anlaufstelle sein: www.diabetes-sport.de.

Diese Arbeitsgemeinschaft will Menschen mit Diabetes für Sport begeistern.

Regelmäßige körperliche Bewegung soll ein fester Bestandteil in der Diabetesbehandlung werden. Dafür bietet sie bundesweit verschiedene Bewegungsprogramme mit gut ausgebildeten Trainern an und hilft bei der Organisation und Vernetzung von Diabetes-Sportgruppen.

Gute Beispiele: DiSko und Nordic Walking

Eins der Schulungsprogramme heißt DiSko: „Wie Diabetiker zum Sport kommen". Kernstück ist ein halbstündiger begleiteter Spaziergang, bei dem vorher und nachher Puls- und Blutzucker gemessen werden. Geleitet werden die Kurse von speziell ausgebildeten Trainern, die kompetent alle Fragen zu Stoffwechsel und Training beantworten können.

Besonders attraktiv sind Nordic-Walking-Gruppen, deren Zahl von Tag zu Tag wächst. Inzwischen wurden von der Arbeitsgruppe bundesweit um die 1000 Diabetesberater, Diabetesassistenten, Ärzte, Arzthelferinnen zu Trainern ausgebildet.

Ein Programm speziell für übergewichtige Menschen mit Diabetes ist „BEL. Be-

---

TIPP **Starten Sie mit 3 x pro Woche**

Das beste Rezept gegen Gewichts- und Gesundheitsprobleme ist sportliche Aktivität. Ganz gleich was, Hauptsache regelmäßig. Starten Sie mit zehn Minuten täglich und steigern Sie wöchentlich. Das Ziel sollte sein: An drei bis vier Tagen die Woche 30 Minuten aktiv zu sein. Vielleicht schaffen Sie es später sogar an fünf bis sechs Tagen. Oder Sie können an drei Tagen das Pensum auf 45 Minuten steigern. Sie werden garantiert ein neues Lebensgefühl gewinnen!

BILD 1 und **BILD 2**: Praktische Übungen für den aktiven Alltag bietet das Bewegungsprogramm BEL., das von der Deutschen Sporthochschule in Köln speziell für übergewichtige Menschen mit Diabetes entwickelt wurde.

wegung neu erleben". Das Konzept hierfür wurde von der Deutschen Sporthochschule Köln entwickelt. Es will die Menschen, die Bewegung bisher eher als Qual denn als Vergnügen betrachteten, Schritt für Schritt wieder aktivieren. Die Übungen kräftigen und dehnen die Muskulatur, mobilisieren die Gelenke und fördern die Koordinationsfähigkeit. Darüber hinaus dienen Entspannungsübungen der körperlichen Erholung.

Wie Ulrike Thurm, Diabetesberaterin aus Berlin, erklärte, „können die Übungen beim Fernsehen oder beim Warten auf den Bus angewendet werden". Ohne Sportkleidung und Geräte, im Stehen oder auf einem Stuhl. „So entsteht kein zusätzlicher Zeitaufwand und die Übungen werden nach und nach zu einem festen Bestandteil eines langfristig aktiveren Tagesablaufes", erklärte Privatdozentin Dr. Bettina Schaar von der Deutschen Sporthochschule in Köln bei der Programmvorstellung im April 2009.

Es gibt eine Vielzahl guter Angebote. Fragen Sie in Ihrer Praxis doch mal nach Möglichkeiten in Ihrer Region.

Sport ist Honig für Seele und Gehirn

Wenn Sie bisher alle Muskelprotze für hirnlose Gesellen gehalten haben, wird es Zeit, sich von dieser Meinung zu verabschieden. Wenn der Puls auf Touren kommt, wird auch das Gehirn besser durchblutet. Die bessere Versorgung mit Sauerstoff und Nährstoffen zeigt sich unter anderem in einer höheren Gedächtnisleistung. Sport trägt dazu bei, den Kopf fit zu halten. Das körperliche Training versorgt das Gehirn besser mit Glukose. Vielleicht lässt sich damit sogar einer möglichen Altersdemenz oder Alzheimererkrankung vorbeugen.

Immer locker bleiben! Setzen Sie sich nicht zu sehr unter Leistungsdruck. Es geht darum, dass Sie ihre körperliche Aktivität im wahrsten Sinn des Wortes schrittweise erhöhen. Doch bleiben Sie dran. Jedes Quäntchen Bewegung hilft. Sie werden den Zusatznutzen Ihrer Anstrengungen schon bald spüren. Mehr Energie, weniger Stress, mehr Fitness und nicht zuletzt besseren Schlaf. Sport ist Honig für die Seele. Probieren Sie es aus.

INFO   **M.O.B.I.L.I.S.**

M.O.B.I.L.I.S. ist ein Programm für stark übergewichtige Menschen (BMI über 30 kg/m²), die über Ernährung und körperliche Aktivität dauerhaft abnehmen wollen. Das Programm wurde an der Universitätsklinik Freiburg und der

Deutschen Sporthochschule in Köln entwickelt und dauert ein Jahr. Für Mitglieder der Barmer GEK Krankenkasse ist die Teilnahme weitgehend kostenfrei. Andere Krankenkassen übernehmen auf Antrag meist die Kosten.

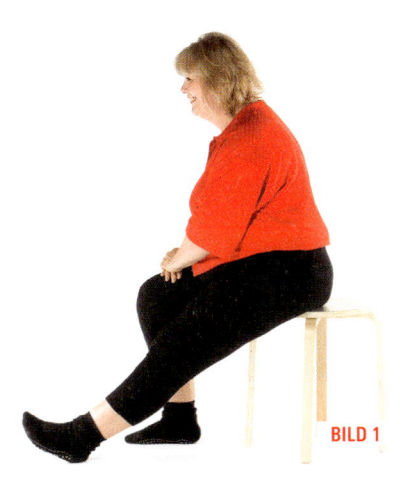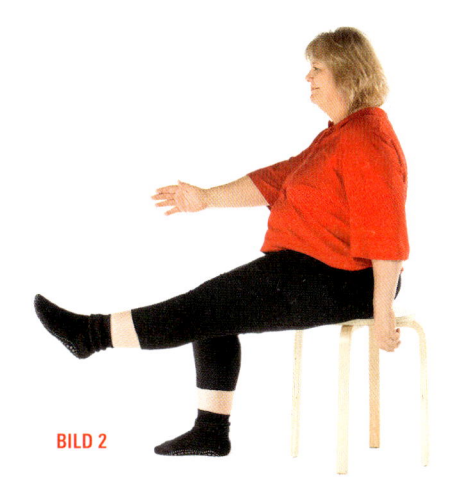

BILD 1　　**BILD 2**

Schauen Sie einmal in den Spiegel nach einer Runde durch Wald und Feld, strahlen Sie sich an und spüren Sie, wie mit der besseren Durchblutung mehr Sauerstoff und mehr Glückshormone den Körper durchfluten. Sport kann Stress abbauen und Menschen ausgeglichener machen. Ein kostenloses Antidepressivum aus der Apotheke der Natur.

Ernährung und Bewegung: Ein starkes Team

Wenn Sie die Erbanlagen für Diabetes in sich tragen, gilt es Ihr Augenmerk auf beides zu richten, Ernährung und Bewegung. Weder das eine noch das andere sind allein ausreichend. Bewegung und Ernährung gehören einfach zusammen.

Wer nur hungert, verliert zu viel Muskeln und hat nicht viel gewonnen. Wer sich nur bewegen will und sich falsch er-

nährt, wird ebenfalls scheitern. Denken Sie nur daran, wie lange Sie laufen müssen, bis Sie die Kalorien einer Tafel Schokolade wieder verbrannt haben.

Alle bisherigen Untersuchungen zeigen, dass Typ 2 Diabetes nur mit beiden Strategien langfristig zu verhindern oder in Schach zu halten ist. Und schließlich haben Untersuchungen gezeigt, dass nur diejenigen Menschen ihr Gewicht langfristig halten konnten, die auch körperlich aktiv wurden.

Wenn Sie sich auf den Weg machen und die Verantwortung für sich und Ihre Gesundheit übernehmen, werden Sie sehen: Diabetes ist gut zu meistern. Schenken Sie Ihrem Körper mehr Aufmerksamkeit. Entdecken Sie, wie gut Bewegung tut, wie bekömmlich leichteres Essen ist und wie angenehm ein lockerer Hosenbund sitzen kann.

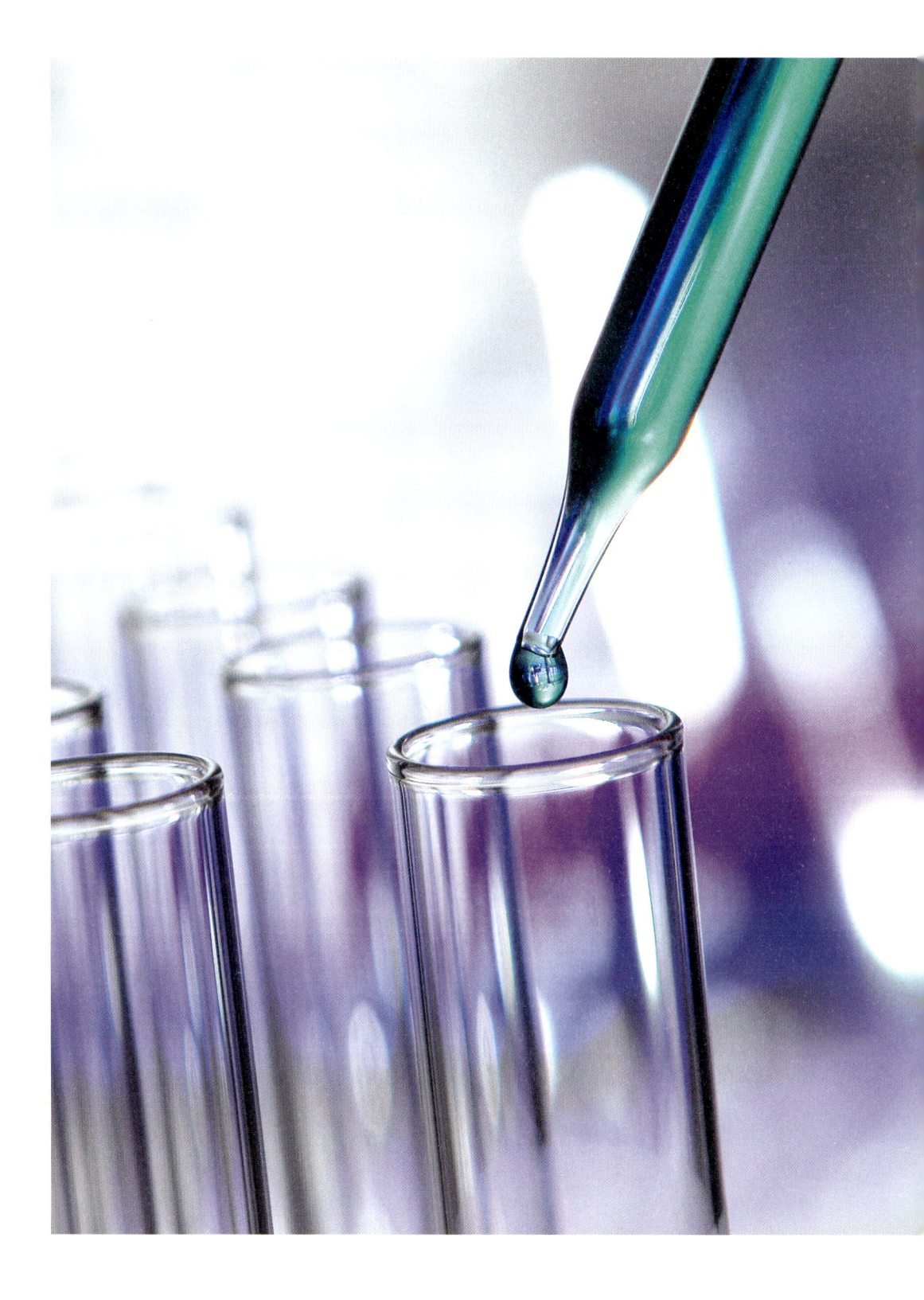

TABLETTEN, INSULIN & CO.

Medikamente können Leben retten. Insulin hat es bewiesen. Es rettete 1922 einem jugendlichen Diabetiker das Leben. Bis heute ist Diabetes nicht besiegt. Aber Millionen Diabetiker führen ein gutes und langes Leben – trotz ihrer Krankheit. Weil es Tabletten gibt, die den Blutzucker senken und vor Folgekrankheiten schützen. Weil es Insulin gibt, das die eigene Insulinproduktion ersetzt. Und weil es neue Medikamente gibt, die den Stoffwechsel regulieren helfen.

MEDIZIN FÜR EIN LÄNGERES LEBEN

Noch nie gab es so viele Hundertjährige. Die Lebenserwartung der Deutschen steigt stetig. An einer besseren Luft oder vermehrten körperlichen Aktivität im Vergleich zu früheren Generationen kann dies nicht liegen. Unter besseren Umweltbedingungen würden wir wahrscheinlich so alt wie Methusalem, der es auf mehrere hundert Jahre gebracht haben soll.

Dass wir alle heute gute Chancen haben, sehr alt zu werden, geht zu einem gewissen Teil auf das Konto der modernen Arzneimittelforschung, vor allem aber auf die verbesserten Hygienebedingungen einschließlich der Bekämpfung schwerer Epidemien, breitere Bildungschancen, die fortschrittliche Medizin- und Operationstechniken sowie andere Entwicklungen haben ihren Beitrag dazu geleistet.

Keine Lust auf Tabletten?

Gehören Sie zu denjenigen, die nicht schnell zu Tabletten greifen? Weil Sie auch mal etwas durchstehen? Und weil Sie eine einfache Erkältung, Magenverstimmung und Kopfweh lieber mit Hausmitteln und Ruhe auskurieren? Dann ist Ihr Verhalten vorbildlich. Lieber mal kürzertreten und sich ausruhen. Das ist für den Körper oft der bessere Weg. Doch bei Stoffwechselerkrankungen nützt dies leider nichts. Hier wäre Bettruhe weder hilfreich noch empfehlenswert.

Wer trotz gesunder Lebensweise zu hohe Blutzuckerwerte, einen zu hohen Blutdruck und schlechte Cholesterinwerte hat, benötigt wirksame Arzneimittel. Der Körper schafft die Regulation allein nicht mehr. Deshalb ist es lebenswichtig, dass

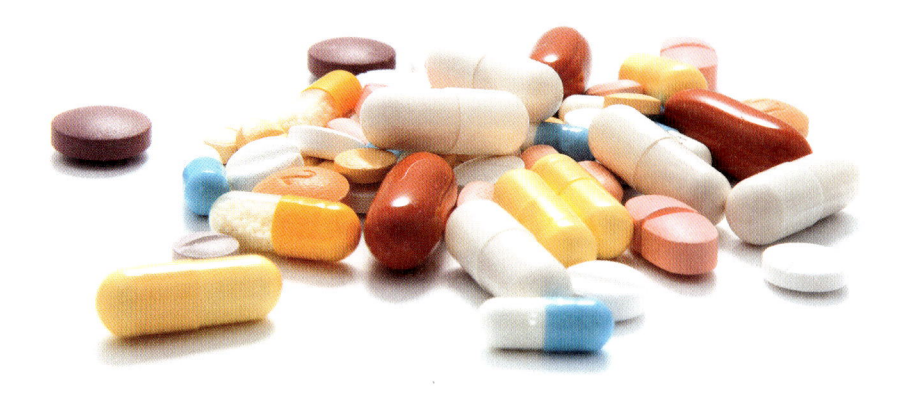

sie durch Arzneimittel gezielt unterstützt wird. Und zwar rechtzeitig. Dann reichen oft schon kleine Dosierungen vollkommen aus.

Therapietreue für Ihren Körper

So wie Sie eine schwache Hausmauer frühzeitig vor dem Einsturz stützen würden, sollten Sie Ihrem Körper bei Bedarf eine rechtzeitige Behandlung zukommen lassen. Solange die Stoffwechselstörungen klein sind, genügen kleine Hilfen oder geringe Arzneistoffmengen, um den Stoffwechsel im Rahmen zu halten.

Mit einer einmaligen Einnahme ist es allerdings nicht getan. Alle sogenannten „Senker" von Blutzucker, Blutdruck und Blutfetten wirken nur so lange der Arzneistoff im Körper ist. Nach Absetzen steigen die Werte allmählich wieder an. So wie die Hausmauer auch wieder einsturzge-

fährdet wäre, wenn Sie die Stützen entfernten, so braucht Ihr Körper jeden Tag die unterstützenden „Senker".

Manche Menschen neigen dazu, Blutdrucksenker nur dann einzunehmen, wenn Ihr gerade gemessener Blutdruck mal wieder zu hoch ist. Davon ist unbedingt abzuraten. Das unerwartete Auf und Ab des Blutdrucks durch Einnahme oder Weglassen des Medikamentes strapaziert unnötig das Herz und die Gefäße. Im Extrem könnte gerade damit ein Herzinfarkt oder Schlaganfall provoziert werden.

Daher ist es lebensnotwendig, dass Sie Ihre Stoffwechselmedikamente regelmäßig einnehmen. Nur so können Sie hohe Werte dauerhaft senken und Herz-Kreislauf-Erkrankungen sowie diabetesbedingten Schäden an Nieren, Augen und Füßen vorbeugen. Damit lohnt sich vor allem langfristig die Therapietreue, wie die zu-

---

INFO **Generation 80plus**

Statistisch gesehen wird jeder zweite Mann in Deutschland wenigstens 80 Jahre alt, so die Zahlen des Statistischen Bundesamtes für 2006/2008.

Jede zweite Frau kann sogar ihren 85. Geburtstag feiern. Zumindest das 60. Lebensjahr erreichen 94 Prozent der Frauen und 89 Prozent der Männer.

Die regelmäßige Einnahme ist bei vielen Medikamenten eine wichtige Voraussetzung für gute Wirksamkeit und Verträglichkeit.

INFO **Entscheidend ist die gute Stoffwechseleinstellung**

Typ 2 Diabetes ist bisher leider eine Krankheit, die man verlangsamen, aber nur selten dauerhaft aufhalten kann. Deshalb kann es passieren, dass Sie Tabletten oder Insulin brauchen, ob- wohl Ihr Engagement bei Ernährung und Bewegung vorbildlich war. Lassen Sie deswegen nicht nach: Hauptsache Sie erreichen damit wieder eine gute Blutzuckereinstellung.

verlässige Umsetzung von Behandlungs- anweisungen genannt wird. Bei regelmä- ßiger Einnahme sind die Arzneimittel schon in kleinen Dosen effektiv wirksam und gut verträglich. Eben kleine Stützen für bessere Stabilität.

REGELMÄSSIG WIE ZÄHNEPUTZEN

Angeblich werden Asthmatabletten am zuverlässigsten eingenommen. Aus lauter Angst vor einem Anfall. Bei Diabetes gibt es diese direkte Verknüpfung von Einnah- me und Wohlbefinden nicht. Doch richten hohe Blutzuckerwerte langsam, aber si- cher Schäden an den kleinen und großen Blutgefäßen an. Deshalb sollte die Tablet- teneinnahme so regelmäßig sein, dass Blutdruck, Blutzucker und Blutfette durch- weg niedrig bleiben. Wenn Sie die Einnah- me immer wieder vergessen, so könnte eine Tablettenbox aus der Apotheke hilf- reich sein. Zudem könnten Sie sich Ein- nahmerituale schaffen. Gewöhnen Sie sich an, die Tablette schon beim Decken des Frühstückstisches neben den Teller zu legen. Oder kleben Sie einen Hinweis auf den Badezimmerschrank.

Wann sind „Zuckertabletten" nötig?

In den ersten Jahren der Diabeteserkran- kung können Sie Ihren Blutzucker oft aus eigener Kraft wieder in den Griff bekom- men. Durch körperliche Aktivität und ge- sundes, fettarmes Essen. Noch besser ge- lingt es in der Vorphase, beim „Prädiabe- tes": dann kann, wer geschult ist und weiß, worauf es ankommt, den Ausbruch des Diabetes viele Jahre verzögern.

Doch wenn der Blutzucker nach den Mahlzeiten immer öfter hoch bleibt, ist es so weit. Das liegt daran, dass die Bauch- speicheldrüse von sich aus nicht mehr ge- nug Insulin produziert. Dieser Zeitpunkt ist allerspätestens dann gekommen, wenn der Blutzuckerlangzeitwert HbA1c trotz gesunden Lebensstils länger als drei Mo- nate über sieben Prozent (53 mmol/mol) liegt. Eventuell ist es vorteilhaft, früher mit der Tabletteneinnahme zu beginnen. So gibt es Hinweise aus Studien, dass die Einnahme von Metformin (siehe im Fol- genden) gleich nach der Diagnosestellung langfristig zu besseren Blutzuckerwerten führt als ein späterer Therapiestart. Wenn dies jetzt bei Ihnen der Fall ist, so sehen

„Habe ich die Tablette jetzt schon eingenommen oder noch nicht?"
Tablettenboxen geben Sicherheit.

Sie es nicht als persönliches Versagen an. Allein mit dem Älterwerden können sich die Funktion der Bauchspeicheldrüse und die Insulinempfindlichkeit der Zellen verringern. Behalten Sie auf jeden Fall Ihre körperlichen Aktivitäten bei. Am besten 30 Minuten jeden Tag. Und bevorzugen Sie weiterhin gesunde, fettarme Nahrungsmittel sowie ballaststoffreiche Kost (siehe Seite 92). Es ist und bleibt die beste Basis für jede Behandlung.

Wenn Sie es in den letzten Jahren geschafft hatten, Ihren Diabetes selbst noch einige Zeit in Schach zu halten, so ist dies ein großer Erfolg, von dem Sie auch wei-

terhin profitieren werden. Denn: Je später Sie Diabetes bekommen, desto niedriger sind die Risiken für diabetische Folgeerkrankungen.

Diese Schlussfolgerung lässt sich aus der Beobachtung ziehen, dass es erfahrungsgemäß rund 10 bis 20 Jahre dauert, bis sich beispielsweise diabetesbedingte Schäden an den kleinen Gefäßen von Nieren und Augen entwickeln. Wenn Sie also von jetzt an Ihre Medikamente regelmäßig einnehmen und damit wieder langfristig gute Blutzuckerwerte erreichen, senken Sie bei sich selbst das Risiko für Folgeerkrankungen.

WIE WIRKEN „ZUCKERTABLETTEN"?

Es gibt eine breite Palette gut wirksamer Behandlungsmöglichkeiten. Der Fachbegriff für Tabletten, die den Blutzucker senken, lautet „orale Antidiabetika". Man unterscheidet einzelne Substanzklassen, je nachdem ob sie
- die Zuckerneubildung in der Leber bremsen und die Zuckerverwertung in den Muskeln verbessern (Metformin)
- die Betazellen der Bauchspeicheldrüse zur stärkeren Insulinfreisetzung anregen (Sulfonylharnstoffe)
- die Zuckeraufnahme aus dem Darm verzögern (Resorptionsverzögerer oder Alpha-Glukosidasehemmer)
- die Insulinwirkung in Muskeln und Fettgewebe verbessern (Pioglitazon)

- indirekt über höhere Spiegel des Darmhormons GLP-1 die Insulinproduktion und -freisetzung anregen und die Zuckerneubildung in der Leber bremsen (DPP-4 Hemmer, GLP-1-Mimetika).

Sicher interessiert Sie jetzt, welches Medikament hinter diesen Substanzgruppen steckt und ob Ihr Medikament dabei ist. Dazu finden Sie auf Seite 142 eine Übersicht der wichtigsten Arzneimittel mit den derzeit aktuellen Handelsnamen – aus der Roten Liste sowie aus „Medikamente im Test" der Stiftung Warentest: Stand 15. 12. 2010. Besonders ausführliche Informationen und Bewertungen liefert das Buch „Handbuch Medikamente" von Stiftung Warentest mit seinen 14-tägigen Ak-

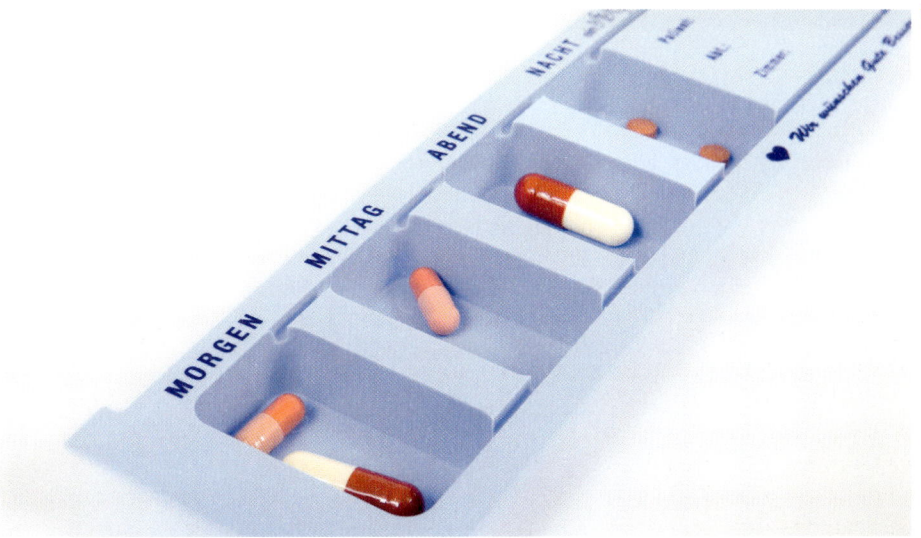

tualisierungen unter www.medikamente-im-test.de. Doch lesen Sie bitte immer die Beipackzettel und/oder lassen Sie sich in allen Fragen von Ihrem Arzt oder Apotheker beraten.

Die meisten dieser Arzneimittel können nur eingesetzt werden, solange die Bauchspeicheldrüse noch genug Insulin produzieren kann. Wenn die Funktion der Bauchspeicheldrüse nachlässt, wird die zusätzliche oder alleinige Gabe von Insulin notwendig. Auch dies ist nichts, was Ihnen Angst machen sollte. Meist genügt schon eine Insulininjektion einmal am Tag,

zum Beispiel abends in fester Dosis. Dann können Sie weiterhin Ihre Tabletten einnehmen und sind gut versorgt. Doch bleiben wir erst einmal bei den „Zuckertabletten". Ihre Wirkungen und Nebenwirkungen sind im Folgenden erklärt.

Metformin: Diabetesmittel der 1. Wahl

Metformin ist ein lange erprobtes Medikament. Es steht ganz vorn in den ärztlichen Leitlinien. Dort heißt es, dass Metformin als erstes Medikament verordnet werden soll, falls nichts Wichtiges dagegen

INFO So testet die Stiftung Warentest

Basis der Bewertungen von Arzneimitteln und Medizinprodukten ist die veröffentlichte, wissenschaftliche Standardliteratur. Anhand dieser allgemein anerkannten und aktuellen Arbeiten werden die Anwendungsbereiche, Dosierungsempfehlungen sowie die Eignung der einzelnen Produkte oder Produktgruppen für den jeweiligen Anwendungsbereich (Indikation) bewertet. Gleichzeitig wird im Hinblick auf die

übrigen in den Anwendungsbereichen angebotenen Produkte geprüft, wie notwendig und sinnvoll die Anwendung ist. Damit diese Bewertung aktuell ist, fließen ständig neue Ergebnisse geeigneter klinischer Studien in die Bewertung ein, wenn diese nach Prüfung durch ein Expertengremium in anerkannten medizinischen Zeitschriften veröffentlicht werden (www.test.de/Medikamente/methodik).

Substanz-klasse	Wirkstoffe	Handelsnamen* (z. B.)	Kommentar
Biguanide	Metformin	Diabesin®, espa-formin®, glucobon biomo®, Gluco-phage®, Juformin®, Media-bet®, Met®, Metfogamma®, Metformin 1A Pharma®, Metformin AbZ®, Metformin AWD®, Metformin AL®, METFORMIN BASICS®, met-formin-biomo®, Metformin-CT®, Metformin dura®, Met-formin Heumann®, Metfor-min HEXAL®, Metformin KSK®, Metformin Lich®, Metformin ratiopharm®, Metformin Sandoz®, Met-formin STADA®, Siofor®	Metformin bremst die Zucker-neubildung in der Leber und ver-bessert den Zuckertransport in die Muskulatur. In den Zellen er-höht es die Zuckerverwertung. Zudem verzögert Metformin im Darm die Zuckeraufnahme. In der Summe hilft dies, den Blut-zucker zu senken und Folgeer-krankungen vorzubeugen.
Sulfonylharn-stoffe	Glibenclamid	Euglucon®, Glibenclamid AbZ®, Glibenclamid AL®, Glibenclamid basics®, Gli-benclamid dura®, Glibencla-mid Heumann®, Glibencla-mid Sandoz®, Glibenclamid STADA®, Glibenclamid von RAN®, Gliben-CT®, Gliben-hexal®, Gliben Lich®,Glib ra-tiopharm S®, Maninil®	Sulfonylharnstoffe stimulieren die Insulinproduktion. Sie kom-men infrage, wenn Metformin nicht vertragen oder nicht einge-setzt werden kann. Die Bewer-tung lautet: „Sie sind mit Ein-schränkung geeignet". Sulfonyl-harnstoffe können zu Unterzu-ckerungen und Gewichtszunah-me führen, was die Blutzuckereinstellung erschwert.
	Glimepirid	Amaryl®, Glimedoc®, Glime-gamma®, Glimepirid 1A Pharma®, Glimepirid AbZ, Glimepirid AL®, Glimepirid beta®, glimepirid-biomo®, Glimepirid-CT®, Glimepirid dura®, Glimepirid Heu-mann®, Glimepirid HEXAL®, Glimepirid-ratiopharm®, Gli-mepirid Sandoz®, Glimepi-rid STADA®, Glimepirid Winthrop®, Magna	
	Gliquidon	Glurenorm®	

Substanz-klasse	Wirkstoffe	Handelsnamen* (z. B.)	Kommentar
Glinide*	Nateglinid	Starlix®,	Glinide stimulieren die Insulin-produktion und sind „mit Ein-schränkung geeignet". Sie kön-nen zu Unterzuckerungen führen.
Alpha-Glukosidase-hemmer	Acarbose	Acarbose AbZ®, Acarbose AL®, Acarbose CT®, Acarbo-se dura®, Acarbose ratio-pharm®, Acarbose STADA®, Glucobay®	Sie verzögern die Aufnahme von Zucker im Darm. Es besteht kein Unterzuckerungsrisiko. Die Wirk-samkeit bei Typ 2 Diabetes ist nicht ausreichend nachgewie-sen; Verdauungsbeschwerden und Blähungen treten v. a. an-fangs häufig auf. Bewertung: „Wenig geeignet".
	Miglitol	Diastabol®	
Glitazone	Pioglitazon	Actos®	Glitazone erhöhen die Empfind-lichkeit für Insulin. Allerdings kommt es anfangs zur Gewichts-zunahme v. a. durch Wasserein-lagerungen. Zudem gibt es Hin-weise auf Risiken für Knochen-brüche und Herzschäden. Bewer-tung: „Wenig geeignet".
DPP-4-Hem-mer (Gliptine)	Sitagliptin	Januvia®, Xelevia®	Relativ neue Arzneimittelgruppe. Somit fehlen Langzeitdaten. Sie werden bei Diabetes Typ 2 meist zusätzlich zu Metformin oder Sulfonylharnstoffen eingesetzt, wenn diese allein nicht ausrei-chend wirken.
	Vildagliptin	Galvus®, Jalra®	
	Saxagliptin	Onglyza®	

Bewertungen beziehen sich auf „Handbuch Medikamente", Stiftung Warentest 8. Aufl. * Nach einer Nutzenbewertung des IQWiG so-wie einem Beschluss des Gemeinsamen Bundesausschusses sollten Glinide nur noch in medizinisch begründeten Ausnahmefällen er-stattungsfähig sein, diese Entscheidung ist bis zum Redaktionsschluss noch nicht getroffen worden.
*Die Auflistung der Handelsnamen in dieser Tabelle ist nicht abschließend.

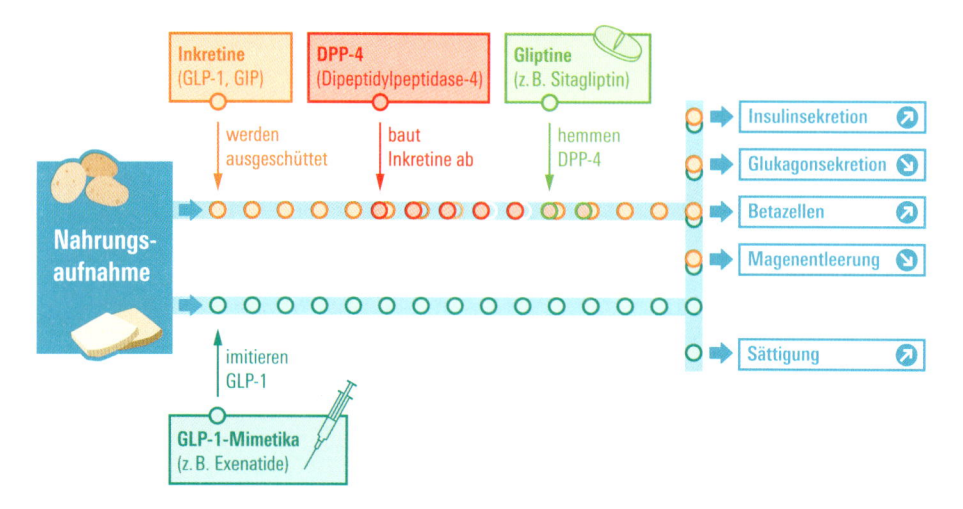

Darmhormone (Inkretine) wirken auf Insulin- und Zuckerproduktion (Glukagon-hemmung), Magenentleerung, Sättigungsgefühl und Blutzucker. Bei Diabetes geht die Steuerungsfunktion durch GLP-1 weitgehend verloren. Gliptine hemmen DPP-4 und so den Inkretinabbau. GLP-1-Mimetika wirken ähnlich wie GLP-1.

INTERVIEW

Warum die „gleichen Pillen" erst rot oder dann gelb sind ...

Wer täglich mehrere Tabletten einnimmt, will sie leicht unterscheiden können. Schließlich sollen manche vor dem Essen, andere erst hinterher genommen werden. Doch immer wieder gibt die Apotheke andere Packungen heraus. Warum dies so ist, erklärt Apotheker Manfred Krüger von der Linner-Apotheke in Krefeld.

Die unterschiedlichen Tabletten sind keineswegs Willkür. Es liegt an den Rabattverträgen, welche die Krankenkassen mit den einzelnen Arzneimittelherstellern abschließen. Die Apotheken müssen dies bei Rezepten entsprechend beachten.

Die Rabattverträge haben wichtige Impulse zur Wirtschaftlichkeit im Gesundheitswesen gesetzt. Doch haben die Patienten nur auf die Arzneimittel Anspruch, die von den Rabattverträgen vorgesehen sind. Da diese Verträge in der Regel alle zwei Jahre neu verhandelt und abgeschlossen werden, müssen sich die Patienten oft umstellen. Nur in begründeten Ausnahmefällen haben Arzt und Apotheker die Möglichkeit, von dieser grundsätzlichen Verpflichtung abzuweichen.

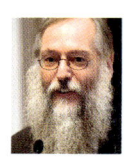

Manfred Krüger

Jedes Arzneimittel hat
Licht- und Schattenseiten.

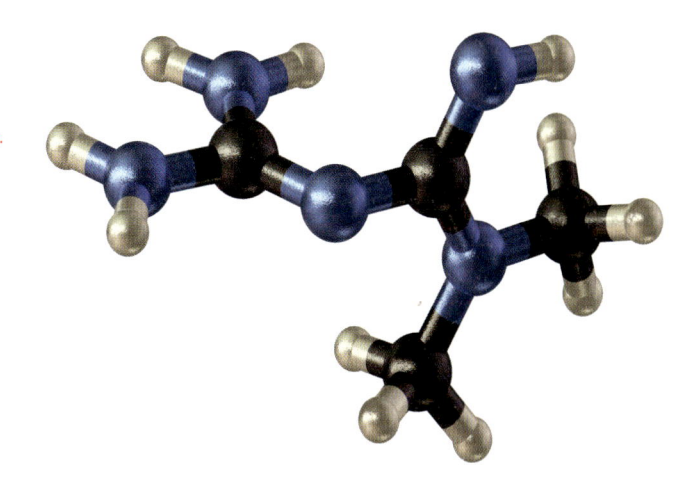

spricht. Damit sind eventuell bestehende Gegenanzeigen (Kontraindikationen) oder Unverträglichkeiten gemeint. Zu den Gegenanzeigen zählen beispielsweise schwere Leber- und Nierenerkrankungen oder Alkoholismus.

Nach heutigen Kenntnissen verfügt Metformin über drei unterschiedliche Wirkmechanismen, um den Blutzuckerspiegel zu senken:

■ Metformin hemmt in der Leber die Neubildung von Zucker und dessen Abgabe in die Blutbahn. Damit bremst es auch den Blutzuckeranstieg in der Nacht. Das Ergebnis können Sie an besseren Werten am Morgen erkennen. Das ist die Hauptwirkung.

■ Metformin macht die Körperzellen für Insulin empfindlicher, was die Insulinwirkung insgesamt verbessert, und es steigert in den Zellen den Zuckerverbrauch.

■ Metformin verzögert im Darm die Aufnahme von Zucker aus dem Nahrungsbrei, sodass es den Blutzuckeranstieg nach dem Essen etwas abbremsen kann.

Mit diesen Wirkungen ist Metformin ein gut geeignetes Arzneimittel, um den Blutzuckerspiegel zu senken und das Risiko für Folgeerkrankungen zu mindern.

Metformin birgt kein Unterzuckerungsrisiko

Metformin hat gegenüber anderen Behandlungen viele praktische Vorteile: So verursacht es so gut wie keine Unterzuckerungen, solange es allein, also nicht in Kombination mit anderen Diabetesmitteln, eingenommen wird. Erfreulicherweise wirkt es schwach appetithemmend. Das ist ein großes Plus, weil jedes Pfund mehr die Diabetesbehandlung erschwert. Auch gibt es Hinweise, dass Metformin bei übergewichtigen Menschen das Herzinfarktrisiko senken kann. Diese Vielzahl positiver Eigenschaften von Metformin erklärt, warum es als Mittel der ersten Wahl gilt und insbesondere bei übergewichtigen Menschen mit Diabetes verordnet wird. Außerdem ist es ein beliebter Kombinationspartner. Wenn der Blutzucker durch ein anderes Diabetesmittel nicht mehr ausreichend gesenkt werden kann, wird die Behandlung häufig durch Metformin ergänzt.

Wissenswertes zur Anwendung von Metformin

Wo viel Licht ist, ist auch Schatten. Dies gilt leider auch für Metformin. Es kann

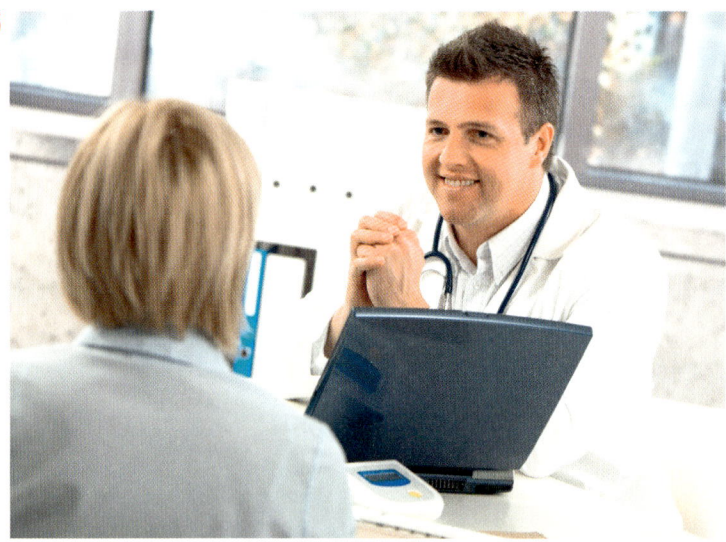

nämlich zu Anfang der Behandlung Magen-Darm-Beschwerden wie Übelkeit, Erbrechen und Durchfall verursachen. Dies betrifft mindestens zehn von 100 Patienten. Häufig verschwinden die Beschwerden nach einiger Zeit von ganz allein. Vorsorglich wird empfohlen, mit niedrigen Dosen anzufangen und die Tabletten nicht nüchtern einzunehmen, sondern während oder nach den Mahlzeiten. Günstig ist außerdem, die Tagesdosis über den Tag zu verteilen, also beispielsweise dreimal täglich 500 Milligramm. Am besten, Sie halten sich genau an die Einnahmeempfehlung Ihres Arztes. Die Wirkung von Metformin setzt langsam ein, sodass man erst nach einigen Tagen oder Wochen beurteilen kann, ob die Dosis ausreicht.

Auf die Nierenfunktion kommt es an

Falls Sie sich nun wundern, warum Ihr Arzt Ihnen kein Metformin verordnet hat, könnte es an den oben erwähnten Kontraindikationen liegen. So darf Metformin beispielsweise nicht verschrieben werden, wenn die Nierenfunktion eingeschränkt ist. Sonst könnte es zu einer Übersäuerung des Blutes durch Milchsäure (Laktatazidose) kommen, weil die Ausscheidung von Metformin behindert ist.

Bei einer Laktatazidose handelt es sich um eine sehr seltene, aber schwerwiegende Nebenwirkung des Mittels, die bisher nur in besonderen Situationen aufgetreten ist. Die davon Betroffenen hatten schwere Nierenschäden und meist schlecht einen

INFO   **Wenn Ihnen etwas an die Nieren geht ...**

Eine ausreichende Nierenfunktion ist die Voraussetzung für eine Behandlung mit Metformin. Deshalb ist es wichtig, bei hohen Nierenbelastungen vorsichtig mit dem Mittel zu sein. Solche Situationen sind Röntgenuntersuchungen mit jodhaltigen Kontrastmitteln,

Fastenkuren oder schwere Infektionserkrankungen. Zudem ist Metformin 48 Stunden vor Operationen mit Vollnarkose abzusetzen. Geben Sie daher Ihre Medikation vor allen Behandlungen an und tragen Sie den Gesundheitspass Diabetes mit sich.

Bereiten Sie sich auf das ärztliche Gespräch vor und machen Sie sich eine Liste mit allen Ihren Fragen.

eingestellten Diabetes. Andere, die davon betroffen waren, hatten seit längerem gefastet, übermäßig Alkohol konsumiert oder Leberschäden. Da eine gestörte Leberfunktion den Milchsäureabbau mindert, sollte nämlich auch hier vorsichtshalber von einer Metformin-Behandlung abgesehen werden. Die potenziell lebensgefährliche Laktatazidose muss zügig behandelt werden. In solch einem Fall fühlen Sie sich elend krank, haben Erbrechen, Durchfall, Bauch- und Muskelschmerzen sowie beschleunigte Atmung und brauchen dringend einen Arzt.

Wegen dieser Nebenwirkungen muss Ihr Arzt vor der Verordnung von Metformin prüfen, wie gut Ihre Nieren arbeiten. Solche Nierenkontrollen sollten ohnehin jedes Jahr erfolgen. Die Niere verliert nämlich mit dem Alter an Leistungskapazität. Deshalb kann es sogar ratsam sein, sie bei älteren Menschen und denjenigen, die bereits Nierenfunktionsstörungen aufweisen, sogar mehrmals im Jahr zu testen. Falls Ihre Nieren nicht mehr gut genug funktionieren, ist es besser, Metformin komplett abzusetzen und einem anderen blutzuckersenkenden Medikament den Vorzug zu geben.

Darüber hinaus kann es noch weitere Gründe geben, warum Ihr Arzt Ihnen Metformin nicht verordnet. Es könnten andere Gegenanzeigen oder die zu geringe Leistungsreserve Ihrer Bauchspeicheldrüse sein. Wenn die körpereigene Insulinproduktion nachlässt, verliert nämlich Metformin an Wirksamkeit.

Sulfonylharnstoffe bergen Unterzuckerungsrisiko

Sulfonylharnstoffe senken den Blutzucker, indem Sie die Beta-Zellen der Bauchspeicheldrüse zur höheren Insulinfreisetzung anregen. Dies gelingt gerade zu Anfang der Erkrankung noch gut, doch ist die Insulinfreisetzung nicht auf den Bedarf abgestimmt. Die körpereigene Insulinsekretion geschieht unabhängig von der Höhe des Blutzuckerspiegels.

Deshalb gehören Sulfonylharnstoffe (z. B. die Wirkstoffe Glibenclamid, Glimepirid, Glibornurid, Gliclazid, Gliquidon) zu den Arzneimitteln, bei denen es zu Unterzuckerungen kommen kann. Das Risiko ist besonders hoch, wenn Sie Mahlzeiten auslassen oder ungewohnte körperliche Aktivitäten unternehmen. Deshalb müssen Sie bei Einnahme eines dieser Präparate auch beim Sport mit einer Unterzuckerung rechnen. Achtung: Viele Kombinationspräparate enthalten einen Sulfonylharnstoff wie Glibenclamid oder Glimepirid. Auch hier besteht ein Unterzuckerungsrisiko.

Oft kündigen sich Unterzuckerungen durch ein flaues Gefühl, Schweißausbruch, Zittern und Herzklopfen an. Bei einer Messung wäre der Blutzucker auf 50 mg/dl (2,8 mmol/l) abgesunken. Wie früh man eine Unterzuckerung wahrnimmt, ist sehr individuell. Leider nimmt die Wahrnehmung umso stärker ab, je öfter schon Unterzuckerungen aufgetreten sind. Wenn Sie beim Aufkommen der ersten Anzeichen rasch „schnelle Kohlenhy-

BILD 1 und **BILD 2**: Die Kosten für Medikamente ohne ausreichenden Nachweis für eine überlegene Wirksamkeit werden oft nicht mehr von den gesetzlichen Krankenkassen übernommen.

TIPP   **Dosisanpassung vor dem Fasten**

Falls Sie abnehmen wollen, aber Sulfonylharnstoff-Tabletten einnehmen, brauchen Sie die Hilfe Ihres Arztes, damit er die Dosis anpassen kann. Als Faustregel empfiehlt Diabetologe Professor Hans Hauner: „Halbieren Sie die Sulfonylharnstoff-Dosis, bevor Sie Ihre Kalorienmenge einschränken." Doch besprechen Sie es mit Ihrem Arzt. Je nachdem, wie erfolgreich Sie abnehmen, kann später eine kleinere Dosis ausreichend sein. Vielleicht brauchen Sie dann auch gar keinen Blutzuckersenker mehr.

drate" wie einige Plättchen Traubenzucker oder ein Glas Cola oder Fruchtsaft zu sich nehmen, ist die Flaute schnell wieder behoben. Allerdings essen viele in einer solchen Situation aus Vorsicht oder Angst mehr als notwendig wäre, sodass dann der Blutzucker anschließend in die Höhe schießt.

So wundert es auch nicht, dass Diabetiker unter Sulfonylharnstoff-Behandlung häufig Gewicht zulegen. Begünstigt wird dies durch notwendige Zwischenmahlzeiten unter der Therapie. Weiterhin ist bekannt, dass Insulin im Übermaß selbst einen „Masteffekt" hat. Daher sind Sulfonylharnstoffe, welche die Insulinfreisetzung fördern, wenig geeignet für übergewichtige Diabetiker.

Sulfonylharnstoff-Tabletten sind hochwirksame Medikamente, solange die Bauchspeicheldrüse noch gut funktioniert. Deshalb sollten Sie niemals auf eigene Faust die Dosis ändern oder die Einnahme einer vergessenen Tablette nachholen. Sprechen Sie Ihren Arzt darauf an, wenn Sie unsicher sind.

Glinide zu den Mahlzeiten

Glinide wirken so ähnlich wie Sulfonylharnstoffe. Sie senken ebenfalls den Blutzucker, indem sie die Insulinproduktion in der Bauchspeicheldrüse fördern. Deshalb sind sie nur so lange wirksam, wie die Bauchspeicheldrüse in der Lage ist, Insulin herzustellen. Zwei Medikamente gehören zu dieser Wirkstoffklasse:

- Repaglinid,
- Nateglinid.

Im Unterschied zu den meisten Sulfonylharnstoffen, die in der Regel nur ein- bis zweimal am Tag eingenommen werden, sind die Glinide kürzer und schneller wirksam. Deshalb werden sie dreimal täglich eingenommen, üblicherweise vor einer Hauptmahlzeit. Mit diesem Einnahmerhythmus können hohe Wirkspiegel zu den Mahlzeiten erreicht werden. Das ist optimal, um die Blutzuckerspitzen nach dem Essen zu senken. Ob damit das Risiko für Unterzuckerungen geringer ist als unter den Sulfonylharnstoff-Tabletten, ist aber bisher nicht gesichert. Ärzte verordnen ein Glinid z. B. dann gern, wenn sich

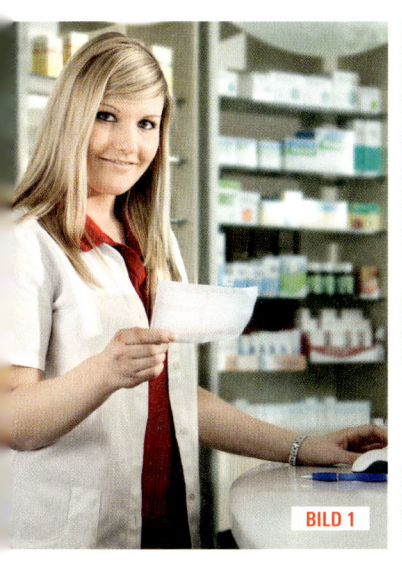

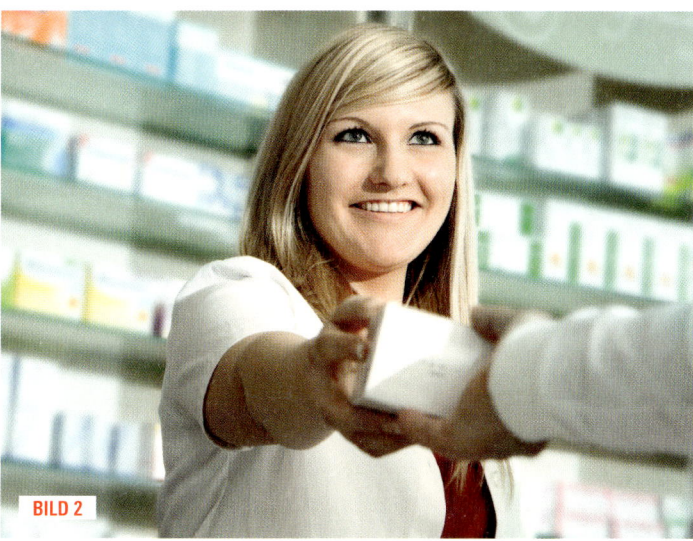

BILD 1 BILD 2

der Blutzuckerspiegel nach den Mahlzeiten nicht ausreichend senken lässt und wenn Metformin allein nicht ausreicht.

Alpha-Glukosidasehemmer verzögern die Zuckerverdauung

Die beiden Vertreter dieser Wirkstoffklasse, die auch Resorptionsverzögerer genannt werden, sind:
- Acarbose (Glucobay®),
- Miglitol (Diastabol®).

Sie wirken blutzuckersenkend, indem sie die Aufspaltung der Kohlenhydrate im Dünndarm verzögern. Dies lässt den Blutzucker nach dem Essen langsamer und weniger stark ansteigen. Ihre blutzuckersenkende Wirkung ist relativ schwach. Dafür führen diese Medikamente, wenn sie nicht zusammen mit anderen Diabetesmitteln eingenommen werden, weder zu Unterzuckerungen noch zur Gewichtszunahme. Naturgemäß kommt es durch die behinderte Kohlenhydratverdauung am Anfang der Tabletteneinnahme zu Magen-Darm-Beschwerden (Bauchschmerzen und Blähungen). Ein Behandlungsstart mit niedriger Dosis macht sie besser verträglich. Diese Nebenwirkungen führen aber auch dazu, dass viele diese Medikamente nicht regelmäßig einnehmen.

Glitazone verbessern die Insulinwirkung

Der einzige Vertreter ist:
- Pioglitazon (Actos®).

Es verbessert die Insulinwirkung, indem es die Empfindlichkeit der Körperzellen für Insulin erhöht. Die blutzuckersenkende Wirkung setzt langsam ein. Der maximale Effekt wird nach etwa sechs Wochen er-

---

INFO   **Hier hilft nur Traubenzucker**

Acarbose oder Miglitol verursachen keine Unterzuckerung. Wenn sie aber zusammen mit anderen Blutzuckersenkern eingenommen werden, z. B. einem Sulfonylharnstoff, kann dies doch auftreten. Dann bringt nur der „Einfachzucker" Traubenzucker schnelle Hilfe. Er muss – anders als Haushaltszucker – im Körper nicht aufgespalten werden und strömt sofort ins Blut.

BILD 1 und **BILD 2**: Gärtnern ohne Angst vor einer Unterzuckerung macht mehr Freude. Sie sind auf der sicheren Seite, wenn die blutzuckersenkenden Tabletten Metformin, Alpha-Glukosidasehemmer oder Gliptine enthalten – und zwar als alleinige Wirkstoffe.

reicht. Pioglitazon lässt sich gut mit Metformin kombinieren. Allerdings kommt es unter der Behandlung zu einem Anstieg des Körpergewichtes, vorwiegend durch vermehrte Flüssigkeitseinlagerungen. Diese können das Herz belasten. Unter anderem deswegen darf Pioglitazon bei Herzschwäche nicht eingenommen werden. In klinischen Studien wurde beobachtet, dass Pioglitazon zu einer veränderten Fettverteilung im Körper führt: Meist nimmt

das Bauchfett ab, während die Körperfettmasse insgesamt zunimmt. Was die Fette im Blut betrifft, so werden sie unter Pioglitazon vermutlich günstig beeinflusst. So werden die Blutfette (Triglyzeride und freien Fettsäuren) gesenkt und das günstige HDL-Cholesterin erhöht, während das ungünstige LDL-Cholesterin leicht ansteigt. Hinzu kommt ein negativer Aspekt: Nach längerer Anwendung kann das Risiko für osteoporosebedingte Knochenbrüche bei

INTERVIEW   Insulin lieber früher als später

Die meisten Menschen mit Typ 2 Diabetes haben Vorbehalte gegenüber Insulin. „Dabei wirkt es gerade in der Frühphase des Diabetes heilsam auf die Blutgefäße, indem es Entzündungsprozesse hemmt", meint Professor Andreas Pfützner vom Institut für Klinische Forschung und Entwicklung in Mainz.

Niedrig dosiertes Insulin kann in einem frühen Diabetesstadium das Herz schützen. Bei einem späteren Einsatz ist dieser Effekt nicht mehr gegeben. Deshalb halte ich es für falsch, zu lange blutzuckersenkende Tabletten einzunehmen und die Insulinbehandlung als letzte Möglichkeit zu sehen, wenn alles andere ausgereizt ist.
Bedauerlicherweise wird in den ärztlichen Leitlinien zur Diabetesbehandlung noch empfohlen, erst dann ein zweites Medikament hinzuzunehmen, wenn das erste in Höchstdosis nicht mehr

ausreichend wirkt. Dies entspricht nicht mehr dem aktuellen Stand der Forschung. Danach sollte frühzeitig kombiniert werden, um mehrere Wirkansätze auszunutzen. So wie es in der Herz-Kreislauf-Behandlung schon lange gemacht wird. Dies sind Erkenntnisse aus Studienergebnissen mit über 24 000 Patienten alleine in unserem Institut und ist keineswegs nur meine persönliche Meinung. Wenn Menschen mit Diabetes wissen, dass sie von Kombinationsbehandlungen profitieren, sind sie eher damit einverstanden. Auch Insulin sollte frühzeitig schon in geringer Dosierung dabei sein.

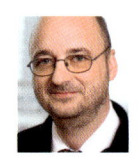

Professor
Dr. Andreas Pfützner

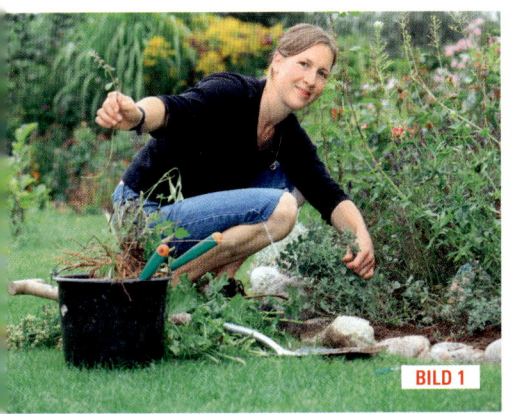

BILD 1

BILD 2

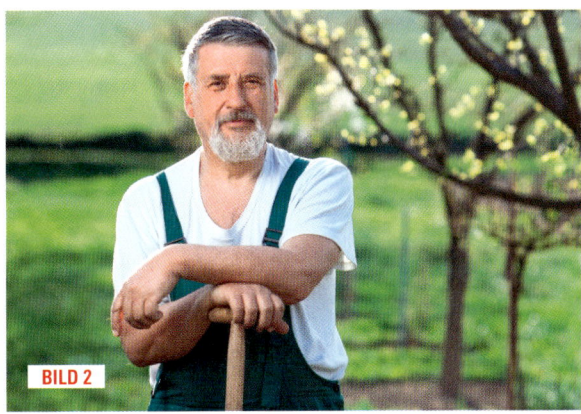

Frauen steigen. Es gibt also eine Menge Für und Wider. Somit wurde die Substanz in der Behandlung des Typ 2 Diabetes insgesamt nur als „wenig geeignet" eingestuft. Seit April 2011 ist Pioglitazon nur dann durch die gesetzlichen Krankenkassen erstattungsfähig, wenn der verschreibende Arzt eine individuelle Begründung dafür anführt.

DPP-4-Hemmer (Gliptine) verstärken Darmhormone

Die Wirkstoffe dieser Substanzklasse bieten einen neuen Ansatz in der Diabetesbehandlung. Zu dieser Gruppe gehören:

- Sitagliptin (Januvia®, Xelevia®),
- Vildagliptin (Galvus®),
- Saxagliptin (Onglyza®).

Dabei sind die Wirkstoffe Vildagliptin und Saxagliptin bisher nur in Kombinationen zugelassen.

Für die Kombinationsbehandlung mit Metformin gibt es schon zwei Wirkstoffe in einer Tablette: Sitagliptin + Metformin (Janumet®, Velmetia®) sowie Vildagliptin + Metformin (Eucreas®). Das ist ein sinnvolles Kombinationsprinzip und erleichtert die Einnahme. Sitagliptin ist außer für die Kombinationstherapie auch als Monotherapeutikum zugelassen, immer dann,

INFO   Neues Wirkprinzip mit Pluspunkten

Nach heutigem Kenntnisstand sind DPP-4-Hemmer (Gliptine) gut verträgliche Arzneimittel. Ihre speziellen Pluspunkte sind, dass sie weder Unterzuckerungen verursachen noch das Körpergewicht beeinflussen. Dies gilt ebenso für die Kombinationsbehandlung mit Metformin. Wenn Sie allerdings DPP-4-Hemmer zusammen mit einem Sulfonylharnstoff einnehmen, ist mit diesem zweiten Diabetesmittel ein Unterzuckerungsrisiko verbunden. Es erscheint sinnvoll, DPP-4-Hemmer möglichst schon in den ersten Krank-

heitsjahren einzunehmen, also solange die Regulation über die Darmhormone noch intakt ist und die Bauchspeicheldrüse noch die Fähigkeit zur Insulinproduktion hat. Dafür gibt es aber keine Studienbelege, sodass diese Medikamente meist nur in Kombination mit Metformin oder Sulfonylharnstoffen zugelassen sind. Dennoch gilt das Wirkprinzip als vielversprechend. Grundsätzlich müssen sich diese relativ neuen Medikamente in der weiteren Anwendung bewähren (siehe Interview Professor Nauck Seite 154).

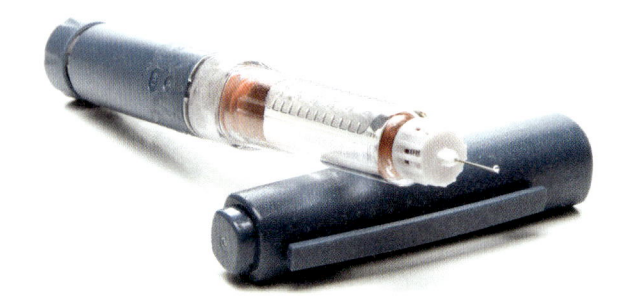

wenn bei Patienten mit Diät und Bewegung allein der Blutzucker nicht ausreichend gesenkt werden kann und Metformin aufgrund von Gegenanzeigen oder Unverträglichkeiten nicht geeignet ist.

Die Wirkung der DPP-4-Hemmer oder Gliptine beruht auf der Entdeckung, dass beim Essen aus der Darmschleimhaut stoffwechselaktive Hormone (Inkretine) freigesetzt werden. Diese Darmhormone regen die Insulinproduktion an und bremsen gleichzeitig die Zuckerproduktion in der Leber durch Hemmung des Glukagons. Dosisabhängig drosseln sie auch die Magenentleerung, was das Sättigungsgefühl erhöhen und den Blutzucker-

anstieg nach dem Essen senken kann. Das für die Behandlung wichtigste Darmhormon trägt den Namen GLP-1 (Glukagon-Like-Peptid-1).

Leider geht bei fortschreitender Diabeteserkrankung diese natürliche Steuerungsfunktion durch GLP-1 weitgehend verloren. Die blutzuckersenkende Wirkung des Hormons nimmt damit kontinuierlich ab. Dieser Schädigung wirken die DPP-4-Hemmer entgegen, indem sie den Abbau der Darmhormone hemmen. So stellen sie wieder die Wirkung des Darmhormons GLP-1 her und halten zum großen Teil die natürliche Blutzuckerregulation aufrecht.

ANTIDIABETIKA ZUM SPRITZEN

Nicht alles, was bei Diabetes gespritzt wird, ist Insulin. Seit wenigen Jahren gibt es eine ganz neue Behandlungsmöglichkeit. Es ist die Substanzklasse der sogenannten GLP-1-Agonisten (auch GLP-1-Mimetika). Diese neuen Arzneimittel wirken im Körper so ähnlich wie das oben erwähnte, körpereigene Darmhormon GLP-1 (Glukagon-Like-Peptid-1).

Leider ist bei Typ 2 Diabetes die natürliche Stoffwechselregulation durch das Darmhormon GLP-1 fast vollständig zer-

stört. Interessanterweise kann man diesen Verlust aber wieder beheben, wenn man das Darmhormon den Patienten per Infusion zuführt, wie Professor Michael Nauck vom Diabeteszentrum Bad Lauterberg 1986 entdeckt hat.

Allerdings ist eine Dauerinfusion notwendig, da GLP-1 im menschlichen Körper innerhalb von ein bis zwei Minuten durch ein Enzym (Dipeptidylpeptidase-4: DPP-4) abgebaut wird. Somit wäre die Behandlung mit dem natürlichen GLP-1 nur

Mit den modernen Pens und den feinen Nadeln ist das Spritzen kein Problem mehr.

möglich, wenn alle Diabetiker dauerhaft am Tropf hängen würden. Das wäre weder praktisch, noch bezahlbar. Auf der Suche nach einer Lösung diese Dilemmas fand man bisher zwei Substanzen, die genauso wie GLP-1 wirken, aber nicht so schnell abgebaut werden.

Die Vertreter dieser Wirkstoffklasse sind:
Exenatide (Byetta®) / Exenatide einmal wöchentlich (Bydureon®)
Liraglutid (Victoza®)

Zwei erfolgreiche Wege zu den GLP-1 Agonisten

Bei der Entdeckung des Wirkstoffs Exenatide stand die Natur Pate. Im Speichel einer Echse fanden Forscher eine Substanz, welche dem menschlichen Darmhormon sehr ähnlich ist und die gleichen blutzuckersenkenden Eigenschaften hat, aber seine Wirkung über mehrere Stunden beibehält. Der von den Echsen gewonnene Wirkstoff wurde im Labor naturgetreu nachgebaut und Exenatide genannt. Das Medikament ist in Deutschland seit 2006 als Byetta® zugelassen.

Einen anderen Weg gingen die Forscher, indem sie das menschliche Darmhormon GLP-1 in seiner Struktur chemisch so veränderten, dass es im Körper nicht so schnell abgebaut werden kann. Dies gelang, indem sie an das natürliche Eiweißmolekül eine Fettsäurekette anhängten. Diese Veränderung führte zu einer Verlängerung der Verweildauer im Blut, ohne dass die Wirkung maßgeblich beeinträchtigt wurde. Der Wirkstoff heißt Liraglutid und wirkt nach dem Spritzen etwa 24 Stunden. Das Medikament wurde 2009 als Victoza® in Deutschland zugelassen.

INFO **Blutzuckerregulation über Darmhormone**

Das Darmhormon GLP-1 (Glukagon-Like-Peptid 1) wird beim Menschen aus der Darmschleimhaut freigesetzt, sobald wir Kohlenhydrate oder Fette essen. Dieses abgesonderte Hormon hat überraschend viele Wirkungen auf den Stoffwechsel. Die wichtigsten sind:
- Stimulation der Insulinsekretion in der Bauchspeicheldrüse
- Hemmung der Zuckerproduktion in der Leber (durch Hemmung der Glukagonfreisetzung)
- Zentrale Steigerung des Sättigungsgefühls und Verzögerung der Magenentleerung

Zudem ist die Wirkung von GLP-1 glukoseabhängig. Das heißt: Es wirkt nur, wenn der Blutzucker hoch ist. Bei niedrigen Werten, etwa unter 65 mg/dl (3,6 mmol/l), senkt es den Blutzucker nicht und löst somit keine Unterzuckerungen aus. Dies ist ein bedeutsamer Unterschied zum Insulin, dem Hormon der Bauchspeicheldrüse.

Allein mit Medikamenten ist das Fortschreiten des Diabetes praktisch nicht aufzuhalten. Um den gewünschten HbA1c-Wert zu erreichen, muss die Behandlung immer wieder verstärkt werden. Ob dies auch für die neue Medikamentenklasse der GLP-1-basierten Arzneimittel gilt, erläutert Professor Michael Nauck vom Diabeteszentrum Bad Lauterberg im Harz.

Seit mindestens zehn Jahren wissen wir, dass GLP-1 als Darmhormon bei bestimmten Tierarten, wie Ratten und Mäusen, einen positiven Einfluss auf die Beta-Zellen der Bauchspeicheldrüse nehmen kann. Dort fördert es Neubildung und Wachstum der Beta-Zellen und verhindert ihr Absterben (Apoptose). Erfreulicherweise haben dies auch die GLP-1-Rezeptoragonisten wie Exenatide und Liraglutid genauso gezeigt.

Klappt dies auch beim Menschen?
Das ist genau die Frage! Grundsätzlich kann man sagen: Alle an tierischen Beta-Zellen oder ihren Vorläufern getesteten Mechanismen funktionieren auch mit menschlichen Zellen.

War dies im Reagenzglas?
Ja, es waren Versuche an menschlichen Zellen oder isolierten Langerhans-Inseln der Bauchspeicheldrüse, also außerhalb des Körpers. Die Ergebnisse sind hoffnungsvoll. Allerdings geht das Wachstum der Beta-Zellen eines älteren Menschen offenbar sehr viel langsamer vonstatten als bei jugendlichen Nagetieren.

Diese Medikamente werden seit einiger Zeit in der Praxis angewandt. Zeichnet sich bei Patienten eine Entwicklung ab?
Wir können nicht erwarten, dass wir nur durch Anwendung und Beobachtung Erkenntnisse gewinnen. Man braucht dazu Studien mit sehr langer Beobachtungszeit. Alle Studienteilnehmer müssen dieselben Medikamente über mindestens drei bis vier Jahre einnehmen. Von Exenatide, dem ersten Medikament dieser Klasse, liegen gute Ergebnisse über 3,5 Behandlungsjahre vor. Doch ist die Patientengruppe im Laufe der Jahre immer kleiner geworden. Das heißt: Es ist nicht klar, wie viele und welche Patienten langfristig von der Behandlung profitieren.

Im realen Leben kann doch solch eine Patientengruppe nie konstant bleiben, oder?
In der Tat klaffen hier Wunsch und Wirklichkeit auseinander. Im Moment verfolgen wir einen etwas anderen Ansatz: In einer richtig gut angelegten Parallelgruppenvergleichsstudie erhielten Typ 2 Diabetiker zusätzlich zu Metformin entweder Exenatide oder Insulin Glargin. Nach einem Jahr lagen die HbA1c-Werte ziemlich gleich und die Behandlung wurde für vier Wochen ausgesetzt. Danach untersuchte man – anhand bestimmter Parameter –, ob sich etwas an der Bauchspeicheldrüse verändert hatte. Ob die Beta-Zellen gesünder, stabiler, funktionstüchtiger geworden waren. Leider konnte man noch keinen bleibenden Effekt erkennen. Das war enttäuschend.

Vielleicht war ein Jahr zu kurz?
In der Tat haben wir im Moment wieder Hoffnung. 2010 konnten Dreijahresdaten zeigen, dass nach Absetzen und „Auswaschen" von Exenatide der Diabetes sich leicht zum Besseren hin verändert hatte. Allerdings hatten die Patienten deutlich an Gewicht verloren. Diese Studienergebnisse sind ein Hinweis, aber

nicht der letzte Beweis, dass ein Mittel wie Exenatide zu diesen Veränderungen in der Lage ist. Auch die DPP-4-Hemmer bieten einen ähnlichen, wenn auch schwächeren Ansatz.

Auf mich wirkt es ernüchternd.

Ernüchternd? Als Forscher und Arzt würde ich sagen: Es ist der erste Silberstreifen am Horizont! Betrachten wir doch einmal die bisherigen Arzneimittel. Wir wissen ja, dass Diabetes unter den verschiedenen Behandlungen einen sehr unterschiedlichen Verlauf nehmen kann. Unter einem Sulfonylharnstoff schreitet die Erkrankung meist sehr rasch voran, unter Metformin moderat und unter einem Glitazon etwas langsamer. Wo die Neuen einzuordnen sind, wissen wir einfach noch nicht.

Gibt es nicht schon direkte Vergleiche?

Ja. Betrachtet man z. B. eine Zweijahresstudie, in der die Behandlung des DPP-4-Hemmers Vildagliptin mit einem Sulfonylharnstoff verglichen wurde, zeigt sich unter Vildagliptin eine bessere Funktion der Bauchspeicheldrüse. Das ist doch ein Hoffnungsschimmer. Ein Beweis ist es allerdings nicht, weil es an den negativen Effekten des Sulfonylharnstoffs liegen könnte, dass Vildagliptin so positiv erscheint.

Sollte ein Patient, der nicht klarkommt, sich um eine andere Behandlung bemühen?

Dazu möchte ich ermutigen. Entsprechend den Leitlinien halte ich Schulung und Veränderungen des Lebensstils hin zu gesundem Essen und mehr Bewegung für richtig. Dann kann relativ früh mit Metformin-Tabletten begonnen werden. Im Einzelfall gibt es natürlich Argumente, bestimmte Medikamente zu bevorzugen. Für manche Patienten kann es sehr wichtig sein, dass sie keine Unterzuckerungen befürchten müssen, beim Autofahren, im Beruf oder beim Sport. Auch würde ich keinem Patienten ein Sulfonylharnstoff-Präparat verordnen, wenn er seit Jahren verzweifelt gegen sein Übergewicht ankämpft. Es löst Unterzuckerungen aus und führt mit großer Wahrscheinlichkeit zur weiteren Gewichtszunahme. Hier wäre ein DPP-4-Hemmer mit Metformin die bessere Lösung.

Wann ist ein DPP-4-Hemmer und wann ein GLP-1-Analogon besser?

Wenn man relativ nah an seinem HbA1c-Behandlungsziel ist, wird ein DPP-4-Hemmer ausreichen. Wenn man eine stärkere Senkung des HbA1c-Wertes braucht, ist vermutlich ein GLP-1-Analogon notwendig. Dies muss allerdings gespritzt werden.

Was verstehen Sie konkret unter „HbA1c-Behandlungsziel"?

Die Zielwerte sollten Patienten mit ihrem Arzt vereinbaren. Bei relativ jungen Patienten geht es vor allem darum, diese Menschen vor Diabetesfolgeerkrankungen zu bewahren. Auf der sicheren Seite ist man bei einem HbA1c-Zielwert unter 6,5 Prozent. Allerdings sollte die Medikation so sein, dass keine Unterzuckerungen zu befürchten sind.

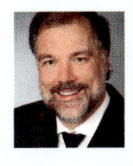

Professor
Dr. Michael Nauck

Heute ist es möglich, für jeden Patienten entsprechend seinem Krankheitsstadium eine maßgeschneiderte Behandlung zu finden.

Was bringen die neuen Medikamente?

Sicher fragen Sie jetzt nach der Wirkung und Verträglichkeit dieser neuen Arzneimittel. Im Prinzip wirken sie wie das Darmhormon GLP-1 (siehe Seite 153). Sie regen die Beta-Zellen der Bauchspeicheldrüse zur Insulinproduktion und vor allem zur Insulinfreisetzung an und hemmen die Zuckerproduktion der Leber. Auch wirken sie nur bei hohem Blutzucker. Deshalb bergen diese Arzneimittel kein Unterzuckerungsrisiko.

Zugelassen sind sie bisher lediglich für die Kombination mit Tabletten wie Metformin. Und zwar erst dann, wenn beispielsweise die Höchstdosis von Metformin keine gute Blutzuckersenkung mehr bringt. Dann kann die zusätzliche Gabe eines dieser GLP-1-Agonisten den HbA1c-Wert um etwa einen Prozentpunkt oder mehr mindern. Wie die Ergebnisse von Dreijahresstudien zeigen, lässt die blutzuckersenkende Wirkung auch bei jahrelanger Behandlung nicht nach.

⚠ ARZNEIMITTEL AUS EINER GÖTTINGER SCHMIEDE

Die Erforschung des GLP-1 und weiterer Darmhormone ist eine deutsche Pionierleistung. Junge Wissenschaftler haben in den 1980er Jahren unter der Leitung von Professor Werner Creutzfeld (1924–2006) in Göttingen die Darmhormone erforscht und die Grundlagen für die Entwicklung dieser neuen Arzneimittel, übrigens auch der oben genannten DPP-4-Hemmer, für Menschen mit Typ 2 Diabetes gelegt. Vielleicht haben Sie den einen oder anderen Namen der heute in Deutschland tätigen Diabetologen des Göttinger Teams schon gehört: Es waren unter anderem die Professoren Michael Nauck (Diabeteszentrum Bad Lauterberg), Wolfgang E. Schmidt (Ruhr-Universität Bochum), Baptist Gallwitz (Universität Tübingen), Burkhard Göke (Klinikum Großhadern München) sowie sein Bruder Rüdiger Göke (Kirchhain).

Was die Verträglichkeit betrifft, so sind Magen-Darm-Beschwerden wie Übelkeit und Erbrechen zu Anfang der Behandlung sehr häufig. Diese Nebenwirkungen hängen teilweise mit der verzögerten Magenentleerung zusammen und können gemildert werden, wenn man langsamer isst und immer nur kleine Mahlzeiten zu sich nimmt. Oft lassen die Beschwerden dann nach wenigen Tagen nach oder verschwinden ganz.

Da es sich bei den beiden neuen Arzneistoffen, Exenatide und Liraglutid, um Eiweißhormone handelt, können sie nicht einfach geschluckt werden. Sie würden im Magen sofort zerstört. Deshalb müssen sie – wie Insulin – unter die Haut gespritzt werden. Dies ist sicher für viele eine Hürde. Deshalb gibt es seit 2011 von Exenatide eine neue Darreichungsform, die nur einmal wöchentlich gespritzt werden muss.

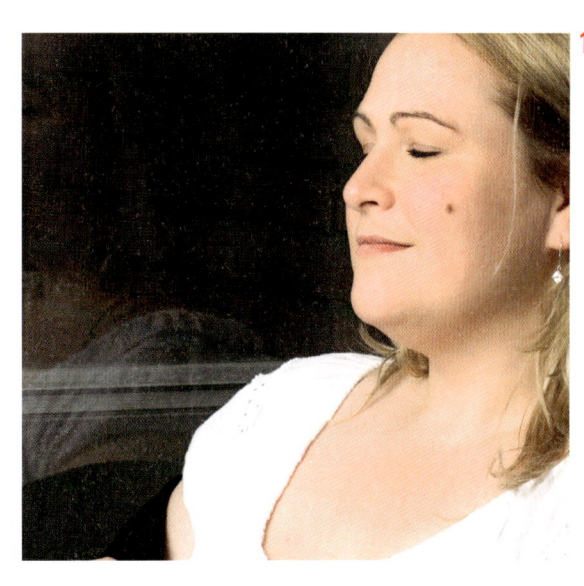

Hoffnung für Menschen mit hohem Übergewicht

Als besonders hoffnungsvoll betrachten viele Menschen, dass ihnen sowohl Exenatide als auch Liraglutid beim Abnehmen helfen können. Diese Medikamente scheinen gerade für Menschen mit einem BMI über 30 kg/m², die zumeist viele vergebliche Abnehmversuche hinter sich haben, eine große Hilfe darzustellen. Untersuchungen zeigen, dass der Gewichtsverlust unter der Behandlung im Durchschnitt bei zwei bis fünf Kilogramm insgesamt liegt. Dies erscheint wenig, ist aber bei Menschen, die jahrelang immer nur Gewicht zugelegt haben, schon ein großer Erfolg.

Deshalb verordnen Ärzte diese Medikamente bevorzugt Patienten mit einem BMI über 30 kg/m². Die Verordnung muss bei den gesetzlichen Krankenkassen wegen des hohen Preises besonders begründet werden, damit sie erstattet wird.

Dennoch ist Vorsicht geboten. Es sind völlig neue Medikamente. Wie ihre Sicherheit unter jahrelanger Anwendung ist, kann man heute noch nicht abschließend sagen. Doch scheinen insbesondere Menschen mit deutlichem Übergewicht von der Behandlung zu profitieren. Wenn sie damit erstmals wieder einige Pfunde abgenommen haben, sind sie enorm motiviert, weiterhin mehr für sich zu tun.

KEINE ANGST VOR INSULIN

Wenn es um Insulin geht, erschrecken viele Menschen. Manche haben grausige Geschichten über Insulinbehandlungen gehört. Andere haben Angst vor der Spritze. Mit einer modernen Insulinbehandlung hat dies nicht viel zu tun. Die Nadeln der Insulinpens sind so fein, dass der Einstich kaum noch zu spüren ist. Insulinspritzen ist weniger schmerzhaft als die Blutentnahme für die Blutzuckermessung.

Rund zwei Millionen Menschen brauchen Insulin

Die Erfahrung zeigt, dass sich die Diabeteserkrankung im Laufe eines Lebens immer wieder verändert und die Behandlung

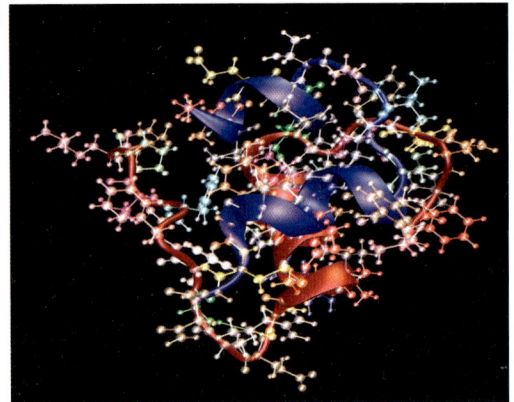

entsprechend angepasst werden muss. Hochrechnungen zufolge spritzen in Deutschland rund zwei Millionen Menschen Insulin. Drei Viertel davon sind bereits 60 Jahre oder älter. Viele meistern das Spritzen selbstständig und fühlen sich insgesamt besser als vor der Insulinbehandlung.

Da der Verlust an Beta-Zellen im Verlauf des Typ 2 Diabetes praktisch unaufhaltsam fortschreitet, brauchen die meisten Menschen mit dieser Diabetesform nach und nach eine Insulintherapie. Der Insulinbedarf hängt nicht nur vom Lebensstil ab und ist nicht immer vermeidbar. Auch die Vererbung spielt eine große Rolle. Hauptsache Sie kriegen Ihren Blutzucker wieder in den Griff. Anhaltend hohe Blutzuckerwerte sind extrem schädlich für Augen, Nieren, Nerven und Herz.

Deshalb sollten Sie die Behandlung schon recht früh durch Insulin ergänzen. „Früh" heißt nach den Leitlinien der Deutschen Diabetes-Gesellschaft, wenn der HbA1c-Wert mit zwei antidiabetischen Medikamenten während drei bis sechs Monaten über 6,5 oder 7 Prozent bleibt. Ob dies auch für Sie gilt, sollten Sie mit Ihrem Arzt besprechen. Es gibt zahlreiche Gründe wie Alter, Folgeerkrankungen oder Lebensumstände, die eine frühere oder spätere Insulinbehandlung rechtfertigen können. Falls Sie übergewichtig sind, wä-

re allerdings jetzt eine Ernährungsberatung besonders ratsam und hilfreich. Insulin senkt nämlich nicht nur hervorragend den Blutzucker, sondern fördert leider auch den Aufbau von Fett und Muskulatur. Deshalb nehmen viele Menschen unter Insulinbehandlung an Gewicht zu. Bei fettarmer, kalorienbewusster Ernährung und mehr Bewegung können Sie dies verhindern. Um den steigenden Bedarf an Insulin zu decken, suchten Forscher weltweit nach neuen Herstellungsverfahren. 1979 gelang der Durchbruch mit der ersten gentechnischen Vollsynthese des menschlichen Insulins. Darauf aufbauend konnte man endlich wirtschaftliche Herstellungsverfahren entwickeln, sodass die Insulinversorgung heute gesichert ist.

INSULIN VON RIND UND SCHWEIN

Noch vor wenigen Jahrzehnten standen nur Insuline tierischer Herkunft für die Diabetesbehandlung zur Verfügung. Hochgereinigtes Insulin aus den Extrakten der Bauchspeicheldrüsen dieser Tiere war lange Zeit die einzige Quelle, um das lebensnotwendige Stoffwechselhormon zu gewinnen. Das Insulin eines Schweins oder Rinds unterscheidet sich in seiner chemischen Struktur kaum vom menschlichen Insulin (Humaninsulin) und wirkt deshalb auch beim Menschen.

Die chemische Struktur von Insulin ist seit den 50er Jahren bekannt: Zwei Eiweißketten bestehend aus 30 und 21 Aminosäuren, die über zwei Brücken aus Schwefel miteinander verbunden sind. – Das klang einfach, ließ sich aber lange nicht im Labor nachbauen.

Hinzu kommt, dass die Gentechnologie die Chance bietet, nicht nur das naturidentische Insulin, sondern auch gezielte Varianten herzustellen. So entwickelte man besonders lang und superschnell wirksame Insuline. Im Folgenden stellen wir Ihnen die wichtigsten vor.

Humaninsulin oder Normalinsulin

Menschliches Insulin ist relativ kurzwirkend. Die maximale Wirkung wird nach zwei Stunden erreicht, die Wirkdauer beträgt je nach Dosis etwa vier bis acht Stunden. Der Wirkungseintritt von Humaninsulin liegt nach dem Spritzen unter die Haut etwa bei 30 Minuten. Daher sollte möglichst erst 15 bis 30 Minuten nach dem Spritzen gegessen werden.

Verzögerungsinsuline

Eine besonders langsame Aufnahme des gespritzten Insulins in die Blutbahn bieten die sogenannten Analoginsuline Glargin (Lantus®) und Detemir (Levemir®). Sie gewährleisten eine anhaltende Insulinversorgung von bis zu 24 Stunden. Sie werden daher auch „Basis"-Insuline genannt. Andere Insuline mit Verzögerungsprinzip wie NPH-Insulin (NPH = Neutrales Protamin Hagedorn) haben eine mittlere Wirkdauer. Die Wirkung setzt etwa ein bis zwei Stunden nach der Injektion ein, erreicht nach vier bis sechs Stunden das Wirkmaximum und hält, je nach Dosis, für 8 bis 16 Stunden an. Der Verzögerungseffekt des NPH-Insulins wird durch Zusatz von Protamin zum Normalinsulin erreicht.

NPH-Insulin muss vor der Injektion stets vorsichtig gerollt werden, um es gut zu durchmischen, da sonst unterschiedliche Wirkungen drohen.

Sehr schnell wirksame Insuline

Bei den kurzwirksamen Analoginsulinen wie Lispro (Humalog®, Liprolog®), Aspart (NovoRapid®) und Glulisin (Apidra®) setzt die blutzuckersenkende Wirkung innerhalb weniger Minuten nach dem Spritzen ein und bleibt nur 3 bis 5 Stunden nachweisbar. Es muss bei diesen Insulinen kein Spritz-Ess-Abstand eingehalten werden und Zwischenmahlzeiten sind meist nicht erforderlich. Die mahlzeitenbezogene Gabe eines Insulins wird „Bolus" genannt. Insulin-Analoga sind erst wenige Jahre im Gebrauch. Insbesondere mögliche Nachteile bei einer Langzeitbehandlung sind noch nicht vollständig erfasst. Die Vorteile gegenüber den schon länger gebräuchlichen Humaninsulinen sind allenfalls gering.

Mischinsuline

Die feste Kombination eines schnellen Insulins mit einem Verzögerungsinsulin heißt Mischinsulin. Die Kennzeichnung erfolgt durch zwei Ziffern hinter dem Namen. Sie beziehen sich auf das Mischungsverhältnis. Die erste Zahl steht für den Prozentanteil des schnellen Insulins und die zweite für den des langwirksamen Insulins.

Diese Mischungen wirken genauso wie die jeweils einzeln gespritzten Dosen ei-

Medikamentenentwicklung und Langzeitsicherheit

In regelmäßigen Abständen gibt es neue Medikamente, die den Blutzucker nachhaltiger, gleichmäßiger, sicherer regulieren sollen. Doch wie soll man darauf reagieren? Die Therapie umstellen? Beim Alten bleiben? Prof. Gerd Glaeske von der Universität Bremen erläutert die Situation.

Wie kommt es, dass es immer wieder Arzneimittelzwischenfälle gibt, die erst nach der Zulassung durch die breite Anwendung von Arzneimitteln auffällig wurden?
Wenn ein Arzneimittel auf den Markt kommt, ist es in verschiedenen Szenarien geprüft worden und das Bundesinstitut für Arzneimittel und Medizinprodukte (BfArM) hat es als wirksam und unbedenklich eingeschätzt. Aber ein solches Medikament wird in diesen klinischen Prüfungen vor der Zulassung nur an einer begrenzten Anzahl von Patientinnen und Patienten geprüft, und oftmals an solchen Patienten, die keine störenden Begleiterkrankungen haben, nicht noch zusätzlich andere Arzneimittel einnehmen müssen und die in der Regel in mittlerem Alter sind. Es fehlen daher Erfahrungen z. B. bei Patienten, die unter mehreren Krankheiten gleichzeitig leiden, die im höheren Alter sind und es fehlen Erkenntnisse über eine Langzeitanwendung – und die ist schließlich typisch bei chronischen Erkrankungen. Klinische Prüfungen laufen zumeist nur

über wenige Monate, da kann man nicht auf die Verträglichkeit rückschließen, die über Jahre gewährleistet sein sollte.

Welche Konsequenzen sollte man Ihrer Meinung nach aus dieser Situation ziehen?
Ich vertrete den Standpunkt, dass nach der Zulassung eines Arzneimittels eine neue Forschung beginnen muss, eine Versorgungsforschung, mit der geprüft wird, wie das Arzneimittel im Alltag der medizinischen Behandlung wirkt, welche bisher nicht bekannten unerwünschten Wirkungen oder Wechselwirkungen auftreten, wenn viele Zehntausende oder Hunderttausende Menschen dieses Mittel einnehmen, und welche anderen Probleme es mit der Anwendung geben kann, z. B. auch im Hinblick auf die Nutzung durch die Patienten. Es kann ja z. B. sein, dass ältere Menschen die einzelnen Tabletten oder Dragees schlecht aus der Packung herausdrücken oder nur mit Mühe schlucken können.

Warum ist Rosiglitazon vom Markt genommen worden? Ist es kein wirksames Mittel?
Man hat festgestellt, dass die längere Einnahme von Rosiglitazon zu schwerer Herzschwäche (Herzinsuffizienz) und zu einem erhöhten Risiko für Herzinfarkte führen kann. Zudem zeigte sich, dass bei längerer Einnahme die Gefahr besteht, dass die Häufigkeit von Knochenbrü-

chen erhöht wird, dies wurde besonders bei Frauen beobachtet. Solche Nebenwirkungen, die oft erst bekannt werden, wenn Medikamente längere Zeit und von sehr vielen Menschen angewendet werden, können den Nutzen nicht aufwiegen, vor allem, da andere, langerprobte Mittel zur Verfügung stehen. Stiftung Warentest bewertet die Glitazone Actos (Pioglitazon) und Avandia (Rosiglitazon) schon seit Jahre kritisch: „Wenig geeignet bei Typ-2-Diabetes. Neue Studienergebnisse weisen auf ein erhöhtes Risiko für Knochenbrüche sowie Schäden am Herzen hin. Das Mittel kann allenfalls angewendet werden, wenn geeignete Mittel nicht eingesetzt werden dürfen." Rosiglitazon ist nun, nachdem weitere negative Studienergebnisse veröffentlicht wurden, seit dem 1.11.2010 vom Markt genommen worden, für das verwandte Pioglitazon, das noch immer im Markt angeboten wird, ist auf Grund vergleichbarer Risiken zum 1.4.2011 ein „Verordnungsbann" in der gesetzlichen Krankenversicherung verfügt worden.

Ist es überhaupt sinnvoll, neue Medikamente zu nutzen? Es werden immer wieder Mittel vom Markt genommen oder vor irgendwelchen Nebenwirkungen gewarnt?
Bei neuen Arzneimitteln ist immer eine besondere Aufmerksamkeit erforderlich, neu heißt schließlich keineswegs, dass die Mittel auch besser wirken. Die neuen Mittel müssen sich erst in der täglichen Versorgung bewähren. Daher müssen gezielt Erfahrungen zusammengetragen werden, um das neue Mittel auf der Basis von Versorgungsdaten ausreichend sicher bewerten und z. B. einen zusätzlichen Nutzen gegenüber den bisher angebotenen Alternativen feststellen zu können. Dieser Zusatznutzen kann immer nur auf der Basis von Daten definiert werden, die den erkennbaren Nutzen und den möglichen Schaden berücksichtigen und das Ergebnis mit den bisherigen therapeutischen Möglichkeiten vergleichen. Wir sprechen auch davon, dass der patientenorientierte Nutzen gesichert werden muss, also die Verringerung der Todesfälle bezogen auf die jeweilige Krankheit, die Verringerung der Belastungen und Einschränkungen durch die jeweilige Krankheit, die Verbesserung der Lebensqualität und die Vereinfachung der Therapie. Daher kommt den behandelnden Ärztinnen und Ärzten in der Zeit nach der Zulassung eine besondere Verantwortung zu. Sie sollten mit Zurückhaltung und Aufmerksamkeit neue Arzneimittel einsetzen, auf die Effekte der neuen Arzneimittel unter Patientenaspekten achten und vor allem nicht den meist übertriebenen Aussagen der

Hersteller folgen: Deren Blick ist von Beginn an vor allem auf den Absatz und Umsatz gerichtet.

Wie lange sollte ein Arzneimittel erprobt sein, bevor Sie es als sicher in der Langzeitbehandlung empfehlen würden?
Wir sprechen nach der Zulassung von einer „Zeit der Unsicherheit", in der weitere Erkenntnisse gesammelt werden müssen, um zu erkennen, ob es sich bewährt oder ob bisher unerkannte Probleme auftreten. Diese Zeit dauert sicher 2–3 Jahre und vorher sollten nicht ohne Grund und Not bewährte Arzneimittel in breitem Umfang durch neue ersetzt werden. Schließlich gibt es immer wieder Beispiele dafür, dass in der ersten Zeit nach der Zulassung viele Erfahrungen und Erkenntnisse über unerwünschte Wirkungen gewonnen werden, die eine Vorsicht im Umgang mit neuen Mitteln rechtfertigen.

Woran kann ich erkennen, dass ein Mittel noch nicht ausreichend lange geprüft ist?
Sie sollten mit Ihrem Arzt darüber sprechen und ihn vor allem um eine Begründung bitten, wenn er Ihnen trotz guter Wirksamkeit und Verträglichkeit des aktuell eingenommenen Mittels ein neues verschreiben möchte. Viele Hersteller bieten den Ärztinnen und Ärzten nämlich „Umstellungsprämien" für ihre

neuen Arzneimittel an, sodass dann ein Wechsel von einem bewährten auf ein neues Mittel keineswegs therapeutisch bedingt sein muss. Natürlich haben auch Apothekerinnen und Apotheker Informationen, wie lange Arzneimittel im Handel sind. Auf dem Medikament selbst ist eine solche Information nicht zu bekommen, da ist nur zu sehen, dass das Mittel eine behördliche Zulassung hat. Hinweise auf eine fehlende Langzeiterprobung sind auch im Handbuch Medikamente der Stiftung Warentest und auf www.test.de nachzulesen.

Und Pioglitazon – soll man das nun weiter nehmen oder lieber weglassen?
Es hat schon seine Begründung, dass Pioglitazon ab April 11 nicht mehr für Versicherte der Gesetzlichen Krankenversicherung verordnet werden darf, abgesehen von begründeten Einzelfällen. Ich persönlich würde mit meiner behandelnden Ärztin oder meinem Arzt über eine andere Therapie nachdenken, die negative Nutzen-Schaden-Bilanz wäre für mich der Grund, das Mittel nicht weiter einzunehmen.

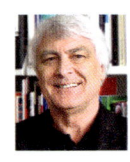

Professor
Dr. Gerd Glaeske

nes „Basis" und „Bolus"-Insulins. Die Insulinmischungen haben den großen Vorteil, dass man beides zusammen spritzen kann.

Wie oft muss ich spritzen?

Wie häufig Sie Insulin spritzen, hängt zum einen von Ihrem Krankheitsstadium ab, zum anderen von dem verwendeten Insulin. Es gibt ja viele verschiedene Insuline. Sie unterscheiden sich vor allem durch die Schnelligkeit, mit der sie in die Blutbahn gelangen und ihre Wirkdauer.

Welches Behandlungsregime für Sie persönlich das Beste ist, hängt davon ab, welche Leistungskapazität Ihre Bauchspeicheldrüse noch hat und davon wie Ihr individueller Tagesablauf ist. Oft genügt die einmal tägliche Gabe eines Insulins zur Ergänzung der Tablettenbehandlung. Es ist für viele Menschen, aber nicht für jeden das optimale Konzept. Sprechen Sie mit Ihrem Arzt darüber. Ein Diabetologe kann Ihnen ein speziell für Sie maßgeschneidertes Dosierungsschema erstellen.

Maßgeschneiderte Insulinkonzepte

Für den Fall, dass Sie mehr über die verschiedenen Möglichkeiten einer Insulinbehandlung erfahren wollen, stellen wir Ihnen hier die wichtigsten Konzepte vor:

Insulin plus Tablette

Wenn Sie beispielsweise morgens einen Blutzuckerwert von 200 mg/dl (11,1 mmol/l) messen, obwohl sie vor dem Schlafengehen einen recht guten Wert hatten und Metformin eingenommen haben, so brauchen Sie ein Insulin für die Nacht. In diesem Fall wird Ihnen Ihr Arzt empfehlen, Ihre Tablettenbehandlung beizubehalten und nur zusätzlich abends ein Verzögerungsinsulin zu spritzen. Damit werden Sie zukünftig bessere Nüchternwerte haben und wahrscheinlich nachts auch wieder gut schlafen. Dieses Konzept wird schon seit vielen Jahren genutzt und hat sich besonders bewährt.

Bolus-Insulintherapie (BT)

Falls Sie vor allem nach dem Essen sehr hohe Blutzuckerwerte messen, benötigen Sie vermutlich ein kurzwirkendes Insulin zu den Mahlzeiten. Bei dieser Behandlungsform wird Insulin nur vor den drei Hauptmahlzeiten gespritzt. Ganz nach dem Motto: Ersetzen, was fehlt.

Wenn Sie Normalinsulin spritzen, so müssen Sie dies etwa 15 bis 30 Minuten vor dem Essen tun, damit es genug Zeit hat, anzufluten. Wer nach dem Spritzen von Normalinsulin rasch isst oder unerwartet großen Hunger hat, muss mit einem erhöhten Blutzucker rechnen. Wer später oder weniger isst, kann dagegen in eine Unterzuckerung geraten, weil das Insulin dann zu rasch den Blutzucker senkt. Etwas einfacher geht diese Bolus-Therapie mit einem der kurzwirksamen Analoginsuline. Sie werden direkt zu den Mahlzeiten gespritzt, ganz ohne Spritz-Ess-Abstand. Wenn man nichts oder erst später isst, verschiebt man einfach auch das Spritzen. Die Bolus-Therapie ist ideal für

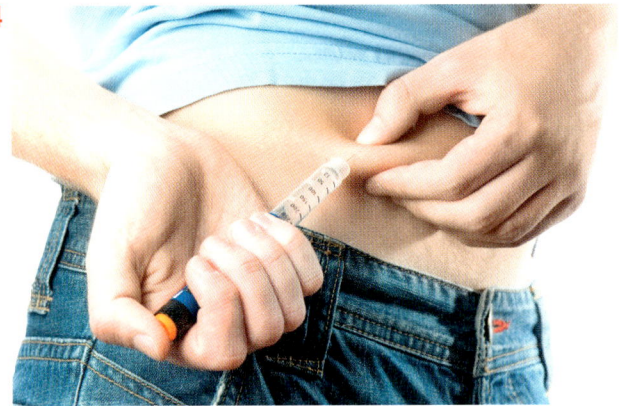

Menschen, die im Beruf oder auf Reisen mit flexiblen Essenszeiten klar kommen müssen.

Konventionelle Insulintherapie (CT)
Wenn die Blutzuckerwerte sowohl morgens als auch zu den Mahlzeiten zu hoch sind, ist eine Mischinsulinbehandlung vermutlich die Richtige. Sie wird auch Konventionelle Insulinbehandlung genannt und ist einfach durchzuführen. Meist spritzt man zweimal am Tag eine feste Dosis eines Mischinsulins, morgens vor dem Frühstück und abends vor dem Abendessen. In Einzelfällen kann eine zusätzliche Injektion vor dem Mittagessen sinnvoll sein. Die Dosis enthält ein schnelles Insulin für die Mahlzeit und ein basales Insulin für die Abdeckung des Tagesgrundbedarfs. Diese Therapieform ist eine gute und einfache Möglichkeit, seine Blutzuckereinstellung im Griff zu halten. Ein Nachteil dieser Behandlungsform ist, dass sie relativ stabile Lebens- und Essge-

wohnheiten erfordert. Das heißt: Man darf weder das Frühstück noch das Mittag- oder Abendessen ausfallen lassen. Sonst könnte der Blutzucker zu sehr abfallen.

Intensivierte Insulintherapie (ICT)
Dieses Insulinkonzept ist relativ aufwendig und erfordert häufige Blutzuckerkontrollen. Es ist bei Menschen mit Typ 2 Diabetes selten erforderlich. Hier wird jeweils zu den Mahlzeiten ein kurzwirksames Insulin als Bolus-Insulin gespritzt. Hinzu kommt ein Verzögerungsinsulin, das den Basis-Insulinbedarf deckt. Deshalb wird diese Behandlungsform auch Basis-Bolus-Therapie genannt.

Wichtig: Einfache und sichere Behandlungsvorgaben
Bei der Wahl der Insulinbehandlung geht es nicht nur um perfekte Blutzuckerwerte, sondern auch um Ihre Sicherheit. Deshalb ist diejenige Insulinbehandlung die beste für Sie, die Sie möglichst sicher und ein-

INFO **Wärme und Kälte**

Die Insulinaufnahme in den Körper wird durch Wärme beschleunigt. Denken Sie bei einem heißen Bad, Sauna oder Sonnenbaden daran. Auch stark durchblutete Haut nach sportlicher Ak-

tivität oder einer Massage beschleunigt die Insulinaufnahme ins Blut und führt somit zu einer schnelleren Insulinwirkung.
Kälte wirkt entgegengesetzt.

Insulin wird ins Unterhautfettgewebe gespritzt. Wie das am besten geht, lernen Sie in einer Schulung.

fach durchführen können. Meist hilft die Bauchspeicheldrüse noch mit einer körpereigenen Insulinproduktion so weit mit, dass gar keine größeren Blutzuckerschwankungen auftreten. Mit einer einmal täglichen Spritze, in Ergänzung der Tabletteneinnahme sind die meisten Menschen gut eingestellt.

Insulin richtig spritzen

Wie Sie Insulin richtig spritzen, lernen sie am besten in einer speziellen Schulung. Am einfachsten ist es mit einem Insulinpen, der sofort spritzbereit ist. Falls Sie verschiedene Insuline verwenden, wählen Sie dafür Pens mit unterschiedlichen Farben. Dann ist die Verwechslungsgefahr gering. Insulin wird ins Unterhautfettgewebe gespritzt, subkutan heißt dies. Dazu machen Sie am besten am Bauch mit zwei Fingern eine Hautfalte und stechen senkrecht hinein. Bei sehr dickem Fettgewebe kann manchmal mit längerer Nadel und ohne Hautfaltenbildung gespritzt werden. Es gibt dafür unterschiedliche Nadellängen von 6 bis 12 mm.

Wenn Sie den Injektionsknopf mit dem Daumen herunterdrücken, strömt das Insulin heraus. Danach sollten Sie die Spritze nicht sofort herausziehen, sondern fünf Sekunden warten, damit die gesamte Insulindosis in den Körper strömt. Die Pennadeln sind übrigens Einmalartikel und sollten jedes Mal gewechselt werden. Allerdings zeigt auch hier die praktische Erfahrung, dass Pennadeln problemlos mehrfach verwendet werden können.

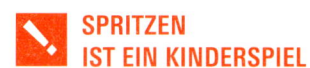 **SPRITZEN IST EIN KINDERSPIEL**

Sie sehen aus wie Kugelschreiber, die modernen Insulinpens mit den superfeinen Nadeln. Ihr Einstich ist kaum zu spüren. Der Spritzvorgang ist sogar in der Öffentlichkeit sehr diskret durchführbar. Alles was Sie dazu wissen müssen, erfahren Sie in einer Schulung. Die Kosten dafür übernimmt Ihre Krankenkasse.

Spritzorte wechseln

Die meisten Menschen bevorzugen den Bauch als Spritzort. Hier kann man gut eine Hautfalte bilden und das Insulin wird schnell aufgenommen und in die Blutbahn transportiert. Gespritzt wird zumeist in der handtellergroßen Fläche zu beiden Seiten des Bauchnabels. Damit keine Verhärtungen durch häufiges Spritzen an der gleichen Stelle entstehen, sollten Sie beispielsweise im Uhrzeigersinn die Injektionsstellen wechseln.

Mit Insulin auf Reisen

Als Eiweißhormon ist Insulin nur begrenzt haltbar. Trotzdem können Sie den in Gebrauch befindlichen Insulinpen ohne Bedenken vier Wochen bei Zimmertemperatur aufbewahren. Optimaler Lagerplatz für weitere Insulinpatronen ist das Butteroder Gemüsefach des Kühlschranks.

Auf Reisen sollten Sie das Insulin vor extremen Temperaturen schützen. Wenn Sie viel unterwegs sind (z. B. mit dem PKW), könnte sich die Anschaffung spezieller Kühlelemente lohnen. Alternativ

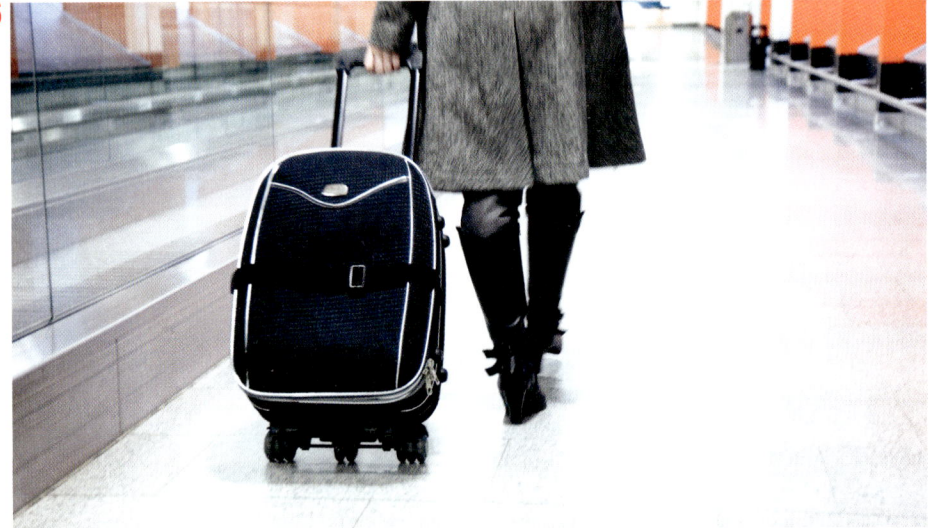

kann das Insulin in einer kalt ausgespülten Thermoskanne transportiert werden.

Gegen Kälte beispielsweise im Wintersport schützen Sie Insulin am besten, wenn Sie es direkt am Körper tragen, also z. B. in einer inneren Jackentasche. Falls sich die Farbe des Insulins ändert oder die Lösung ausflockt, dürfen Sie es nicht mehr spritzen. Für Flugreisen sollten Sie unbedingt eine ärztliche Bescheinigung über die mitgeführten Behandlungsutensilien zur Hand haben. Sonst lässt man Sie nicht durch den Sicherheitscheck. Aber es ist sehr ratsam, das Insulin grundsätzlich mit ins Handgepäck zu nehmen, damit es nicht den tiefen Temperaturen im Frachtraum ausgesetzt wird oder womöglich abhandenkommt. Auch das Blutzuckermessgerät und die Teststreifen lieber mit in die Kabine nehmen.

TIPP Tipps für insulinbehandelte Kraftfahrer

- Kontrollieren Sie vor Fahrtantritt ihren Blutzucker und notieren sie das Ergebnis. Nehmen Sie das Blutzuckermessgerät und Teststreifen stets mit.
- Halten Sie rasch wirksame Kohlenhydrate wie Traubenzucker griffbereit.
- Unterbrechen Sie sofort die Fahrt, wenn Sie Zeichen einer Unterzuckerung wahrnehmen.
- Machen Sie bei längeren Fahrten stets nach zwei bis drei Stunden eine Pause, messen sie den Blutzucker und essen Sie nach Bedarf eine bestimmte Menge Kohlenhydrate. Dokumentieren Sie beides.

- Führen Sie Ihren Gesundheits-Pass Diabetes, Insulin und Glukagon mit sich.
- Unternehmen Sie keine langen Nachtfahrten.
- Trinken Sie vor Fahrtantritt keinesfalls Alkohol, da Alkohol den Blutzucker in unvorhersehbarer Weise senken kann.
- Seien Sie verantwortungsbewusst und lassen Sie Ihre Stoffwechseleinstellung und Sehleistung regelmäßig ärztlich überprüfen.

Mod. nach: Informationen des Ausschusses Soziales der Dt. Diabetes-Gesellschaft

Sicher ist sicher. Nehmen Sie auf Reisen die Medikation immer ins Handgepäck.

Wenn Sie Insulin spritzen, müssen Sie beachten, dass sich bei Interkontinentalreisen die Tageslänge verändert: Während Ost-West-Flüge den ersten Tag verlängern und den Insulinbedarf erhöhen, verkürzen West-Ost-Flüge den ersten Tag und senken somit den Insulinbedarf. Deshalb ist es unbedingt ratsam, dass Sie vorher mit Ihrem Arzt das genaue Vorgehen absprechen und sich einen Plan machen.

MEHR INFORMATIONEN
Allgemeine Informationen zu Gesundheitsfragen, der Entstehung von Nebenwirkungen, aber auch zu einzelnen Erkrankungen wie Diabetes finden Sie auch auf den Patientenseiten des IQWIG (Institut für Qualität und Wirtschaftlichkeit im Gesundheitswesen) www.gesundheitsin formation.de, die auch von der WHO begutachtet wurden.

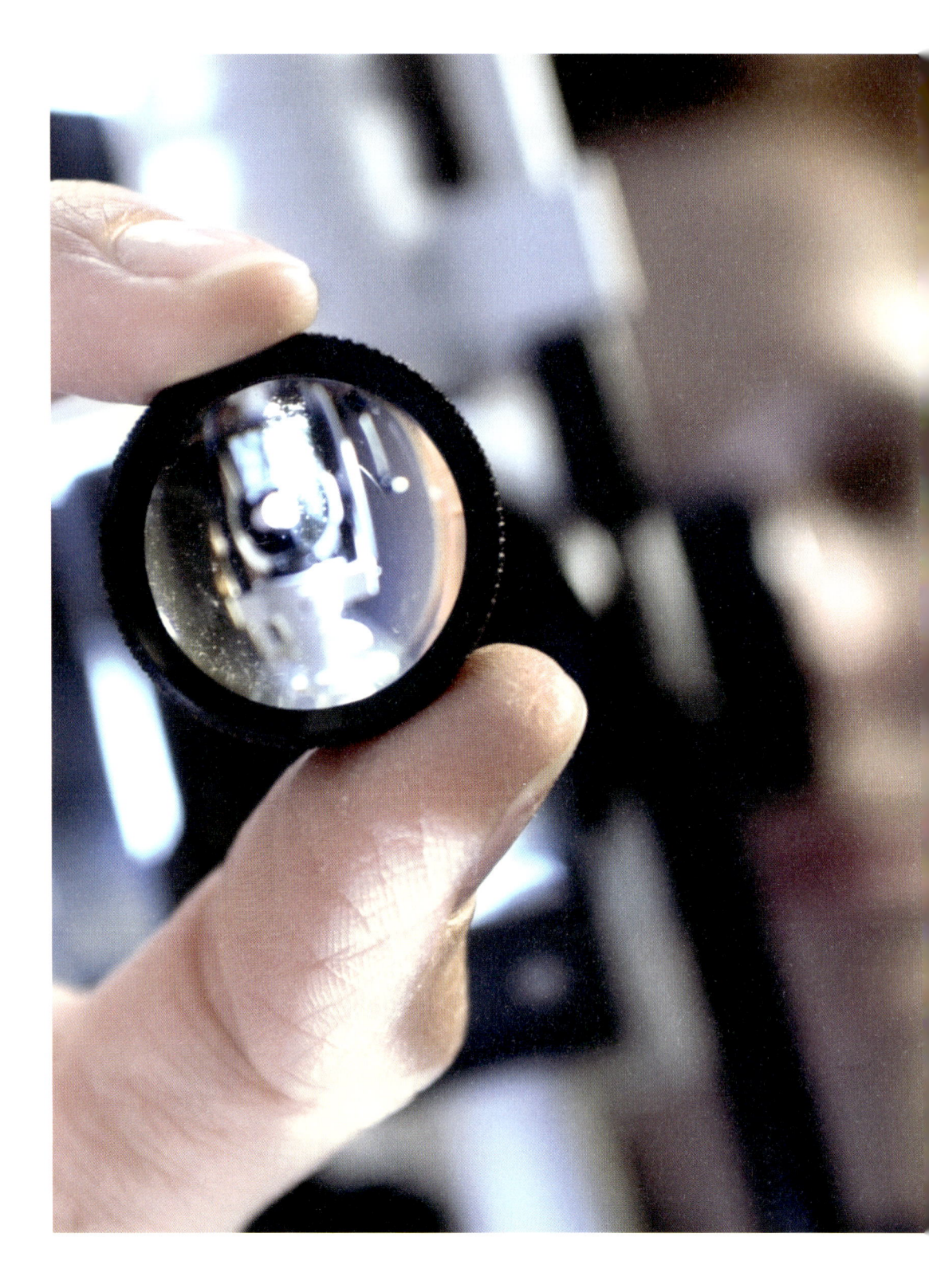

WENN ES NICHT RUND LÄUFT...

Muss das sein? Ja, leider. Es ist nun mal eine Tatsache, dass Diabetes ein erhöhtes Risiko für Folgeerkrankungen birgt. Den Kopf in den Sand zu stecken, nutzt nichts. Auch wenn es allzu menschlich wäre. Mit Diabetes ist nicht zu spaßen. Denn dauerhaft erhöhte Blutzuckerwerte richten eine Menge Schäden an. An Herz, Augen, Nieren und Nerven. Doch mit einer guten Einstellung von Blutzucker, Blutdruck und Blutfetten können Sie Ihre Risiken erheblich minimieren.

VORSORGE TREFFEN

Beim Diabetes geht es nämlich nur vordergründig um den Blutzucker. Das oberste Ziel jeder Diabetesbehandlung ist die Vermeidung von Folgeschäden durch die Krankheit. Solche Schäden entstehen durch anhaltend hohe Blutzuckerspiegel. Und auch wenn Sie davon nichts spüren, leiden die kleinen und großen Arterien ebenso wie die Nerven unter einer dauerhaften schlechten Stoffwechseleinstellung. Letztlich betrifft es sogar den ganzen Körper.

Zum Glück ist das Leben keine Einbahnstraße. Sie können anhalten und sogar in die andere Richtung fahren. Dazu müssen Sie nur das Steuer übernehmen und den (Krankheits-)Verlauf wachsam im Auge behalten.

Licht am Ende des Tunnels

Kennen Sie eigentlich St. Vincent? Das kleine Städtchen im schönen Aosta-Tal in Oberitalien? Es geriet 1989 in die Schlagzeilen, als sich dort auf Initiative der Weltgesundheitsorganisation (WHO) Diabetesexperten aus ganz Europa trafen. Tagungsthema war die medizinische Betreuung von Menschen mit Diabetes. Schon damals beunruhigte die zunehmende Zahl der diabetesbedingten Folgeerkrankungen. Das Ergebnis der Tagung war die in Fachkreisen berühmte St.-Vincent-Deklaration. Darin beschloss man, die Diabetesbehandlung so grundlegend zu verbessern, dass die Zahl der diabetesbedingten Folgeerkrankungen deutlich zurückgehen würde.

Fünfjahresplan für die Gesundheit

Man einigte sich sogar europaweit auf einen konkreten Zeitplan: Innerhalb von fünf Jahren sollte die Zahl von Erblindungen und Nierenversagen um ein Drittel, die Rate der Amputationen sogar um die Hälfte gesenkt werden.

Diese Ziele schienen lange Zeit vollkommen utopisch. Kurzfristig wurden sie auch nicht erreicht. Zu groß war die Zahl der Diabetiker, die jedes Jahr erblindeten, ein Nierenversagen erlitten, sich einer Amputation unterziehen mussten oder mit einem Herzkreislaufereignis ins Krankenhaus eingeliefert wurden. Doch neue Zahlen – rund zwanzig Jahre später – lassen endlich eine Wende erkennen. So weisen mehrere Untersuchungen auf Rückgänge hin. Dies betrifft vor allem die Rate der Erblindungen und kann nicht

---

INTERVIEW   **Bin ich als Diabetiker schwerbehindert?**

Diabetes wirft eine Menge Fragen auf, nicht nur medizinische, auch rechtliche. Einige häufig gestellte Fragen zu Arbeitsplatz, Führerschein, Schwerbehindertenausweis und Rente beantwortet hier Rechtsanwalt Oliver Ebert aus Stuttgart.

Diabetes ist eine chronische Krankheit. Im rechtlichen Sinn ist man dadurch behindert. Wie stark die Behinderung ist, das heißt in welcher Höhe der Grad der Behinderung (GdB) festgestellt wird, hängt immer vom Einzelfall und der konkreten Beeinträchtigung ab. So kann man den Schwerbehindertenausweis bei Diabetes erhalten, wenn man mindestens 4x pro Tag Insulin spritzt und dabei die Dosis selbst anpasst. Zusätzlich erforderlich ist, dass man durch erhebliche Einschnitte gravierend in seiner Lebensführung beeinträchtigt wird. Die vorgenommenen Blutzuckerselbstmessungen und Insu-lindosen müssen dokumentiert sein, in einem Diabetikertagebuch oder am Computer.

Welche Vor- oder Nachteile bringt ein Schwerbehindertenausweis?

Mit einer festgestellten Schwerbehinderung können bestimmte „Nachteilsausgleiche" in Anspruch genommen werden. Hierzu zählt vor allem die Möglichkeit, vorzeitig in Altersrente gehen zu können, unter bestimmten Voraussetzungen bereits mit 60 Jahren. Ebenso bedeutsam ist der besondere Kündigungsschutz: Eine Kündigung durch den Arbeitgeber ist nur dann wirksam ist, wenn die zuständige Integrationsbehörde vorher zugestimmt hat. Außerdem haben schwerbehinderte Menschen Anspruch auf fünf zusätzliche, bezahlte Urlaubstage und werden auf Verlangen von Mehrarbeit (z. B. im Schichtbetrieb) freigestellt. Hinzu

hoch genug bewertet werden. Eine drohende Blindheit löst bei den meisten Diabetikern die größte Angst aus.

Kontrolluntersuchungen tragen Früchte

Wie immer hat der Erfolg viele Väter. So geht die positive Trendwende bei den Diabetesfolgeerkrankungen sicher auf das Konto verschiedener Entwicklungen der letzten Jahre: Zum einen wird Diabetes immer früher erkannt, immer intensiver behandelt und immer regelmäßiger kontrolliert. Gleichzeitig sind die Diabetiker von heute viel besser informiert, in Schulungen gut trainiert, technisch besser ausgerüstet und letztlich zu mehr Selbstverantwortung bereit.

Dies alles ist schon ein großer Erfolg, aber noch fehlt ein Stück des Weges, dakommt ein Anspruch auf begleitende Hilfe im Arbeitsleben, beispielsweise auf technische Arbeitshilfen oder Übernahme der Kosten einer notwendigen Arbeitsassistenz.

Muss ich meine Erkrankung im Bewerbungsgespräch erwähnen?

Eine Krankheit muss nur in Ausnahmefällen im Bewerbungsgespräch mitgeteilt werden, nämlich dann, wenn eine Ansteckungsgefahr besteht oder man sich selbst oder andere konkret gefährden würde. Letzteres ist bei Diabetes nur in den seltensten Berufen anzunehmen; beispielsweise bei Tiefseetauchern oder Jobs im Kernkraftwerk. Denn dort wäre es im Zweifel nicht möglich, die Schutzkleidung abzulegen, um zu messen, zu spritzen oder zu essen.

Ansonsten muss man eine Erkrankung nur dann angeben, wenn man schon sicher weiß, dass man aufgrund dieser Krankheit die Arbeit tatsächlich gar nicht ausüben können wird. Da dies nur selten der Fall ist, muss man den Diabetes in den meisten Fällen nicht angeben. Und wenn der Arbeitgeber danach fragt, darf man sogar die Unwahrheit sagen.

Darf ein Arzt bei der Einstellungsuntersuchung die Befunde an den Arbeitgeber weitergeben?

Nein, jeder Arzt – also auch der Betriebsarzt – ist an die ärztliche Schweigepflicht gebunden. Ohne Ihre vorherige Einwilligung darf er keinerlei Befunde an den Arbeitgeber weitergeben.

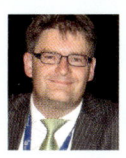

Oliver Ebert

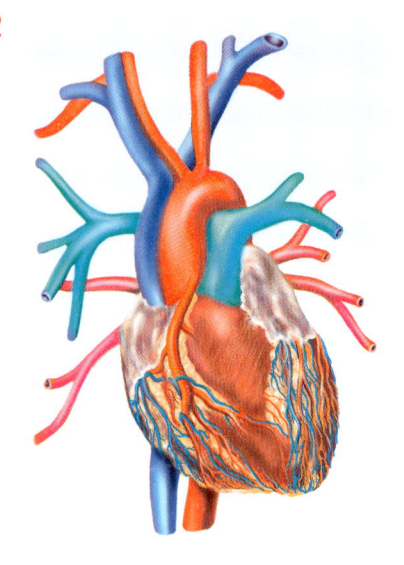

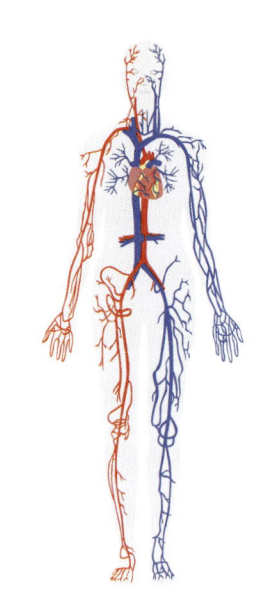

mit Menschen mit Diabetes nicht nur die gleiche Lebenserwartung, sondern auch Lebensqualität wie Stoffwechselgesunde erreichen. Doch stehen ihre Chancen sehr gut, mit einem gesunden Lebensstil die Risiken weiter zu senken.

TIPPS FÜR AUGEN UND FÜSSE
Wenn Sie mehr wissen wollen, unter www.versorgungsleitlinien.de finden Sie Patientenleitlinien zu den Themen Prävention und Therapie von Netzhautkomplikationen sowie zu Fußkomplikationen.

DIABETES STRAPAZIERT DIE GEFÄSSE

Menschen mit Diabetes haben sehr häufig gleichzeitig Bluthochdruck. Dafür gibt es einen ganzen Strauß von Ursachen. Von Stress, Alkohol, Rauchen, Übergewicht und Nierenschäden bis zu Schlafmangel. Natürlich gehören auch ungünstige Erbanlagen dazu.

Besonders Diabetiker dürfen hohe Blutdruckwerte keineswegs auf die leichte Schulter nehmen. Schließlich ist der Herzinfarkt eine der häufigsten Todesursachen bei Diabetes. Dies liegt unter anderem daran, dass zu hohe Zuckerwerte die Verkalkung der Arterien, also die Arteriosklerose, fördern.

Sind die Herzkranzgefäße (Koronararterien) von den Veränderungen der Gefäße betroffen, kann es gefährlich werden. Ver-

schließt sich eine Arterie, wird der von ihr versorgte Teil des Herzmuskels nicht mehr ausreichend durchblutet und droht in der Folge abzusterben. Das ist normalerweise als Brustschmerz und Engegefühl über der Brust zu spüren. Doch empfinden Diabetiker dies oft gar nicht, weil ihre Nerven bereits geschädigt sind.

So kann Diabetes Ihr Herz angreifen, ohne dass Sie davon viel mitkriegen. Ein solcher Vorfall gilt als „stummer Infarkt", weil der Schmerz als natürliches Alarmsignal ausgeblieben ist.

Nur keinen Schlaganfall ...
Sie fürchten es schon: Diabetiker haben nicht nur ein hohes Herzinfarkt-, sondern überdies ein erhöhtes Schlaganfallrisiko.

BILD 1 und **BILD 2**: Etwa zwei Drittel der Menschen mit Diabetes haben bereits Bluthochdruck, wenn ihr Diabetes festgestellt wird. Im Kampf gegen Folgeerkrankungen sind gute Blutdruckwerte mindestens genauso wichtig wie gute Blutzuckerwerte.

Schlaganfall ist die dritthäufigste Todesursache in Deutschland und trifft keineswegs nur ältere Menschen. Jeder zweite vom Schlaganfall Betroffene ist noch im erwerbsfähigen Alter.

Auch hier ist wieder die Arteriosklerose als Risikofaktor im Spiel. Wenn beispielsweise eine der beiden Halsschlagadern, die das Gehirn mit Blut versorgen, verstopft ist oder wenn ein Gerinnsel von der Gefäßwand ins Gehirn verschleppt wird, kann es dort einem Arterienverschluss, also „Hirninfarkt" (ischämischen Schlaganfall) verursachen.

Eine andere Variante des Schlaganfalls ist die Hirnblutung (hämorrhagischer Schlaganfall). Dazu kommt es, wenn ein Blutgefäß im Gehirn dem hohen Blutdruck nicht mehr standhalten kann und reißt.

Natürlich ist das reale Krankheitsgeschehen etwas komplizierter. Doch haben Sie jetzt eine Vorstellung, warum es wichtig ist, die Blutgefäße nicht durch Ablagerungen zu verstopfen und die verengten „Schläuche" zusätzlich durch hohen Druck zu strapazieren. Es gibt übrigens Vorboten des Schlaganfalls. Häufig kündigt er sich durch plötzliche, oft nur flüchtige Seh- und Empfindungsstörungen oder Lähmungserscheinungen an. Diese Störungen können sich nach kurzer Zeit wieder zurückbilden. Am besten gehen Sie bei solchen Vorkommnissen sofort zu Ihrem Arzt und lassen sich dahingehend beraten und untersuchen. Das tut nicht weh und kann Sie beruhigen. Wenn die Gefäße verengt sind, können sie vorsorglich erweitert werden.

INFO Stop smoking

Gerade für Menschen mit Diabetes ist Rauchen im Hinblick auf die Folgeerkrankungen extrem schädlich. Versuchen Sie einen Schlussstrich zu ziehen. Dies gilt besonders dann, wenn Sie ein Raucher mit Bluthochdruck sind. Ein Rauchstopp könnte Ihr Risiko für einen Herzinfarkt oder Schlaganfall um fast die Hälfte senken. Außerdem wird die Durchblutung verbessert, die Nervenenden regenerieren sich, die Atemwege werden freier und die Lungenfunktion bessert sich. Wie Sie es in Eigenregie zu einem erfolgreichen Rauchstopp schaffen können, erfahren Sie beispielsweise in der Broschüre: „Ja, ich werde rauchfrei", die bei der Bundeszentrale für gesundheitliche Aufklärung zu bestellen ist. Herunterzuladen unter www.bzga.de. Ein interaktives Ausstiegsprogramm finden Sie unter www.rauchfrei-info.de. Doch wenn Sie schon mehrere ernsthafte, aber erfolglose Versuche hinter sich haben, ist professionelle Hilfe ratsam. Sprechen Sie mit Ihrem Arzt darüber.

Wie Sie vorbeugen können

Damit dies alles gar nicht erst passiert, gibt es eine Menge wirksamer Maßnahmen, um vorzubeugen. Zum einen sollte Ihr Blutdruck auf einen Bereich zwischen 130 und 140 mmHg als oberen Wert (systolischer Wert) und 80 bis 85 mmHg als unteren Wert (diastolischer Wert) eingestellt werden. Als optimal gilt ein Blut-druck um 130 zu 80 mmHg. Die gute Blutdruckeinstellung hilft nicht nur dem Herzen, sondern schützt auch das Gehirn. Deshalb ist es so wichtig, dass Sie – falls es notwendig ist – Ihre blutdrucksenkenden Tabletten zuverlässig jeden Tag einnehmen. Gleiches gilt für die Blutfettwerte. Denn gestörte Blutfettwerte (wenig HDL-Choleterin, viel Triglyzeride) sind

INTERVIEW   Diabetes fördert die Arteriosklerose

Professor Diethelm Tschöpe vom Herz- und Diabeteszentrum aus Bad Oeynhausen ist Vorsitzender des Kuratoriums „Der herzkranke Diabetiker" in der Deutschen Diabetes-Stiftung. Hier beantwortet er die Frage: Stimmt es, dass Typ 2 Diabetiker öfters als andere Menschen einen Herzinfarkt bekommen?

Ja, dies ist ganz sicher so. Es liegt daran, dass die Anlagen für Typ 2 Diabetes und für Gefäßverkalkung (Arteriosklerose) fast immer zusammen kommen. Verschlimmert wird die Situation dadurch, dass der Diabetes bei den meisten Menschen schon viele, viele Jahre unerkannt im Körper gewütet hat. Da hohe Blutzuckerwerte zusätzlich die Arteriosklerose aktivieren, ist eine späte Diagnose des Typ 2 Diabetes besonders ungünstig. Meist ist dann schon viel Schaden angerichtet. Hinzu kommt, dass die meisten Diabetiker schlechte Blutfettwerte haben.

Wie kann man sich dies erklären?

Wenn wir essen, werden die aufgenommenen Nährstoffe im Betriebsstoffwechsel praktisch als Treibstoff gebraucht. Bei überkalorischer Ernährung und zu hohen Blutzuckerwerten nehmen allerdings krankmachende Stoffwechselprozesse überhand. Die Besonderheit bei Menschen mit Typ 2 Diabetes ist, dass sich das Verhältnis zwischen dem „guten Cholesterin" HDL und dem „schlechten Cholesterin" LDL qualitativ verändert. Außerdem haben sie zu viele Neutralfette, die sogenannten Triglyzeride. Das heißt: Meist ist HDL-Cholesterin zu niedrig, während LDL-Cholesterin und die Triglyzeride zu hoch sind.

Ist die Erhöhung des Gesamtcholesterins gar nicht so entscheidend?

Ich möchte es so sagen: Wenn ich zu viel Fett – und vor allem das falsche Fett – im Körper habe, ist dies eine be-

ebenso wenig zu spüren wie erhöhte Blut-zuckerwerte. Doch zählen sie zu den stillen Killern, die über Jahre hin die Gefäße angreifen und verstopfen. Lassen Sie Cholesterin- und Triglyzerid-Werte regelmäßig bei Ihrem Arzt überprüfen – zum Beispiel im Rahmen des regelmäßigen Gesund-heitschecks. Die Blutabnahme sollte nüchtern erfolgen, das heißt, Sie sollten mindestens fünf Stunden vorher nichts gegessen und keine kalorienhaltigen Ge-tränke zu sich genommen haben.

Außerdem wissen Sie ja selbst, dass Rauchen, Übergewicht, Bewegungsman-gel, Stress und Alkohol die Schrittmacher für all diese Komplikationen sind. Daran können nur Sie etwas ändern. Packen Sie es an!

sonders schädliche Situation für die Ge-fäße. Doch ist hier noch nicht das letzte Wort gesprochen. Hätte man das HDL- vor dem LDL-Cholesterin entdeckt, dann würden vermutlich die meisten über zu niedriges HDL-Cholesterin sprechen und nicht das zu hohe LDL-Cholesterin an-prangern. Ich sehe es so: Man kann Läuse und Flöhe bekommen. Beide sind schädlich.

Ist dies auch der Grund, warum die Nieren-funktion nachlässt?

Im Prinzip ja. Die Nierenerkrankung bei Typ 2 Diabetes ist eine degenerative Er-krankung. Die Begründung liegt in dem schlechteren Zustand der Arterien, so-wohl der zuführenden, versorgenden Ar-terien als auch denen in der Niere selbst. Eine Niere mit versteiften und verengten Gefäßen kann einfach nicht mehr so gut filtrieren. Die Crux ist, dass sie damit lei-der Arteriosklerose und Bluthochdruck verstärkt. Ein Teufelskreis.

Was hilft dagegen?

Je früher man diese Störungen erkennt, desto besser. Es gilt, die krankmachen-den Prozesse aufzuhalten, indem man Blutzucker und Blutdruck gut einstellt und eine gesunde Zusammensetzung der Blutfette anstrebt. Dies kann jeder dadurch unterstützen, indem er gesün-der lebt und körperlich aktiv wird. Sport verbessert die Insulinwirkung und erhöht den Glukoseverbrauch. Bei mittlerer In-tensität hilft es zudem gegen die Arterio-sklerose, weil Entzündungsprozesse, die zur Arteriosklerose führen, gebremst werden.

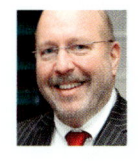

Professor
Dr. Diethelm Tschöpe

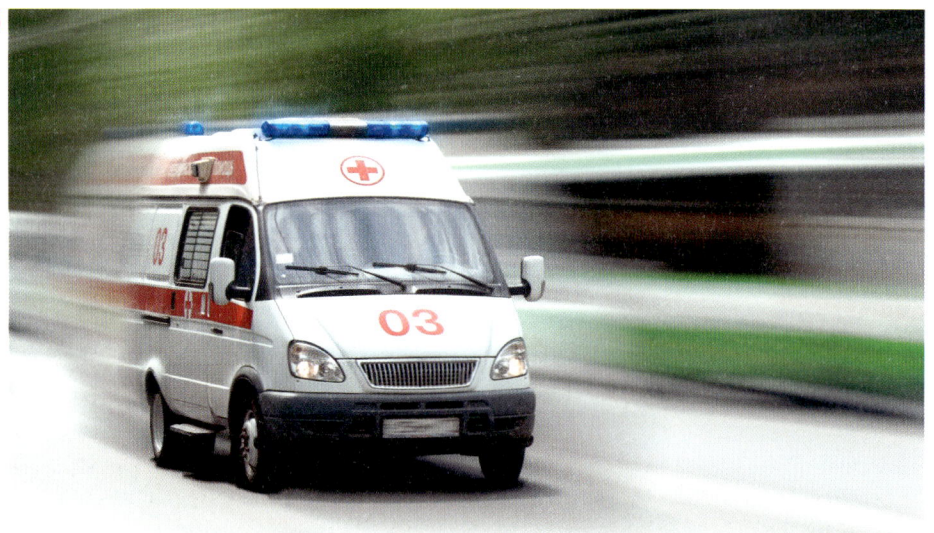

Wer Diabetes hat, sollte dies vor jeder Behandlung angeben – auch im Krankenhaus.

AUGEN UND NIEREN MÖGEN KEINEN ZUCKER

Die Blutgefäße an den Augen sind ein Spiegel der Gefäßveränderungen im ganzen Körper. Deshalb zeigen sich am Augenhintergrund besonders deutlich die Schäden erhöhter Blutzuckerwerte. Diabetesbedingte Folgeerkrankungen am Auge werden „Retinopathie" genannt.

Erste Veränderungen spüren Sie meist nicht. Auch die Sehkraft ist anfänglich nicht beeinträchtigt. Doch wenn die Schädigung voranschreitet, wird es gefährlich. Gefäßverschlüsse, Blutungen und Ablagerungen können sogar eine Netzhautablösung verursachen. Selbst kleinste Fehlstellen müssen unbedingt durch Laserbehandlung oder operativ behandelt werden. Deswegen ist es notwendig, mindestens einmal im Jahr zum Augenarzt zu gehen. Regelmäßige Kontrolle ist die Voraussetzung, um den Erhalt Ihrer Sehkraft zu sichern.

Nieren in Gefahr

Ebenso wie die feinen Äderchen an den Augen sind auch die kleinen Gefäße der Nieren durch hohe Blutzuckerwerte gefährdet. Diabetes ist eine der häufigsten Ursachen für Nierenkrankheiten und Nierenversagen. Wie Professor Tschöpe erklärt (siehe Interview Seite 174), liegt auch dies am schlechten Zustand der Arterien: „Eine Niere mit versteiften und verengten Gefäßen kann einfach nicht mehr so gut filtrieren."

Sobald kleinste Mengen an Eiweiß im Urin (Mikroalbuminurie) auftauchen, ist dies ein Alarmsignal. Dann sind die feinen Nierengefäße bereits in Mitleidenschaft gezogen. Jetzt genügt der Harntest nicht mehr, um die Nierenfunktion im Auge zu behalten. Die Bestimmung des Kreatininwertes im Blut zeigt den Verlauf besser an.

Ein schlecht eingestellter Blutdruck verstärkt die Nierenbelastung immer weiter. Nach 15 bis 20 Krankheitsjahren sind bei etwa einem Drittel der Diabetiker die Nieren geschädigt. Eine rechtzeitige Behandlung der bekannten Trias: Blutdruck, Blutzucker und Blutfette verhindert das Fort-

Risiko Krankenhaus?

Wer als Diabetiker ins Krankenhaus muss, sollte sich darauf gut vorbereiten, meint Privatdozent Erhard Siegel, Vorsitzender des Bundesverbandes der Diabetologen in Kliniken (BDD e. V.). Hier gibt er einige wichtige Tipps und antwortet ganz offen auf die Frage: Werden Diabetiker im Krankenhaus gut versorgt?

Im Allgemeinen ist dies leider nicht der Fall. Dabei kommen Diabetiker drei- bis viermal häufiger ins Krankenhaus als Nicht-Diabetiker. Doch haben Diabetiker im Krankenhaus ein deutlich höheres Risiko z. B. für Wundheilungsstörungen, Nierenersatztherapie, Bluttransfusionen oder Infektionen nach der Operation.

Die Ursachen sind die erhöhten Blutzuckerwerte bei schlecht eingestellten Diabetikern. In der Folge werden natürlich auch die Liegezeiten im Krankenhaus unnötig verlängert. Sogar die Todesrate ist bei einem schlecht eingestellten Diabetes erhöht. Mit einem Blutzuckerwert von 300 mg/dl ist schon eine einfache Blinddarmoperation ein gefährlicher Eingriff.

In Deutschland haben wir derzeit 2087 Krankenhäuser, aber davon bieten nur zirka 250 Kliniken eine strukturierte Versorgung für Menschen mit Diabetes an. Alle anderen haben wenig oder keine Expertise in der Behandlung des Diabetespatienten.

Ist dies nicht sehr wenig angesichts der Volkskrankheit Diabetes?

In der Tat ist dies dürftig und weist auf eine große Diskrepanz hin. Auf der einen Seite haben wir hoch spezialisierte Diabeteskliniken wie Bad Lauterberg, Quakenbrück, Bad Mergentheim oder Bad Nauheim und Weimar, um nur einige zu nennen. Dort behandeln sie nur die Hauptdiagnose Diabetes. Doch wenn ein Diabetiker wegen eines Notfalls wie Herzinfarkt oder Schlaganfall ins Krankenhaus muss, wird es schwierig für ihn.

Worin liegen die Hauptunterschiede?

In eine Diabetesfachklinik kommen Patienten meist wegen eines schlecht eingestellten oder sehr instabilen Diabetes. Die Stoffwechseleinstellung soll verbessert werden, weil dies ambulant nicht erfolgreich genug war. Auch die Behandlung des diabetischen Fußsyndroms, ein frisch aufgetretener Typ 1 Diabetes mellitus oder psychosoziale Störungen sowie Akzeptanzprobleme sind Aufnahmegründe. Diese Fachkliniken sind also ausschließlich auf die Behandlung des Diabetes mellitus mit seinen Folgekomplikationen spezialisiert und haben eine gute Personalstruktur. In der Regel handelt es sich um Rehakliniken oder Akutkrankenhäuser für die Behandlung des Diabetes mellitus.

Die anderen 90 Prozent unserer Krankenhäuser sind Akutkrankenhäuser der Grund- und Maximalversorgung und haben immer weniger Diabetesfachabteilungen. Hinzu kommt, dass es nur selten abteilungsübergreifende Strukturen gibt. Also dass beispielsweise ein Diabetiker, der wegen eines Herzinfarktes eingeliefert wird, auch von einem Diabetologen mitbetreut wird. Die „Nebendiagnose Diabetes" wird in den Krankenhäusern nicht ernst genommen, die Blutzuckereinstellung hat kein Gewicht. Da Menschen mit gut eingestelltem Blutzucker bessere Heilungschancen haben, ist eine optimale Blutzuckereinstellung gerade im Krankenhaus elementar.

Können Diabetiker mit Herzinfarkt denn nicht in eine Diabetesklinik?

In der Regel eben nicht, denn die spezialisierten Diabeteskliniken konzentrieren sich ganz auf die Behandlung des Diabetes mellitus.

Erstaunlich, weil Diabetes doch häufig zu Herz-Kreislauf-Erkrankungen führt!

Das stimmt. Dennoch ist es so. Deshalb muss sich ein Diabetiker informieren, wie die Kliniken aufgestellt sind.

Wo können sich Diabetiker informieren?

Eine zentrale Informationsstelle gibt es dafür im Moment leider noch nicht. Wenn man in eine wohnortnahe Klinik will, muss man sich selbst kundig machen, ob zum einen die betreffende Erkrankung entsprechend behandelt werden kann und zum anderen eine Diabetesfachabteilung oder zumindest ein Diabetologe existiert.
Die Namen von zertifizierten Kliniken und Diabetesfachabteilungen sind über die Homepage der Deutschen Diabetesgesellschaft abrufbar: www.deutsche-diabetes-gesellschaft. Dort aufgelistet sind derzeit etwa 250 Kliniken, knapp zehn Prozent der Krankenhäuser in Deutschland. In diesen Kliniken ist zumindest ein Diabetologe, den Patienten anfordern können.

Gibt es keine bessere Klassifizierung?

Der Berufsverband (BVDK) arbeitet an einem Gütesiegel, mit dem wir die einzelnen Krankenhäuser in der Bundesrepublik klassifizieren wollen. Man benötigt neben qualifiziertem Personal insbesondere eine abteilungsübergreifende Versorgung. Unser Vorbild ist das Gütesiegel Kinderklinik.

Gibt es auch etwas, was Diabetiker besser machen könnten?

In der Tat liegt hier auch einiges im Argen. Viele Diabetiker machen selbst einen großen Fehler, indem sie ihre Stoffwechselerkrankung bagatellisieren. Manche geben nicht einmal bei der Aufnahme an, dass sie Diabetes haben und beispielsweise Metformin-Tabletten einnehmen. Dabei birgt gerade Metformin ein großes Risiko bei schweren entzündlichen Prozessen oder nach Kontrastmittelgabe (z. B. Computertomografie).
Zwingend muss es 48 Stunden vor Kontrastmittelgabe für eine Computertomografie abgesetzt werden. Wenn die stationäre Aufnahme für Mittwoch geplant ist, muss Metformin also am Sonntag bereits abgesetzt werden. Wer planen kann, sollte dies alles vorher genau mit seinem behandelnden Arzt besprechen.

Auch Sulfonylharnstoff-Tabletten mit langer Wirkdauer können sehr gefährlich sein. Warum dies so ist, versteht man schnell, wenn man sich einmal den Klinikablauf vor Augen führt: Ein Patient geht anlässlich eines kleinen Eingriffs ins Krankenhaus. Er ist vor dem Eingriff nüchtern und bekommt nach der Narkose erst einmal nichts zu essen. Wenn er seine Sulfonylharnstoff-Tablette nicht rechtzeitig abgesetzt hat, gerät er in eine Unterzuckerung. Ob diese dann gleich erkannt wird, ist eine andere Frage.

Sollte man vor der Krankenhauseinweisung alle Medikamente absetzen?

Nein, keineswegs! Blutdrucktabletten müssen weiter genommen werden. Doch Tabletten mit Azetylsalizylsäure wie ASS 100 sind beispielsweise mindestens sechs Tage vor dem Eingriff abzusetzen. Sonst besteht ein erhöhtes Blutungsrisiko.
Es ist ratsam, jeden geplanten Eingriff vorher mit seinem Hausarzt oder Diabetologen zu besprechen.
Zudem ist es wichtig, einen aktualisierten Gesundheits-Pass Diabetes dabeizuhaben. Zusätzlich empfehle ich, eine übersichtliche Liste mit Beginn und Verlauf der Diabeteserkrankung sowie einer Aufstellung aller Medikamente anzufertigen.

Sollte man seine eigenen Medikamente ins Krankenhaus mitnehmen?

Auf jeden Fall! Wer Insulin spritzt, sollte seinen Pen beziehungsweise einen Vorrat an Insulin sowie das eigene Blutzuckermessgerät mit genügend Teststreifen dabeihaben. Wenn ein Krankenhaus nicht auf Diabetes spezialisiert ist, hat es oft auch nicht das passende Insulin vorrätig. Eine Bestellung über die Klinikapotheke ist zwar möglich, kann aber dauern. In dieser Zeit sind die Werte unnötig hoch.

Gibt es Hoffnung, dass dieses Desaster für Diabetiker bald besser wird?

Ja, es laufen Initiativen auf verschiedenen Ebenen. So planen wir eine entsprechende Gütesiegelvergabe, um einen Anreiz für eine bessere Qualifizierung zu schaffen. Damit wird zweifellos Druck aufgebaut, da Kliniken Dienstleister für Patienten sind. Deshalb ist es wichtig, dass auch die Patienten selbst durch Erkundigungen ihre Wahl treffen.

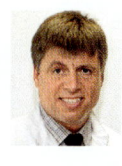

Privatdozent
Dr. Erhard Siegel

Fußprobleme? Zeigen Sie alle Auffälligkeiten Ihrem Arzt.

schreiten des Nierenschadens. Ebenso wie die weitere Schädigung der Augen. Beide Erkrankungen gehören so schnell wie möglich in die Betreuung von Spezialisten. Obwohl Nierenschäden grundsätzlich vermeidbar sind und selbst bei Fort-schreiten noch gebremst werden können, ist der Diabetes heute die mit Abstand häufigste Ursache für ein endgültiges Nierenversagen, was dann eine Dialysebehandlung oder Nierenverpflanzung (Transplantation) erfordert.

WENN DIABETES DIE NERVEN ANGREIFT …

Neben den Blutgefäßen leiden auch die Nerven an hohen Blutzuckerwerten. Unter dem Fachbegriff „Neuropathie" werden eine Reihe unterschiedlicher Nervenerkrankungen zusammengefasst. Am häufigsten sind Beine und Füße davon betroffen. Dann sprechen Fachleute vom „diabetischen Fußsyndrom". Nervenschäden gehen häufig mit Durchblutungsstörungen einher und machen sich anfangs vor allem durch Kribbeln, Taubheitsgefühl oder Brennen in den Füßen bemerkbar. Viele Betroffene beschreiben es als ein „Ameisenlaufen", das äußerst unangenehm ist und sie sogar nachts wach hält.

Tagsüber beim Gehen wird es meist besser. Es gibt verschiedene Untersuchungen zur Messung der Empfindungsfähigkeit. Dazu zählt beispielsweise der Stimmgabeltest. Dabei wird geprüft, ob Sie die Schwingungen einer Stimmgabel an Ihrem Fuß noch spüren. Diese Untersuchung sollte von Ihrem Arzt einmal im Quartal vorgenommen werden. Auch die Messung der Schwelle von Kälte- und Wärmeempfinden gibt wichtige Hinweise. Weiterhin kann der Puls an Beinen und Füßen durch Abtasten oder Ultraschall erfasst werden. Andere Methoden messen die Nervenleitgeschwindigkeit. In jedem

TIPP   **Richtig Schuhe kaufen!**

Wenn Sie neue Schuhe kaufen, achten Sie darauf, dass Ihre Füße darin ausreichend Platz haben. In Breite, Höhe und Länge. Zudem sollte das Obermaterial weich sein und die Sohlen flach und wenig biegsam. Tasten Sie vor dem Anprobieren mit den Händen, ob das Innenfutter Nähte hat, die stören oder drücken könnten. Da die Füße gegen Abend anschwellen, sollte man Schuhe spätnachmittags kaufen. Tragen Sie neue Schuhe anfangs nur eine halbe Stunde und prüfen anschließend Ihre Füße sorgfältig auf Druckstellen.

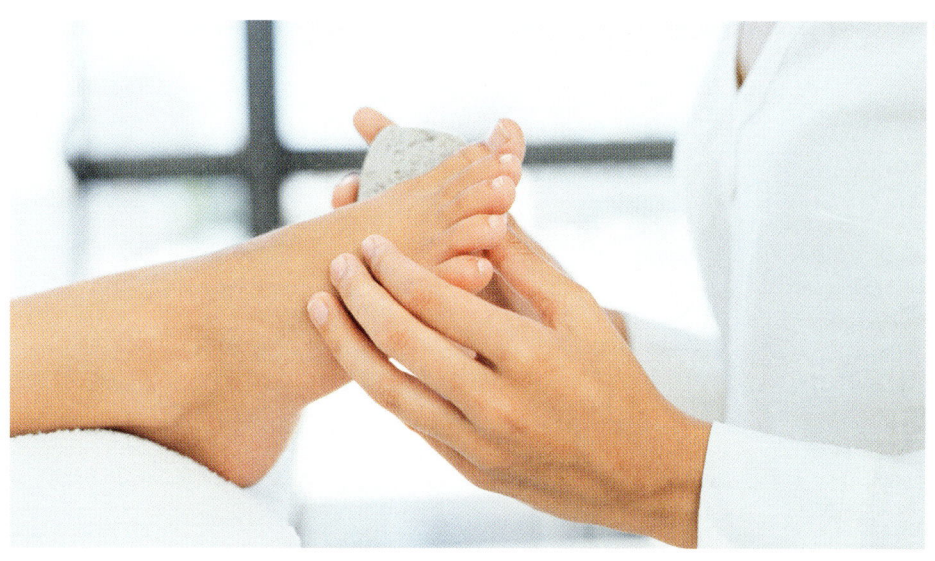

Fall ist es wichtig, Ihre Füße regelmäßigt auf Veränderungen zu untersuchen.

Füße brauchen Liebe

Wenn von den geschädigten Nerven weder Temperatur noch Schmerzen weitergeleitet werden, fehlt eine wichtige Warnfunktion. Verletzungen und Druckstellen werden nicht mehr rechtzeitig bemerkt. Selbst schlecht sitzende Schuhe und Nähte an den Socken können unbemerkt Wunden an den Füßen verursachen.

Besonders tückisch ist, dass Diabetiker mit Empfindungsstörungen nicht einmal beim Schuhkauf die Druckstellen spüren. Meist haben sie sogar das Gefühl, dass die Schuhe passen, ja sogar angenehm sind. Später laufen sie sich darin die Füße wund, ohne es zu merken.

Wenn sich die Wunden dann infizieren und zu spät behandelt werden, kann eine Amputation drohen. Das müsste nicht sein. Etwa die Hälfte der Amputationen könnte nach Ansicht vieler Experten durch eine bessere Blutzuckereinstellung sowie rechtzeitige, intensive Behandlung aller Fußverletzungen vermieden werden.

Die Schaufensterkrankheit ist ein Signal

Durchblutungsstörungen an den Beinen können auch zur „Schaufensterkrankheit" führen. Gemeint ist die „periphere arterielle Verschlusskrankheit" (pAVK). Im Volksmund heißt sie so, weil die Betroffenen so sehr unter plötzlichen Durchblutungsstörungen der Beine leiden, dass sie oft wegen Wadenschmerzen stehen bleiben müssen. Damit dies nicht auffällt, geben sie sich manchmal den Anschein, als würden sie etwas betrachten, beispielsweise die Auslagen eines Schaufensters. Dahinter stecken vor allem Durchblutungsstörungen der Becken-, Bein und Fußarterien. Die sauerstoffführenden Adern sind durch Ablagerungen verengt. Dadurch werden die Muskeln von Waden, Oberschenkel und Gesäß so schlecht versorgt, dass es schmerzt. Wenn Nervenschäden hinzukommen, wird die Diagnose manchmal nicht rechtzeitig gestellt. Doch leiden Menschen mit Diabetes öfter unter einer Mischform.

Die pAVK beruht auf der Arteriosklerose und sollte als Warnsignal für einen dro-

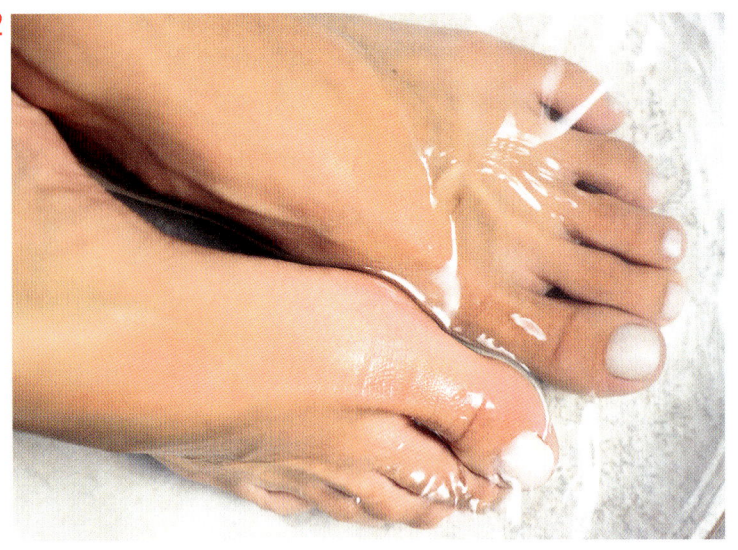

Füße brauchen Aufmerksamkeit. Für Diabetiker ist jede Fußverletzung eine Gefahr.

henden Herzinfarkt oder Schlaganfall ernst genommen werden. Dies gilt besonders für Menschen, die rauchen und erhöhte Blutdruckwerte sowie Fettstoffwechselstörungen haben. Deshalb sind Maßnahmen wie Rauchstopp, Gewichtsabnahme, bessere Stoffwechseleinstellungen sowie regelmäßiges Gehtraining notwendig. Auch Medikamente zur Hemmung der Blutgerinnung können Sie vor schwerwiegenden Herz-Kreislauf-Ereignissen schützen.

FUSSAMBULANZ

Eine Verletzung am Fuß eines Diabetikers ist immer ein Notfall und muss dringend behandelt werden. Und zwar am besten von Spezialisten in einer diabetologischen Fußambulanz. Wenn eine Amputation droht, holen Sie unbedingt eine zweite Meinung bei einem Diabetologen und einem Gefäßchirurgen ein. Durch einen rechtzeitigen gefäßchirurgischen Eingriff lässt sich die Amputation manchmal noch verhindern.

Wer bereits eine Nervenschädigung oder Durchblutungsstörung hat, braucht Diabetesschutzschuhe, die es inzwischen auch schon konfektioniert, also vorgefertigt, gibt. Schutzschuhe sind besonders weich und lassen ausreichend Platz für eine adaptierte Fußbettung, also eine angepasste Einlage.

Orthopädische Maßschuhe sind spätestens dann notwendig, wenn ein Fußgeschwür trotz Behandlung nicht abheilt und der Fuß in seiner Funktion, Form und

INFO Dreimal um die Erde

Der menschliche Fuß ist eine technische Meisterleistung. Kein anderes Körperteil wird im Lauf seines Lebens so stark belastet. Unsere Füße tragen uns – statistisch gesehen – dreimal um die Erde. Umso härter trifft es Menschen, wenn sie sich einer eigentlich vermeidbaren Amputation unterziehen müssen.

Deutschland steht an der Spitze, wenn es um Diabetes geht. Immer mehr Menschen sind davon betroffen. Ist es wirklich möglich, einen drohenden Typ 2 Diabetes zu verhindern? Diese Frage beantwortet Professor Rüdiger Landgraf, der Vorsitzende der Deutschen Diabetes-Stiftung.

Ja, Prävention ist möglich. Das kann ich versichern. Große, gut angelegte Studien aus Finnland, Schweden, USA, Indien, China und Japan haben alle gezeigt, dass Typ 2 Diabetes durch Vorsorgemaßnahmen verhindert oder zumindest über Jahre hinausgezögert wird. Allein durch Lebensstiländerungen haben dies die Menschen geschafft.

Natürlich hatten die Japaner andere Vorgaben als die Finnen. Aber unter dem Strich kann man sagen, dass der Schlüssel darin liegt, weniger Fett und mehr Ballaststoffe zu essen, sich regelmäßig körperlich zu bewegen (>15 Min.) und fünf bis sieben Prozent des Körpergewichts abzunehmen. Damit sank das Risiko für Typ 2 Diabetes um bis zu 60 Prozent. Ganz sicher hat den Menschen auch geholfen, dass sie an einer Studie teilnahmen und in irgendeiner Form motivierend betreut wurden. Deshalb ist es wichtig, dass wir alle aktiv werden und Menschen nicht mit ihren Problemen zu Hause auf der Couch alleinlassen. Ich frage mich, wie lange die Gesundheitspolitiker und Kostenträger noch ignorieren wollen, dass Vorsorge wirksam ist.

Sind die Erbanlagen die Hauptschuldigen?
In der Tat ist bei Typ 2 Diabetes der Einfluss der Erbanlagen sehr hoch. Zumindest gilt dies für die Insulinresistenz. Doch bleiben die Blutzuckerwerte nur dann dauerhaft hoch, wenn die Bauchspeicheldrüse nicht mehr genug Insulin produzieren kann. Das heißt: Zum Ausbruch des Typ 2 Diabetes kommt es erst, wenn äußere Umstände dies provozieren. Also wenn Menschen kalorienreiches und ballaststoffarmes Essen bevorzugen, sich kaum körperlich bewegen, anhaltendem Stress ausgesetzt sind und ein fortgeschrittenes Alter erreichen. Deshalb haben diejenigen, die gesund leben, große Chancen, trotz erblicher Belastung keinen Diabetes zu bekommen.

Wie können Menschen rechtzeitig erkennen, dass sie Diabetes haben?
Die sicherste Methode ist der standardisierte Zuckerbelastungstest. Die alleinige Messung des Blutzuckerlangzeitwerts HbA1c reicht nicht aus, um eine zuverlässige Diagnose zu stellen. Obwohl einige Fachgesellschaften einen HbA1c-Wert über 6,5 % für die Diagnose Typ 2 Diabetes als ausreichend diskutieren, wird die HbA1c-Messung durch zahlreiche Faktoren beeinflusst. Dazu zählen beispielsweise Eisenmangel, Nierenschäden, Alter und ethnische Zugehörigkeit. Vermutlich bleibt ein Drittel derjenigen, die mit einem Zuckerbelastungstest als Diabetiker identifiziert werden, beim HbA1c-Test unentdeckt. Risikopersonen sollten einen Fragebogentest wie Findrisk und den Deutschen Diabetes-Risiko-Test ausfüllen. Damit kann das Diabetes-Risiko zuverlässig vorhergesagt werden.

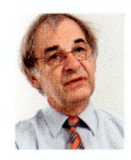

Professor
Dr. Rüdiger Landgraf

Casanova schwor noch auf scharfe Gulaschsuppe.
Heute gibt es bei Potenzproblemen wirksame Medikamente.

Belastungsfähigkeit so verändert ist, dass nur damit die Gehfunktion wieder hergestellt werden kann.

Füße richtig pflegen

Damit Ihre Füße Sie gut durchs Leben tragen, brauchen diese regelmäßige Pflege. Wenn man weiß, wie, ist das leicht und oft schon in ein paar Minuten geschehen. Doch bitte fachgerecht und nicht mit falschen Hilfsmitteln. Sonst kann auch die gut gemeinte Pflege eher schaden als nutzen. Deshalb finden Sie hier eine Liste mit häufigen Fehlern:

■   1. Fehler: Zu heißes Fußbad
Was für das Vollbad gilt, trifft auf das Fußbad genauso zu: Zu heißes Wasser entfettet die Haut und macht sie trocken und spröde. Sehr viel gesünder ist eine Wassertemperatur von höchstens 37 °C. Dies sollte mit dem Thermometer kontrolliert werden, da kaum jemand Temperaturen sicher einschätzen kann.

■   2. Fehler: Nägel rund schneiden
Wenn Nägel rund geschnitten werden, wachsen sie an den Ecken ins Gewebe, das sich dann entzündet. Das passiert nicht, wenn Sie die Nägel in gerader Linie abschneiden. Dies geht am besten peu à peu mit einer scharfen Nagelzange, die man seitlich ansetzt. Damit wird ein Reißen des Nagels verhindert.

■   3. Fehler: Scharfe Kanten
Nach dem Kürzen der Nägel ist es wichtig, scharfe Nagelkanten zu glätten. Denn damit reißt man sich nicht nur Löcher in die Strümpfe, sondern kann auch die Haut

der Nachbarzehen verletzen. Zum Glätten der Kanten sind Feilen mit Saphirbelag oder aus Sandpapier gut geeignet. Man feilt damit den Nagel schräg nach unten und möglichst nur in eine Richtung, damit der Nagel nicht splittert.

■   4. Fehler: Feuchte Zehen
Wenn Füße nicht sorgfältig abgetrocknet werden, den ganzen Tag in engen Schuhen stecken und kaum an die frische Luft kommen, sind sie zwischen den Zehen oft feucht und warm. – Das ist genau das, was Pilze und Bakterien lieben. Deshalb ist es wichtig, die Füße auch zwischen den Zehen mit einem Handtuch gut zu trocknen und möglichst nur Baumwoll- oder Wollsocken zu tragen und diese täglich zu wechseln.

■   5. Fehler: Hornhaut weghobeln
Schwielen und übermäßige Hornhaut an den Füßen bilden Risse und Entzündungen. Dies kann man vermeiden, wenn man regelmäßig die überschüssige Hornhaut abträgt. Doch wer dabei zu fleißig vorgeht, kann erst recht eine Entzündung hervorrufen. Also bitte nur mit dem Bimsstein oder einer feinkörnigen Feile. Das geht am besten vor dem Bad, wenn die Füße trocken sind. Wenn Sie mit dem Ergebnis nicht zufrieden sind, überlassen sie Ihre Füße lieber der medizinischen Fußpflege. Das gilt auch bei Hühneraugen und verhornten Druckstellen.

■   6. Fehler: Trockene Haut
Je älter wir werden, desto trockener wird die Haut. An den Füßen ist dies am deutlichsten zu erkennen. Die Haut verhornt

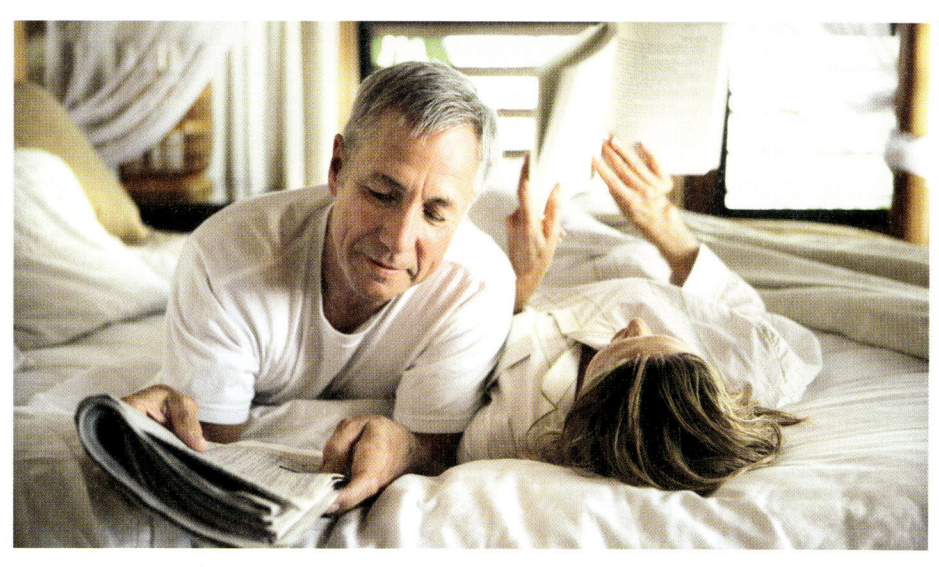

und reißt ein. Abhilfe schafft tägliches Eincremen. Aber nicht zwischen den Zehen und auch nicht mit Babyöl, Zinkpasten, fettenden Salben oder Puder. Empfehlenswert ist eine einfache Fettsalbe, eventuell auch eine feuchtigkeitsspendende Emulsion oder ein Pflegeschaum, der Harnstoff enthält.

- 7. Fehler: Füße ohne Liebe

Wer seine Füße nicht beachtet, weiß Sie auch nicht zu schätzen. Schauen Sie jeden Abend Ihre Füße in Ruhe an. Lassen Sie sie liebevoll kreisen und forschen dabei nach Rötungen, Druckstellen und Verhärtungen. Die Fußsohlen sehen Sie am besten in einem Spiegel, den Sie einfach auf den Boden legen.

Die Teilnahme an einem Schulungsprogramm ist für Menschen mit diabetischem Fußsyndrom oder einem erhöhten Risiko fast ein Muss. Ein anerkanntes Pro-gramm heißt „Barfuß: Den Füßen zuliebe". Es umfasst drei Kurseinheiten von je ein bis zwei Stunden. Wenn Sie Adressen von Fußbehandlungseinrichtungen oder qualifizierten Gefäßzentren brauchen, finden Sie diese unter www.ag-fuss-ddg.de sowie www.gefaesschirurgie.de.

Vorsorglich können Diabetiker ihre Füße von speziell geschulten medizinischen Fußpflegern (Podologen) pflegen lassen.

Wenn die Potenz schwindet

Wen wundert es, dass die Durchblutungs- und Nervenschäden vor nichts haltmachen. Auch die feinen Gefäße des Penis werden durch schlechte Stoffwechseleinstellungen geschädigt. So tritt Impotenz, die Fachleute erektile Dysfunktion (ED) nennen, bei Diabetikern häufiger auf. Bei ihnen funktioniert das komplexe Zusammenspiel zwischen Nerven und Blutgefä-

INFO **80 bis 90 Prozent der Amputationen ließen sich verhindern**

„Jedes Jahr werden etwa 30 000 Amputationen infolge eines diabetischen Fuß-Syndroms durchgeführt. 80 bis 90 Prozent dieser Amputationen ließen sich durch konsequente Vorsorge und fachliche Behandlung der Wunden verhindern", erklärt Diabetologe Dr. Alexander Risse vom Klinikum Dortmund.

ßen, das die Voraussetzung für eine Erektion ist, nicht mehr so gut. Männer, die etwas dagegen unternehmen wollen, sollten sich vor Einnahme eines Medikaments bei einem Urologen auf eventuell bestehende andere Störungen untersuchen lassen. Manchmal stecken auch organische Schäden, Hormonmangel oder die Einnahme bestimmter Medikamente hinter den Sexualstörungen. Darüber hinaus kann schon eine bessere Stoffwechseleinstellung einen Erfolg bringen.

Fragen Sie Ihren Arzt, wenn Sie außerdem noch etwas für sich tun wollen. Als erste Wahl in der Behandlung von Erektionsstörungen gelten heute Tabletten einer Wirkstoffklasse, die als PDE-5-Hemmer bezeichnet werden. Sie heißen Viagra®, Levitra® und Cialis® und erleichtern den Blutanstrom in den Schwellkörpern des Penis. Da die Wirkdauer von Viagra® und Levitra® nur wenige Stunden anhält, sind sie etwa eine Stunde vor der geplanten sexuellen Aktivität einzunehmen. Die Wirkung von Cialis® hält zwei bis drei Tage an

und kann den Planungsdruck mindern. Doch wirken die Präparate nicht bei allen Männern gleich gut. Außerdem können sie schwerwiegende Nebenwirkungen hervorrufen. Der Nutzen muss für jeden Mann sorgfältig gegen die bekannten Risiken abgewogen werden. Besprechen Sie es mit Ihrem Arzt. In verschiedenen Studien ist eine gute Wirksamkeit auch bei Männern mit Typ 2 Diabetes belegt.

Sie sehen, ein erfülltes Liebesleben ist also auch für langjährige Diabetiker drin.

Diabetes kann Kraft und Nerven kosten

Depressionen kommen bei Menschen mit Diabetes doppelt so häufig vor wie bei Nicht-Diabetikern. Vermutlich liegt dies nicht nur an der hohen Belastung, die Diabetiker tragen müssen. Dem tagtäglichen An-den-Zucker-Denken und der Sorge vor Folgeerkrankungen. Auch Störungen der Botenstoffe und das Stresshormon Cortisol könnten daran beteiligt sein. Gefährlich wird es für Menschen mit Diabetes,

INFO **Zahnpflege nicht vergessen**

Eine erstaunliche Erkenntnis der vergangenen Jahre ist es, dass auch die Zahnpflege und Diabetes zusammenhängen. So kann Parodontitis die Krankheit verschlimmern, denn eine Entzündung des Zahnhalteapparates senkt die Insulinsensitivität ab. Die Folge ist eine Verschlechterung der Blut-

zuckerwerte und eine erschwerte Einstellung der Blutzuckerwerte. Und umgekehrt gilt: Ein Diabetes befördert Entzündungen – auch im Mundraum.

Deshalb gilt für Diabetiker ganz besonders: gründliche Zahnpflege und regelmäßige professionelle Zahnreinigung.

wenn die Niedergeschlagenheit und Antriebslosigkeit sie an der Fortsetzung der Behandlung hindern. Dann geraten sie in einen Teufelskreis, der alles noch verschlimmert. Deshalb ist es für Diabetiker besonders wichtig, frühzeitig etwas gegen eine aufkommende Depression zu unternehmen. Der erste Ansprechpartner ist der Hausarzt.

Wenn eine Verordnung von Tabletten notwendig wird, fragen Sie nach einem Mittel, das nicht zur Gewichtszunahme führt und den Blutzucker nicht beeinträchtigt. Vorzugsweise zählen dazu die sogenannten Serotonin-Wiederaufnahmehemmer. In jedem Fall können Sie die Therapie unterstützen, wenn Sie sich viel körperlich bewegen, häufig an die frische Luft gehen und einen stressärmeren Alltag führen. Schließlich rauben Depressionen und depressive Verstimmungen die Lebensfreude. Nehmen Sie dies nicht einfach hin. Werden Sie frühzeitig aktiv.

Jetzt sind Sie dran!

Sie haben es geschafft. Aber nur dieses Buch ... Ihr Leben als selbstbestimmter Diabetiker liegt vor Ihnen!

Erinnern Sie sich noch, dass es am Anfang um Dolce Vita ging? Um das gute Leben, das auch Diabetiker führen können? Das war ernst gemeint: Diabetes ist kein Verzicht. Werden Sie aktiv und verschaffen Sie sich Ihre persönlichen Erfolgserlebnisse.

Nur Sie selbst können die vielen Erfolgsrezepte in die Tat umsetzen und zum Sieger werden. Sie können es sich dabei durchaus wohl gehen lassen und „schlemmen wie ein Diabetiker", ganz nach dem Titel des erfolgreichen Kochbuchs von Hans Lauber.

Leben Sie wohl! ...und wenn es mal nicht so gut läuft, schlagen Sie einfach wieder dieses Buch auf. Lesen Sie ein paar Häppchen und machen Sie einen kraftvollen Neustart.

BEWERTUNGEN GÄNGIGER ANTIDIABETIKA

ZUR SENKUNG DES BLUTZUCKERSPIEGELS BEI TYP 2 DIABETES		
Wirkstoff	**Zusatzinfo**	**Hinweise**
Geeignet		
Metformin	Rezeptpflichtig	Zudem geeignet das Risiko für Folge-erkrankungen zu senken.
Mit Einschränkung geeignet		
Exenatide	Rezeptpflichtig. Injektionslösung	Zusätzlich zu Metformin oder einem Sulfonylharnstoff, wenn diese allein oder in Kombination nicht ausreichend wirken. Ob mithilfe dieses Mittels Folgeerkrankungen verringert werden können ist nicht untersucht. Auch die Langzeitverträglichkeit ist nicht aus-reichend untersucht.
Glibenclamid	Rezeptpflichtig. Es besteht ein Risi-ko für Unterzuckerungen und Ge-wichtszunahme. Letzteres er-schwert die Blutzuckereinstellung.	Mit Einschränkung geeignet um das Risiko für Folgeerkrankungen zu sen-ken, wenn Metformin nicht infrage kommt.
Glimepirid	Rezeptpflichtig. Es besteht ein Risi-ko für Unterzuckerungen und Ge-wichtszunahme. Letzteres er-schwert die Blutzuckereinstellung.	Mit Einschränkung geeignet um das Risiko für Folgeerkrankungen zu sen-ken, wenn Metformin nicht infrage kommt.

Gliquidon	Rezeptpflichtig. Es besteht ein Risiko für Unterzuckerungen und Gewichtszunahme. Letzteres erschwert die Blutzuckereinstellung.	Mit Einschränkung geeignet um das Risiko für Folgeerkrankungen zu senken, wenn Metformin nicht infrage kommt.
Sitagliptin	Rezeptpflichtig	Als alleiniges Diabetesmedikament kann Sitagliptin nur eingesetzt werden, wenn sich der Blutzucker mit nichtmedikamentösen Maßnahmen nicht ausreichend senken lässt und Metformin nicht angewendet werden kann. Da die Behandlung mit Sitagliptin allein aber offenbar keinen nennenswerten Vorteil gegenüber der Therapie mit den bisher gebräuchlichen Diabetesmedikamenten hat, wird es in aller Regel zusammen mit anderen Diabetesmedikamenten eingesetzt. Zugelassen ist es für die Kombination mit Metformin, Sulfonylharnstoffen, Glitazonen und Insulin.
Repaglinid	Rezeptpflichtig	Der therapeutische Stellenwert der Glinide ist gegenüber den langerprobten Sulfonylharnstoffen noch nicht abschließend zu bestimmen.
Nateglinid	Rezeptpflichtig In Kombination mit Metformin	Nur wenn die Senkung des Blutzuckerspiels mit der Höchstmenge Metformin allein nicht ausreichend gelingt. Der therapeutische Stellen wert der Glinide ist gegenüber den langerprobten Sulfonylharnstoffen noch nicht abschließend zu bestimmen.

Wenig geeignet		
Pioglitazon	Rezeptpflichtig. Allenfalls anwendbar, wenn besser bewertete Mittel nicht eingesetzt werden können.	Es gibt Hinweise auf ein erhöhtes Risiko für Knochenbrüche sowie Schäden am Herzen.
Miglitol	Rezeptpflichtig	Die therapeutische Wirksamkeit ist nicht ausreichend nachgewiesen; unerwünschte Wirkungen treten häufig auf.
Acarbose	Rezeptpflichtig	Die therapeutische Wirksamkeit ist nicht ausreichend nachgewiesen; unerwünschte Wirkungen treten häufig auf.
Metformin + Pioglitazon	Rezeptpflichtig. Allenfalls anwendbar, wenn die Höchstmenge Metformin allein den Blutzuckerspiel nicht ausreichend senkt und Kombinationen mit besser bewerteten Einzelstoffen nicht eingesetzt werden können.	Für die Anwendung von Glitazonen gibt es Hinweise auf ein erhöhtes Risiko für Knochenbrüche sowie Schäden am Herzen.

Bewertungen nach www.medikamente-im-test.de, Stand Januar 2011

ZUR BEHANDLUNG VON INSULINPFLICHTIGEM DIABETES (TYP1, TYP2)

Wirkstoff	Zusatzinfo	Hinweise
Geeignet		
Verzögerungsinsulin	Rezeptpflichtig	
Normalinsulin	Rezeptpflichtig	
30 % Normalinsulin + 70 % Verzögerungsinsulin	Rezeptpflichtig	
25 % Normalinsulin + 75 % Verzögerungsinsulin	Rezeptpflichtig	
15 % Normalinsulin + 85 % Verzögerungsinsulin	Rezeptpflichtig	
50 % Normalinsulin + 50 % Verzögerungsinsulin	Rezeptpflichtig	
Auch geeignet		
Insulin aspart	Rezeptpflichtig	Vor- und Nachteile dieses Insulin-Analogons sind noch in der Diskussion.
Insulin glargin	Rezeptpflichtig	Vor- und Nachteile dieses Insulin-Analogons sind noch in der Diskussion.
Insulindetemir	Rezeptpflichtig	Vor- und Nachteile dieses Insulin-Analogons sind noch in der Diskussion.
Insulin lispro	Rezeptpflichtig	Vor- und Nachteile dieses Insulin-Analogons sind noch in der Diskussion.
Insulinglulisin	Rezeptpflichtig	Vor- und Nachteile dieses Insulin-Analogons sind noch in der Diskussion.
30% Insulin aspart + 70% Verzögerungsinsulin	Rezeptpflichtig	Vor- und Nachteile dieses Insulin-Analogons (Insulin aspart) sind noch in der Diskussion.

Bewertungen nach www.medikamente-im-test.de, Stand Januar 2011

WAS HEISST EIGENTLICH …?

A

Adipositas

„Fettleibigkeit": Eine über das Normalmaß hinausgehende Vermehrung des Körperfetts. Ab einem Body-Mass-Index (BMI) über 30 kg/m² spricht man von Adipositas.

Adrenalin

Stresshormon, gebildet im Nebennierenmark. Es wird bei Krankheit oder Stress vermehrt ausgeschüttet und lässt den Blutzucker ansteigen.

Albumin

Eiweiß (Protein), wird in der Leber aus Aminosäuren gebildet. Albumin ist ein lebensnotwendiges Eiweiß für die Bindung und den Transport von Wasser und anderen Stoffen im Blut.

Albuminurie

Ausscheidung von Eiweiß im Urin. Normalerweise ist der Urin eiweißfrei, ein positiver Befund kann auf eine beginnende oder fortgeschrittene Nierenfunktionsstörung hinweisen.

Alpha-Zellen

Zellgruppe in der Bauchspeicheldrüse, die Glukagon (siehe dort) produzieren, auch A-Zellen genannt.

Altersdiabetes

Frühere Bezeichnung für Typ 2 Diabetes.

Amputation

Operative Abtrennung eines Körperteils z. B. Fußzeh.

Arterien

Schlagadern, also Blutgefäße, die das Blut vom Herzen in die verschiedenen Gewebe transportieren. Venen sorgen für den Rückfluss zum Herzen.

Arteriosklerose

„Arterienverkalkung": krankhafter Umbau der Schlagadern mit Einlagerungen von Fett und Kalk, führt zur Verengung und im äußersten Fall zum Verschluss der Schlagadern. Hauptursachen: Fettstoffwechselstörung, Übergewicht, Diabetes, Bluthochdruck, Rauchen.

Azeton

Stoffwechselprodukt, das bei der Verbrennung von Fetten entsteht. Bei Diabetes weist Azeton auf großen Insulinmangel hin: Wenn Insulin fehlt und der Zucker nicht in die Zellen gelangt, fällt diese Energiequelle aus. Deshalb geht der Körper zum Fettabbau (Lipolyse) über. Dabei entsteht u. a. das Fettabbauprodukt Azeton. Es wird teilweise über die Nieren ausgeschieden, ist aber ebenso in der Atemluft an seinem süßlich-fauligen „Obstgeruch" erkennbar. Mittels Teststreifen kann Azeton im Urin nachgewiesen werden.
Auch bei Gesunden fällt während Hungerphasen vermehrt Azeton an. Im Haushalt ist Azeton beispielsweise im Nagellackentferner.

B

Ballaststoffe

Bestandteile von Lebensmitteln, die vom Körper praktisch nicht verwertet werden. Sie gelangen nahezu unverdaut in den

Dickdarm. Die meisten Ballaststoffe saugen sich mit Wasser voll, quellen und regen so die Darmtätigkeit an. Bei einer ballaststoffreichen Mahlzeit ist es daher wichtig, viel zu trinken. Ballaststoffe sättigen und sind weitgehend kalorienfrei. Ein hoher Ballaststoffanteil im Essen ist günstig bei Diabetes. Medizinische Fachgesellschaften empfehlen mindestens 40 g/Tag, in natürlich vorkommenden Lebensmitteln wie Gemüse, Früchten, Vollkornprodukten.

Bauchspeicheldrüse
Medizinisch: Pankreas: liegt im Oberbauch hinter dem Magen, ist etwa 100 g schwer und produziert den „Bauchspeichel" oder Pankreassaft für die Verdauung von Fetten, Eiweiß und Kohlenhydraten. Eine Zellgruppierung innerhalb der Bauchspeicheldrüse, die sogenannten Langerhans-Inseln (siehe dort), ist für die Produktion der Stoffwechselhormone Insulin und Glukagon zuständig.

Beta-Zellen
Insulinproduzierende Zellen in der Bauchspeicheldrüse, häufig B-Zellen genannt.

Blutglukose
Blutzucker: Gehalt des Traubenzuckers (Glukose) im Blut.

BMI
Body-Mass-Index (oder Körper-Massen-Index) zur Beurteilung des Körpergewichts von Erwachsenen. Berechnung: Körpergewicht in Kilogramm geteilt durch das Quadrat der Körpergröße in Meter. Werte über 25 kg/m² zeigen Übergewicht an.

Broteinheit
1 BE = 12 Gramm Kohlenhydrate.

Bypass
Überbrückung eines krankhaft veränderten Gefäßabschnittes zur Umleitung der Blutbahn.

C

Cholesterin
Fettbestandteil, der im gesamten Körper vorkommt, spielt u. a. eine wichtige Rolle bei der Bildung von Gallensäure und Hormonen. Wird über die Nahrung aufgenommen, aber auch vom Körper selbst gebildet. Ein Überangebot an Cholesterin führt zu krankmachenden Ablagerungen in den Blutgefäßwänden. Cholesterin ist vor allem in tierischen Nahrungsmitteln wie Eigelb, Milchprodukten und fettem Fleisch. Siehe LDL-, HDL-Cholesterin.

Chronisch
„zeitlich langsam verlaufend": Eine chronische Erkrankung ist in der Regel langwierig und nicht heilbar.

D

Diabetes mellitus
Zuckerkrankheit. Diabetes bedeutet „Durchfluss" und mellitus „honigsüß". Der Name weist auf den süßen Urin infolge zu hoher Blutzuckerwerte hin. Heute spricht man zumeist nur von „Diabetes". Die wichtigsten Formen des Diabetes sind Typ 2 Diabetes (früher: Altersdiabetes) und Typ 1 Diabetes (früher: Jugendlicher Diabetes).

Diabetischer Fuß

Auch diabetisches Fußsyndrom genannt. Es ist eine diabetische Folgeerkrankung, verursacht durch Schädigung der Gefäße und Nerven an den Füßen und Unterschenkeln. Aufgrund des fehlenden oder geringen Schmerzempfindens werden Verletzungen oft nicht bemerkt und können zu Geschwüren und abgestorbenem Gewebe führen. Enge oder falsch sitzende Schuhe sind ein großes Risiko für die Entwicklung eines diabetischen Fußsyndroms. Konsequente Fußpflege und Fußkontrolle beugen vor.

Diabetisches Koma

Auch Coma diabeticum: Lebensbedrohliche Stoffwechselsituation infolge extrem hoher Blutzuckerwerte. Der Körper versucht, den überschüssigen Blutzucker über den Urin auszuschwemmen, was mit einem Verlust lebensnotwendiger Mineralstoffe und großer Flüssigkeitsmengen verbunden ist. Dieser Elektrolyt- und Wassermangel kann zur Übersäuerung (Azidose) des Blutes und schließlich zum Bewusstseinsverlust führen. Äußerst selten bei Typ 2 Diabetes.

Diabetische Nephropathie

Schädigung der Nieren infolge anhaltend hoher Blutzuckerwerte. Entzündungen, Ablagerungen und Schäden im Filterapparat beider Nieren schränken die Funktion ein. Nikotinverzicht sowie eine gute Blutzucker- und Blutdruckeinstellung sind jetzt besonders wichtig, um das Fortschreiten der Nierenfunktionsstörung aufzuhalten.

Diabetologie

Lehre von der „Zuckerkrankheit" (Diabetes mellitus).

Disaccharide

Zweifachzucker; dazu gehören Haushaltszucker (Saccharose) und Milchzucker (Laktose).

Disease Management Programm (DMP)

Strukturiertes Behandlungsprogramm, das Krankenkassen für chronisch kranke Menschen anbieten. Ein DMP umfasst regelmäßige Kontrolluntersuchungen, Patientenschulungen und Behandlungsrichtlinien. Die Einschreibung in ein solches Programm erfolgt beim Hausarzt.

E

Erythrozyten

Rote Blutkörperchen.

F

Fett

Chemische Verbindung von Glycerin und Fettsäuren. Nahrungsbestandteil mit hoher Energiedichte: 1 g Fett liefert 9 kcal.

Fruktose

Fruchtzucker. Zählt zu den Zuckeraustauschstoffen und ist nach neuen Erkenntnissen für Diabetiker nicht empfehlenswert.

G

Gefäßdilatation

Erweiterung eines verengten Blutgefäßes mit Spezialkatheter, sog. Ballon(katheter)-dilatation.

Gefäßstenose
Verengung eines Blutgefäßes.

Glykämischer Index (GI)
Maß für den Blutzuckeranstieg nach dem Essen eines Lebensmittels. Je niedriger der GI eines Lebensmittels, desto langsamer und weniger steigt der Blutzucker an. Lebensmittel mit niedrigem GI sind günstig für Menschen mit Diabetes.

Glukagon
„Gegenspieler des Insulins", wird in den A-Zellen oder Alpha-Zellen der Bauchspeicheldrüse produziert und hilft den Blutzuckerspiegel zu regulieren. Bei drohender Unterzuckerung wird Glukagon in die Blutbahn abgegeben wird, um körpereigene Zuckerreserven zu mobilisieren.

Glukose
Traubenzucker.

Glykogen
„Speicherzucker": Wenn zu viel Zucker im Blut ist, wird er zu einem platzsparenden, verzweigten Vielfachzucker verknüpft und in Leber und Muskelzellen deponiert. Bei Energiebedarf werden die Depots – unter Vermittlung von Glukagon – abgebaut.

H
Hämoglobin (Hb)
Blutfarbstoff in den roten Blutkörperchen (Erythrozyten), bindet und transportiert Sauerstoff.

HbA1c
„Langzeitblutzuckerwert": gibt die durchschnittliche Blutzuckerkonzentration der letzten acht bis 12 Wochen an, unabhängig vom aktuellen Blutzuckerwert. Je niedriger der HbA1c-Wert, desto besser ist die Stoffwechseleinstellung. Diabetiker sollten ihren HbA1c-Wert 1 x im Quartal kontrollieren lassen. Als ideales Behandlungsziel bei Typ 2 Diabetes gilt nach den Leitlinien der Deutschen Diabetes-Gesellschaft ein HbA1c-Wert unter 6,5 %, wenn er ohne Unterzuckerungen und ohne Gewichtszunahme erreichbar ist. Seit 1. April 2010 hat der HbA1c eine neue Einheit: Millimol pro Mol Hämoglobin (mmol/mol). Der Wert von 7 % entspricht 53 mmol/mol.

Herzkranzgefäße
Arterien, die den Herzmuskel mit sauerstoffreichem Blut versorgen.

HDL-Cholesterin
„High-Density-Lipoprotein-Cholesterin": HDL löst Cholesterin von den Gefäßwänden und transportiert es in die Leber, wo es abgebaut wird. Deshalb gilt es als „gutes Cholesterin". Als ideales Behandlungsziel bei Typ 2 Diabetes gilt nach den Leitlinien der DDDG ein HDL-Wert über 40 mg/dl (1,1 mmol/l) bei Frauen, über 50 mg/dl (1,3 mmol/l) bei Männern.

Humaninsulin
Insulin, das in seiner chemischen Struktur dem menschlichen Insulin entspricht, wird auch als Normalinsulin bezeichnet. Das naturidentische Produkt wird in der Regel gentechnisch hergestellt, indem die Erbinformation von bestimmten Bakterien oder Hefen so verändert wird, dass sie Humaninsulin herstellen.

Hyperglykämie
„Überzuckerung": stark erhöhte Blutzuckerwerte

Hyperlipidämie
Erhöhte Blutfettspiegel

Hypertonie
Bluthochdruck. Als ideales Behandlungsziel bei Typ 2 Diabetes gilt nach den Leitlinien der Deutschen Diabetes-Gesellschaft ein Blutdruck von 130–140 mmHg/ 80 mmHg. Bei einer Nierenfunktionsstörung gelten niedrigere Zielwerte.

Hyperurikämie
Zu viel Harnsäure im Blut, weist auf Gicht hin

Hypoglykämie
„Unterzuckerung": stark verminderte Blutzuckerwerte (unter 50 mg/dl; 2,8 mmol/l)

I

Inkretine
Hormone aus der Darmwand.

Insulin
Stoffwechselhormon zur Steuerung des Blutzuckerhaushaltes, wird in der Bauchspeicheldrüse gebildet. Insulin senkt den Blutzucker. Der Name kommt von dem lateinischen Wort „insula" (Insel), da es in den inselförmig angeordneten Zellen der Bauchspeicheldrüse gebildet wird.

Insulinanaloga
Insulin, das im Vergleich zum menschlichen Insulin in seiner chemischen Struktur gezielt verändert wurde. Durch Umstellung einzelner Aminosäuren lässt sich die Wirkweise hinsichtlich Wirkeintritt und Wirkdauer verändern.

Insulinresistenz
Graduelle Unempfindlichkeit auf Insulin. Die nachlassende Insulinwirkung bei Typ 2 Diabetes zeigt sich vor allem darin, dass die Körperzellen schlechter auf Insulin ansprechen und sich weniger für die Zuckeraufnahme öffnen. Der Transport des Zuckers aus dem Blut in die Gewebezellen geht bei Insulinresistenz langsamer vonstatten. Das heißt: Für die gleiche Wirkung wird mehr Insulin benötigt. Die Insulinresistenz wird durch Übergewicht und Bewegungsmangel gefördert.

Insulinrezeptor
Bindungsstelle für Insulin, außen an den Zellwänden. Wenn Insulin an einen Rezeptor bindet, erhält die Zelle die Information, sich zu öffnen und Zucker ins Zellinnere aufzunehmen.

K

Kardiovaskulär
das Herz-Kreislauf-System betreffend.

Kilokalorie (kcal)
Im allgemeinen Sprachgebrauch Kalorie: Alte, aber weiterhin gebräuchliche Einheit zur Messung des Energiegehalts von Nahrungsmitteln. Knapp 4,2 Kilojoule entsprechen 1 Kilokalorie, 1 Kilojoule entspricht 0,24 Kilokalorien.

Kohlenhydrate
Sammelbegriff für „Zuckerbausteine": Chemisch sind Kohlenhydrate Verbindungen aus Wasserstoff, Sauerstoff und Kohlenstoff, die als Einfachzucker (z. B. Traubenzucker) oder als Mehrfachzucker (z. B. Stärke) vorkommen. Kohlenhydrate sind

überwiegend in pflanzlichen Nahrungsmitteln enthalten und stellen eine wichtige Energiequelle dar. Kohlenhydrate in Form von Traubenzucker (Glukose) gelangen in die Blutbahn und erhöhen den Blutzuckerspiegel. 1 g Kohlenhydrate liefert 4 kcal.

Kontraindikation
„Gegenanzeige": Bei einer Kontraindikation ist der Einsatz des Heilmittels oder der Behandlungsmethode nicht erlaubt.

L
Laktatazidose
Übersäuerung des Blutes durch Milchsäure. Die Laktatazidose ist eine sehr seltene, aber schwerwiegende Nebenwirkung von Metformin, wenn dessen Ausscheidung stark eingeschränkt ist. Das kann beispielsweise bei schweren Nierenschäden und sehr hohen Blutzuckerwerten der Fall sein. Außerdem ist bei übermäßigem Alkoholkonsum und Leberschäden der Abbau gestört. Die potenziell lebensgefährliche Laktatazidose muss zügig behandelt werden. Die Betroffenen fühlen sich elend krank, haben Erbrechen, Durchfall, Bauch- und Muskelschmerzen sowie beschleunigte Atmung.

Laktose
„Milchzucker": Zweifachzucker aus Traubenzucker (Glukose) und Galaktose. Um Laktose verwerten zu können, muss er bei der Verdauung in die beiden Einfachzucker gespalten werden. Dazu ist das körpereigene Enzym Laktase notwendig, dessen Bildung im Erwachsenenalter in der

Regel abnimmt. Daher kann es im Laufe des Lebens zu einer Laktoseunverträglichkeit kommen.

Langerhans-Inseln
Hormonbildende Zellgruppen innerhalb der Bauchspeicheldrüse, entdeckt von dem Berliner Arzt Paul Langerhans, der in seiner Doktorarbeit 1869 kleine Zellverbände beschrieb, die wie Inseln verstreut im Pankreasgewebe eingelagert sind. Ein Teil dieser Langerhan-Inselzellen werden als B-Zellen (oder Beta-Zellen) bezeichnet und produzieren Insulin. Ein anderer Teil, die A-Zellen (oder Alpha-Zellen), produziert Glukagon.

LDL-Cholesterin
„Low-Density-Lipoprotein-Cholesterin": LDL nennt man auch das krankmachende, „schlechte" Cholesterin, weil es dafür verantwortlich ist, dass sich überschüssiges Cholesterin in den Gefäßen ablagert. Als ideales Behandlungsziel bei Typ 2 Diabetes gilt nach den Leitlinien der Deutschen Diabetes-Gesellschaft ein LDL-Wert unter 100 mg/dl (2,6 mmol/l), bei Herzerkrankungen sogar niedriger.

M
Makroalbuminurie
Größere Mengen Eiweiß im Urin, über 200 mg/l. Die Messung muss wiederholt durchgeführt werden und sich an zwei von drei unterschiedlichen Tagen bestätigen lassen. Die Makroalbuminurie ist ein fortgeschrittenes Stadium der Mikroalbuminurie und zeigt eine Nierenstörung an.

Makroangiopathie
Krankhafte Veränderungen der mittleren und großen Blutgefäße (Beine, Bauch, Herz, Gehirn). Eine schlechte Blutzuckereinstellung sowie Rauchen und Übergewicht begünstigen diese Entwicklung.

Metabolisches Syndrom
„Wohlstandssyndrom": Kombination verschiedener Risikofaktoren wie Übergewicht, Diabetes, erhöhter Blutdruck und Fettstoffwechselstörungen.

Mikroangiopathie
Krankhafte Veränderungen der kleinsten Blutgefäße (= Kapillaren). Besonders betroffen sind die Netzhaut der Augen und die feinen Nierengefäße. Deshalb sind für Diabetiker regelmäßige Untersuchungen des Augenhintergrundes und des Urins (siehe Mikroalbuminurie) erforderlich.

Mikroalbuminurie
Ausscheidung kleinster Eiweißmengen im Urin: 20 mg bis 200 mg/L. Die Mikroalbuminurie sollte in einem wiederholten Test bestätigt werden. Sie ist ein Hinweis auf eine beginnende Nierenschädigung.

Monosaccharide
„Einfachzucker"; dazu zählt: Traubenzucker (Glukose), Fruchtzucker (Fruktose)

N

Nebenwirkungen
Unerwünschte Arzneimittelwirkungen

Nephropathie, diabetische
Nierenschädigung, gehört zu den Spätschäden nach jahrelangem schlecht eingestelltem Diabetes. Kleinste Mengen an Eiweiß im Urin (Mikroalbuminurie) sind ein Alarmsignal. Wichtig: mindestens 1 x jährlich Urintest.

Neuropathie, diabetische
Nervenschädigung: Funktionsstörung der Nerven infolge eines schlecht eingestellten Diabetes. Die Störung kann sowohl das Empfinden als auch die Bewegung beeinträchtigen. Je nach Ausprägung können sowohl Ameisenlaufen und Kribbeln als auch Taubheitsgefühle, eingeschränktes Temperaturempfinden und Lähmungen auftreten. Wenn innere Organe betroffen sind, kann die Magenentleerung verzögert oder die Herzfunktion gestört sein. Auch Harnblase und Schweißbildung können beeinträchtigt sein.

Nierenschwelle
„Überlaufventil" für Zucker. Normalerweise ist der Urin zuckerfrei. Steigt der Zuckergehalt im Blut jedoch über einen bestimmten Wert, sorgen die Nieren dafür, dass der überschüssige Zucker mit dem Urin ausgeschieden wird. Der übliche Grenzwert liegt bei Erwachsenen zwischen 180 mg/dl (10 mmol/l) und 200 mg/dl (11 mmol/l), ist aber individuell sehr verschieden. Beim Überschreiten dieses Grenzbereichs wird der Zucker über den Urin ausgeschieden und ist dort mit einem Urintest nachweisbar.

NPH-Insulin
NPH = Neutrales Protamin Hagedorn: Verzögerungsinsulin. Der Verzögerungseffekt des NPH-Insulins wird durch Zusatz von Protamin zum Normalinsulin erreicht. NPH-Insulin muss vor der Injektion stets sorgfältig geschüttelt werden.

Nüchternblutzucker
Der im Nüchternzustand gemessene Blutzuckerwert. Als Behandlungsziel bei Typ 2 Diabetes gilt nach den Leitlinien der Deutschen Diabetes-Gesellschaft ein Messwert von 90–120 mg/dl (5,0–6,7 mmol/l).

O
OGTT
„Oraler Glukosetoleranztest": Standardisierter Zuckerbelastungstest zur Früherkennung des Diabetes oder Prädiabetes. Dazu wird der Blutzucker vorher sowie zwei Stunden nach dem Trinken einer süßen Testlösung gemessen.

P
Pankreas
Bauchspeicheldrüse (s. dort)
Pathologisch
Krankhaft
pAVK
„periphere Arterielle Verschlusskrankheit" infolge Durchblutungsstörungen der Beine, auch Schaufensterkrankheit genannt.
Pen
engl. „Federhalter": Injektionshilfe, um z.B. Insulin unter die Haut zu spritzen.
Plaques
Ablagerungen in den Blutgefäßen
Prävention
Vorkehrung zur Verhütung von Krankheiten und Erhaltung von Gesundheit
Prandial
Zum Essen
Postprandial
Nach dem Essen

Prognose
Vorhersage eines Krankheitsschicksals auf der Basis von Erfahrung und Statistik

R
Retinopathie (diabetische)
Schäden an den kleinen Netzhautgefäßen im Augenhintergrund gehören zu den Spätfolgen des Diabetes. Es kann zu Blutungen, Gefäßausbuchtungen und Gefäßneubildungen an der Netzhaut (Retina) kommen, die schlimmstenfalls zur Erblindung führen. Kontrolle beim Augenarzt und ggf. Laserbehandlung sowie normnahe Blutzuckerwerte beugen vor.
Risikofaktor
Krankmachende Lebensumstände, die eine Krankheitsentwicklung fördern, z.B. Rauchen, Fettstoffwechselstörungen, Bluthochdruck, Diabetes, Übergewicht, Bewegungsmangel, Stress

S
Saccharose
Haushaltszucker oder Kristallzucker. Es ist ein Zweifachzucker (Disaccharid), bestehend aus Traubenzucker (Glukose) und Fruchtzucker (Fruktose).
Sklerose
krankhafte Verhärtung von Gewebe, z.B. in Blutgefäßen
Stenose
Gefäßverengung
Subkutan
„Unter die Haut": Insulininjektionen erfolgen in der Regel subkutan, also in das Unterhautfettgewebe.

Süßstoffe
Ersatzstoffe für Zucker mit wesentlich stärkerer Süßkraft. Gemessen an Zucker (mit der Süßkraft von 1) können Süßstoffe das 10- bis 1000-Fache bieten. In der Regel enthalten sie keine oder äußerst wenige Kalorien. Zudem verursachen sie keine Zahnkaries.

Symptom
Fassbares Krankheitszeichen

Syndrom
Kombination von mehreren, gleichzeitig auftretenden Krankheitszeichen

T

Triglyzeride
Auch Neutralfette genannt: Chemische Verbindung aus Glycerin mit drei Fettsäuren. Natürliches Nahrungsfett besteht überwiegend aus Triglyzeriden, ebenso wie unser gespeichertes Körperfett. Erhöhte Triglyzerid-Werte stellen ein Risiko dar, da sie die Bildung von Thrombosen und Arteriosklerose fördern können. Als ideales Behandlungsziel bei Typ 2 Diabetes gilt nach den Leitlinien der Deutschen Diabetes-Gesellschaft ein Triglyzerid-Wert unter 150 mg/dl (1,7 mmol/l).

V

Vaskulär
Das Gefäß betreffend

Vasodilatation
Gefäßerweiterung

W

Wohlstandssyndrom
siehe Metabolisches Syndrom

Z

Zuckeraustauschstoffe
Zum Süßen verwendete Stoffe wie beispielsweise Fruchtzucker, Sorbit, Xylit oder Isomalt. Sie werden aus dem Darm langsamer aufgenommen, haben allerdings genauso viele Kalorien wie Haushaltszucker. Zudem können sie abführend und blähend wirken.

ADRESSEN UND TIPPS ZUM WEITERLESEN

Ratgeber, die informieren und motivieren

Erfolgreich abnehmen bei Diabetes: Ratgeber für Typ 2 Diabetiker
Dagmar und Hans Hauner, 2009
ISBN 978-3-87409-458-0

Das Diabetes-Nordic-Walking-Buch: Ausrüstung, Technik, Training
Wolf-Rüdiger Klare, Volker Schildt, 2008
ISBN 978-3-87409-455-9

Diabetes: Schritt für Schritt in ein gesundes Leben
Claudia-Viktoria Schwörer, M. Frank, 2005
ISBN 978-3-77426-981-1

Die Diabetes-Journal-Diät: Gesund und dauerhaft abnehmen
Kirsten Metternich, 2006
ISBN 978-3-87409-419-1

Das Diabetes-Journal-Kochbuch: Die moderne Diabetes-Küche
Johann Lafer, 2007
ISBN 978-3-87409-443-6

Bluthochdruck: Vorbeugen, erkennen, behandeln
Anke Nolte für Stiftung Warentest, 2010
ISBN 978-3-86851-117-8

Bluthochdruck senken ohne Medikamente
Middeke, Martin u. a., 2010
ISBN 978- 3-83043-548-8

Die Heilkraft des Sports. Mit Spaß und Freude mehr Gesundheit
Rosi Mittermaier, Christian Neureuther, 2008
ISBN 978-3-48501-129-7

Köstlich essen bei Diabetes Typ 1 und Typ 2
Kirsten Metternich, 2010
ISBN 978-3-83043-680-5

Fit wie ein Diabetiker: So besiegen Sie Ihren Lifestyle-Diabetes
Hans Lauber, 2009
ISBN 978-3-87409-470-2

Schlemmen wie ein Diabetiker
Hans Lauber, 2009
ISBN 978-3-87409-463-4

Das Diabetes-Rechtsfragen-Buch: Führerschein, Arbeitsplatz, Versicherungen
Oliver Ebert, 2008
ISBN 978-3-87409-450-4

Selbstbewusst mit Diabetes: Motivation, Selbstvertrauen, Kraftquellen
Rainer Paust, Heiner Ellebracht, 2004
ISBN 978-3-87409-378-1

Aktiv gegen Diabetes: Das P. A. T. E.-Aktiv-Buch für Menschen mit Typ 2 Diabetes
Gabriele Faber-Heinemann, Lutz Heinemann, 2008
ISBN 978-3-81070-027-8

Generation Plus Typ-2-Diabetes richtig verstehen: So bekommen Sie Ihre Blutzuckerwerte in den Griff
Thomas Haak, Johanna Kallert, 2007
ISBN 978-3-33201-945-2

Diabetes ist meine Sache: Hilfen zum Umgang mit Angst, Wut und Traurigkeit
Axel Hirsch, 2001
ISBN 978-3-87409-342-2

Das Diabetes-Grundlagen-Buch: Ein Diabeteskurs in sechs Teilen
Gerhard W. Schmeisl, 2009
ISBN 978-3-87409-464-1

Medias2 Patientenhandbuch – Typ-2-Diabetes selbst behandeln
Bernd Kulzer, Norbert Hermanns; Berthold Maier, Thomas Haak, H. Reinecker, 2006
ISBN 978-3-87409-428-3

Ernährungsspiel „Guten Appetit": Spielend Alternativen entdecken
Bernd Kulzer, Norbert Hermanns; Berthold Maier, Thomas Haak, H. Reinecker, 2001
ISBN 978-3-87409-340-8

Diabetiker-Reiseausweis in 25 Sprachen
Rüdiger Petzoldt, 2001
ISBN 978-3-87409-330-9

Die Diabetes-Journal-Nährwert-Tabelle: BE; KE und Kalorien auf einen Blick
Kirsten Metternich, 2008
ISBN 978-3-87409-473-3

Richtig einkaufen bei Diabetes: Für Sie bewertet: Über 900 Fertigprodukte und Lebensmittel
Karin Hofele, Marion Burkard, 2008
ISBN 978-3-83043-426-9

Diabetes- und Sportfibel – Mit Diabetes weiter laufen
(insbesondere für Sportbegeisterte und Typ 1 Diabetiker)
Ulrike Thurm, Bernhard Gehr, 2009
ISBN 978-3-87409-457-3

Bücher zum Vertiefen

Handbuch Medikamente. Vom Arzt verordnet. Für Sie bewertet
Stiftung Warentest. 8. Auflage, 2010
ISBN 978-3-86851-119-2

Das Diabetes-Forschungs-Buch: Neue Medikamente, Geräte, Visionen
Andreas Thomas, 2006
ISBN 978-3-87409-411-5

Deutscher Gesundheitsbericht Diabetes 2011: Aktuelle Übersicht und Bestandsaufnahme für Deutschland zum Weltdiabetestag.
Herausgeber: diabetesDE. Der 180-seitige Bericht ist gedruckt beim Kirchheim-Ver-

lag erhältlich oder als Download unter: profi.diabetesde.org/gesundheitsbe richt/2011

Weißbuch Diabetes in Deutschland: Bestandsaufnahme und Zukunftsperspektiven

Bertram Häussler, Silvia Klein, Ernst-Günther Hagenmeyer, 2010
ISBN 978-3-13143-702-0

Zeitschriften, gedruckt und im Internet

Diabetes-Journal: Aktiv gesund leben

Offizielle Mitgliedszeitschrift des Deutschen Diabetiker Bundes (DDB)
12 x jährlich
Online-Ausgabe: der Zeitschrift:
www.diabetes-journal-online.de

Subkutan – Zeitschrift für Diabetiker

Mitgliedszeitschrift von 7 Landesverbänden des Deutschen Diabetiker Bundes (DDB),
Hrsg. subkutan-Verbund, 6 x jährlich
Online-Ausgabe der Zeitschrift:
www.subkutan-online.de

Diabetes Ratgeber

Wort- und Bild-Verlag, Baierbrunn,
12 x jährlich in Apotheken
Online-Ausgabe der Zeitschrift:
www.diabetes-ratgeber.net

Adressen, die weiterhelfen: Selbsthilfeorganisationen

Deutscher Diabetikerbund e. V. (DDB)

Bundesgeschäftsstelle
Goethestr. 27
34119 Kassel
Tel. 0561/ 7 03 47 70
E-Mail: info@diabetikerbund.de
Internet: www.diabetikerbund.de

Österreichische Diabetikervereinigung (ÖDV)

Bundesservicezentrale
Moosstraße 18
A-5020 Salzburg
Tel. ++662/ 82 77 22
Fax ++662/ 82 92 22
E-Mail: oedv.office@aon.at
Internet: www.diabetes.or.at

Schweizerische Diabetes-Gesellschaft

Generalsekretariat
Rütistrasse 3 A
CH-5400 Baden
Tel ++56/200 17 90
Fax ++56/200 17 95
E-Mail: sekretariat@diabetesgesell schaft.ch
Internet: www.diabetesgesellschaft.ch

Dachverband Diabetes DiabetesDE:

Dachorganisation für alle Aktiven rund um Diabetes: Betroffene, Ärzte, medizinische Fachkräfte und Wissenschaftler in Deutschland

Geschäftsstelle diabetesDe
Reinhardtstraße 14
10117 Berlin
Tel. 030/2 01 67 70
E-Mail: info@diabetesde.org
Internet: www.diabetesde.org

Hilfreiche Informationsquellen

Deutsche Gesellschaft für Ernährung e. V. (DGE)
Godesberger Allee 18
53175 Bonn
Tel. 0228/3 77 66 00
Fax 0228/3 77 68 00
E-Mail: webmaster@dge.de
Internet: www.dge.de

Deutsche Diabetes-Gesellschaft
Reinhardtstraße 31
10117 Berlin
Tel. 030/31 16 93 70
Fax 030/3 11 69 37 20
E-Mail: info@ddg.info
Internet: www.deutsche-diabetes-
gesellschaft.de

Stiftung Ernährung und Diabetes
Beaulieustraße 88
CH-3012 Bern
Tel. ++31/3 02 42 33
Fax ++31/3 02 42 34
E-Mail: info@diabetes-ernaehrung.ch
Internet: www.diabetes-ernaehrung.ch

Deutsche Diabetes-Stiftung
Geschäftsstelle
Staffelseestraße 6
81477 München
Tel. 089/57 95 79 0
Fax 089/57 95 79 19
E-Mail: info@diabetesstiftung.de
Internet: www.diabetesstiftung.de

„Der herzkranke Diabetiker"
Stiftung in der Deutschen Diabetes-
Stiftung
Georgstraße 11
32545 Bad Oeynhausen
Fax 05731/97 21 22
E-Mail: info@der-herzkranke-diabetiker.de
Internet:
www.der-herzkranke-diabetiker.de

aid infodienst
Ernährung, Landwirtschaft, Verbraucher-
schutz e. V.
Heilsbachstraße 16
53123 Bonn
Tel. 0228/84 99 0
E-Mail: aid@aid.de
Internet: www.aid.de

Bundeszentrale für gesundheitliche Aufklärung (BZgA)
Ostmerheimer Straße 220
51109 Köln
Tel. 0221/89 92 0
Fax 0221/ 89 92 300
E-Mail: poststelle@bzga.de
Internet: www.bzga.de

Nützliche Adressen im Internet

www.diabetikerbund.de
Aktuelle Informationen zu Gesundheits-
politik, Medizin und Veranstaltungen.

www.diabetes-deutschland.de
(Basis-)Informationen über Diabetes mit
aktuellen Nachrichten und Newsletter-
Service.

www.diabetes-journal.de
Offizielle Monatszeitschrift des Deutschen
Diabetiker-Bundes mit umfassenden Infor-
mationen zu allen Fragen rund um den
Diabetes.

diabetesDE.org
Aktuelle und unabhängige Informationen
für Betroffene und Behandler.

www.diabetesgate.de
Gesundheitsinformationen zum Diabetes
mit Newsletter-Service.

www.diabetes-risiko.de
Diabetes-Aufklärung mit Risikocheck.

www.deutsche-diabetes-gesellschaft.de
Aktuelles aus Medizin und Gesundheits-
politik.

www.gemeinsam-geht-es-leichter.de
Infoservice rund um Diabetes.

www.gesundheitsinformation.de
Informationen zum Verständnis und zur
Behandlung des Diabetes des IQWiG.

www.diabetes-ratgeber.net
Diabetes Ratgeber-Zeitschrift, erhältlich in
Apotheken; Mitherausgeber: Deutsche
Diabetes-Stiftung.

www.weltdiabetestag.de
Informationen und Programm der Zentral-
veranstaltung des Weltdiabetestages, am
14. November jedes Jahres.

www.diabetesstiftung.org
Informationen mit 60-Tage-Programm für
Diabetiker.

www.in-form.de
Nationaler Aktionsplan „IN FORM" ist eine Initiative für gesunde Ernährung und
mehr Bewegung vom Bundesministerium
für Ernährung, Landwirtschaft und Verbraucherschutz (BMELV).

www.diabetes-friends.de
Hier finden Sie andere Menschen mit Diabetes oder Angehörige zum Kennenler-
nen, diskutieren und zum Erfahrungsaustausch.

www.versorgungsleitlinien.de
Das Programm für Nationale Versor-
gungsleitlinien ist eine Initiative von BÄK,
KBV und AWMF zur Qualitätsförderung in
der Medizin, hier gibt es auch Patienten-
und Gesundheitsleitlinien.

REGISTER

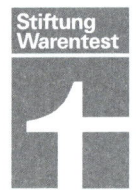

IMPRESSUM

© 2013 Stiftung Warentest, Berlin
2. Nachdruck der 1. Auflage

Stiftung Warentest
Lützowplatz 11–13
10785 Berlin
Telefon: 0 30/26 31-0
Fax: 0 30/26 31-25 25
www.test.de

Vorstand: Hubertus Primus
Weiteres Mitglied der Geschäftsleitung:
Dr. Holger Brackemann
(Bereichsleiter Untersuchungen)

Autorin: Dr. Ellen Jahn
Lektorat: Christiane Hefendehl
Mitarbeit: Veronika Schuster
Fachliche Beratung: Prof. Dr. med. Hans Hauner, Else Kröner-Fresenius-Zentrum für Ernährungsmedizin der TU München, München/Freising-Weihenstephan Prof. Dr. rer. nat. Gerd Glaeske, Universität Bremen/ pharmafacts, Freiburg

Titelentwurf: Susann Unger, Berlin
Grafik: Pauline Schimmelpenninck Büro für Gestaltung, Berlin
Verlagsherstellung: Rita Brosius (Ltg.), Susanne Beeh
Produktion: Vera Göring
Bildredaktion: Stephan Scholtz, Anne-Katrin Körbi
Infografiken: Kati Hammling, Markus Kluger
Bildnachweis – Titel: Gettyimages, iStockphoto
Innenteil: ddp images/Campiglio, Fotolia, iStockphoto, Mauritius images, Mauritius images/Alamy/SPL Medicalpicture/Jähde, Picture-alliance/Frank Geisler, Shutterstock, StockFood, StockFood/Martina Urban/ Arras, Thinkstockphoto,
Litho: tiff.any GmbH, Berlin
Druck: AZ Druck und Datentechnik GmbH, Berlin/ Kempten

Einzelbestellung:
Stiftung Warentest
Telefon: 0 180 5/00 24 67
Fax: 0 180 5/00 24 68
(je 14 Cent pro Minute aus dem Festnetz, maximal 42 Cent pro Minute aus dem Mobilfunknetz)
www.test.de

ISBN: 978-3-86851-120-8